2025 春季増刊 消化器ナーシング

消化器領域の手術
術式別イラストブック 56

監修
熊本大学大学院生命科学研究部 消化器外科学 教授
岩槻 政晃

手術操作でわかる
ケアと**退院指導**の
"なぜ"

MCメディカ出版

はじめに

　消化器領域における看護は、術後ケアや退院指導だけでなく、患者さんの生活全般を支える包括的な支援が求められます。本書は、こうした現場のニーズに応えるべく、全国で活躍する消化器領域のエキスパートの先生がたによる執筆のもとに制作されました。

　術式ごとに詳細なイラストや実際の写真を多数掲載し、手術の具体的な流れや要点をビジュアルで直感的に理解できるよう工夫しました。外科的治療におけるケアの背景を深く理解することで、看護師の皆さまに自信を持って患者さんと向き合うための力を養っていただければと思います。また、最新の外科治療だけでなく、内科的治療についても、理解を深めるための解説を盛り込んでいます。消化器疾患の治療全般に関する知識を網羅することで、より広い視点から患者さんを支える基盤を築くことができるでしょう。

　さらに、術直後のケアだけにとどまらず、退院指導のポイントを臓器別に詳しく解説しています。患者さんやご家族が退院後も安心して日常生活を送れるよう、説明や指導に使える具体的な知識が満載です。

　そして、看護現場での利便性を追求した"ミニブック"も付属しています。アセスメントやケアの要点を手軽に確認できますので、ベッドサイドや移動中にも活躍すると思います。

　本書が、消化器領域の看護に携わるすべてのかたがたの学びと実践を支え、患者さんによりよいケアを届けるための一助となることを心より願っております。

熊本大学大学院生命科学研究部 消化器外科学 教授

岩槻 政晃

2025 春季増刊

消化器ナーシング

消化器領域の手術56
術式別イラストブック

手術操作でわかる **ケア**と**退院指導**の**"なぜ"**

監修 熊本大学大学院生命科学研究部 消化器外科学 教授　岩槻 政晃

- ☐ **はじめに** ･･ 3
- ☐ **監修・執筆者一覧** ････････････････････････････ 7

1章 上部消化管の手術 9

- ❶ **頸部食道切除術** ･･････････････････････････ 10
- ❷ **食道亜全摘術** ･････････････････････････････ 15
- ❸ **中下部食道切除術** ･････････････････････ 19
- ❹ **幽門側胃切除術** ･････････････････････････ 24
- ❺ **胃全摘術** ･･･････････････････････････････････ 30
- ❻ **噴門側胃切除術** ･････････････････････････ 34
- ❼ **胃バイパス手術** ･････････････････････････ 38
- ❽ **胃局所切除術**（LECS 含む） ･･･････ 42
- ❾ **高度肥満症に対する減量・代謝改善手術** ･･ 46

🏠 退院指導

- ① **食道術後の退院指導** ････････････････ 53
- ② **胃術後の退院指導** ･･･････････････････ 55

2章 下部消化管の手術 10

- ❶ **結腸切除術**（結腸右半切除術） ･･･ 58
- ❷ **直腸低位前方切除術** ･･･････････････ 63

CONTENTS

❸ 括約筋間直腸切除術（ISR） ……………………………… 68

❹ マイルズ手術（腹会陰式直腸切断術） ……………… 73

❺ ハルトマン手術 ………………………………………… 78

❻ 骨盤内臓全摘術 ………………………………………… 84

❼ ストーマ造設術 ………………………………………… 89

❽ 虫垂切除術 ……………………………………………… 93

❾ 炎症性腸疾患の手術 …………………………………… 97

❿ 痔核・痔瘻手術 ………………………………………… 102

🏠 **退院指導**

① 大腸術後の退院指導 …………………………………… 110

3章 肝胆膵の手術 10

❶ 肝部分切除術 …………………………………………… 114

❷ 系統的肝切除術 ………………………………………… 121

❸ 胆道再建を含む肝切除術 ……………………………… 129

❹ 腹腔鏡下胆囊摘出術 …………………………………… 137

❺ 胆管切開切石術 ………………………………………… 142

❻ 膵頭十二指腸切除術 …………………………………… 147

❼ 膵体尾部切除術 ………………………………………… 153

❽ 膵全摘術 ………………………………………………… 159

❾ 膵中央切除術 …………………………………………… 164

❿ 肝移植術 ………………………………………………… 167

🏠 **退院指導**

① 肝臓術後の退院指導 …………………………………… 173

② 胆道・膵臓術後の退院指導 …………………………… 174

CONTENTS

4章 その他の部位の手術 3

❶ 鼠径ヘルニア手術 ································ 178

❷ 急性汎発性腹膜炎手術 ······················ 182

❸ 脾臓摘出術 ································· 186

5章 内視鏡・その他の治療 15

❶ 内視鏡的消化管止血術 ······················ 192

❷ 内視鏡的消化管ステント留置術 ················· 196

❸ 内視鏡的な食道胃静脈瘤治療（EIS・EVL・B-RTO） ····· 200

❹ 内視鏡的切除術（ポリペクトミー・EMR・ESD） ······· 204

❺ 内視鏡的消化管異物除去 ····················· 209

❻ 内視鏡的膵胆管造影（ERCP）関連治療（EST・内視鏡的胆管結石除去術） 214

❼ 内視鏡的経鼻胆道ドレナージ術（ENBD）・内視鏡的胆道ステント留置術（EBS） 220

❽ 内視鏡的経鼻膵管ドレナージ術（ENPD）・内視鏡的膵管ステント留置術（EPS） 226

❾ 経皮経肝胆道ドレナージ（PTBD）・経皮経肝胆嚢ドレナージ（PTGBD） ···· 231

❿ 内視鏡的胃瘻・腸瘻造設術 ··················· 235

⓫ 経皮的腹腔膿瘍ドレナージ術 ················· 242

⓬ 腹腔穿刺 ································· 247

⓭ 経皮的ラジオ波焼灼療法、経皮的マイクロ波焼灼療法

　（経皮的エタノール注入療法を含む） ············· 252

⓮ 手術的ラジオ波焼灼療法、手術的マイクロ波焼灼療法 ····· 257

⓯ 肝動脈化学塞栓療法（TACE）、肝動注化学療法（TAI） ···· 263

■ 索引 ··································· 269

■ 消化器周術期看護　必修 point お守りブック

表紙・本文デザイン：安楽麻衣子　本文イラスト：はやしろみ、姫田直希

監修・執筆者一覧

監修 熊本大学大学院生命科学研究部 消化器外科学 教授　**岩槻 政晃**

1章 上部消化管の手術 9

❶～❸ がん研有明病院 消化器外科　**渡邊雅之**

❹～❻ 岐阜大学大学院医学系研究科 消化器外科・小児外科学　**鷹羽律紀、松橋延壽**

❼ 熊本大学大学院生命科学研究部 消化器外科学　**山下晃平、井田 智**

❽ 熊本大学大学院生命科学研究部 消化器外科学　**原 淑大、江藤弘二郎**

❾ 東京慈恵会医科大学 上部消化管外科　**大城崇司、宇野耕平、矢野文章**

退院指導

① 熊本大学病院 看護部　**谷川徹也、小林久美子**

② 熊本大学病院 看護部　**谷川徹也、佐藤加奈子**

2章 下部消化管の手術 10

❶～❹ 臼杵市医師会立 コスモス病院 外科　**鈴木浩輔**

　　　大分大学医学部 消化器・小児外科学講座　**猪股雅史**

❺ 熊本大学大学院生命科学研究部 消化器外科学　**有馬浩太、宮本裕士**

❻ 熊本大学大学院生命科学研究部 消化器外科学　**堀野大智、日吉幸晴**

❼ 熊本大学大学院生命科学研究部 消化器外科学　**前田裕斗、日吉幸晴**

❽～❾ 三重大学大学院医学系研究科 消化管・小児外科学　**山下真司、川村幹雄、大北喜基、問山裕二**

❿ 大腸肛門病センター高野病院　**高野正太、伊禮靖苗**

退院指導

① 熊本大学病院 看護部　**鍬田恵美、渡邊玲子**

3章 肝胆膵の手術 10

❶～❸ 北海道大学大学院医学研究院 消化器外科学教室Ⅰ　柿坂達彦、武冨紹信

❹～❺ 九州大学大学院 臨床・腫瘍外科

　　　池永直樹、阿部俊也、渡邉雄介、井手野昇、仲田興平、中村雅史

❻～❾ 和歌山県立医科大学 外科学第2講座　清水敦史、川井 学

❿ 長崎大学大学院医歯薬学総合研究科 移植・消化器外科

　　　右田一成、江口 晋、足立智彦、曽山明彦

退院指導

① 熊本大学病院 看護部　西山春佳、渡邊玲子

② 熊本大学病院 看護部　谷川徹也、松尾 愛

4章 その他の部位の手術 3

❶ 熊本大学大学院生命科学研究部 消化器外科学　中村 尋、大内繭子

❷ 熊本大学大学院生命科学研究部 消化器外科学　椿原拡樹、小川克大

❸ 独立行政法人 国立病院機構 別府医療センター 消化器外科

　　　川中博文、吉田大輔、中野光司、中島秀仁、大津亘留、石田俊介、矢田一宏、松本敏文

5章 内視鏡・その他の治療 15

❶～❹ 熊本大学大学院生命科学研究部 消化器内科学　具嶋亮介

❺ 熊本大学大学院生命科学研究部 消化器内科学　直江秀昭

❻～❾ 愛知県がんセンター 消化器内科　奥野のぞみ

❿～⓬ 福岡大学病院 消化器外科　佐藤誠也、塩飽晃生、塩飽洋生、長谷川傑

⓭～⓯ 山鹿市民医療センター 外科　増田稔郎、別府 透、織田枝里、辛島龍一、石河隆敏

上部消化管の手術 9　1章

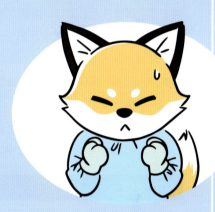

1章 上部消化管の手術 9

1 頸部食道切除術

どんな手術？

手術の目的は、頸部食道がんの根治です。がんが頸部食道に限局し、切除の上端が輪状軟骨下端より下方となる場合には、喉頭温存の頸部食道切除術が可能です。それより口側までの切除が必要な場合には、喉頭全摘術が必要となります。

術中体位は、両手巻き込み・頸部伸展の仰臥位で行います。切除範囲は頸部食道です。再建法としては、遊離空腸再建（▶用語解説）を行います。第2〜4空腸動静脈を茎とする20〜30cmの遊離空腸グラフトを採取し、頸部の血管に吻合して移植します。

術後は頸部ドレーン、経鼻胃管を留置します。頸部U字切開の創ができます。

病変部位・切除範囲

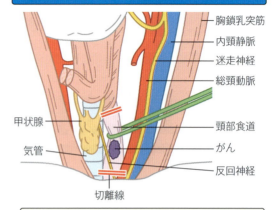

頸部食道に限局する食道がんに対して、喉頭を温存して頸部食道を切除し、遊離空腸移植で再建します。

術中体位

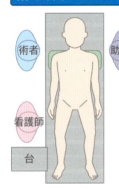

両手を「気を付け」の位置にして、肩まくらで頸部を伸展します。

術後ドレーン・チューブ、創の位置

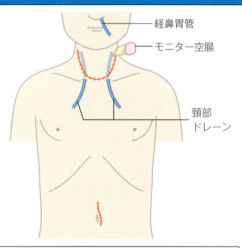

モニター空腸の色調に注意が必要です。また、頸部ドレーンから血性排液（術後出血）、膿汁や唾液（縫合不全）がないか注意しましょう。

手術の流れと、術後ケアにつながる手術操作

❶ 頸部U字切開

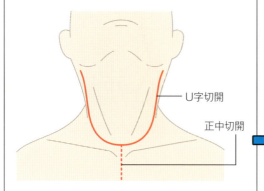

頸部にU字の切開を加えて皮弁を形成します。

> 胸部食道までの剥離が必要な場合には、正中切開を追加して、胸骨を切開する場合があります。

❷ 右反回神経リンパ節郭清

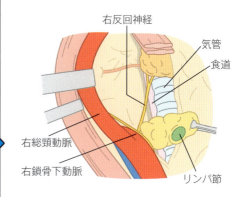

右反回神経の位置を確認し、慎重に温存しながらリンパ節を郭清します。

> 反回神経を損傷すると声帯麻痺が起こりますが、損傷しなくとも起こることがあります。

❸ 左反回神経リンパ節郭清

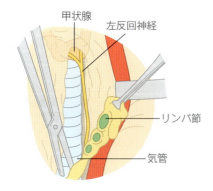

左反回神経の位置を確認し、慎重に温存しながらリンパ節を郭清します。

> 左反回神経は、気管と食道の間を縦に走行します。損傷すると術後の声帯麻痺の原因となるので、注意が必要です。

❹ 頸部食道切除

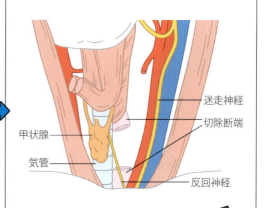

喉頭を温存して、病変のある頸部食道を切除します。

❺ 腹部正中切開

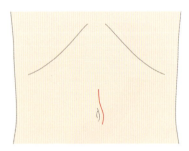

再建のための遊離空腸グラフトを採取するため、腹部正中切開で開腹します。

❻ 遊離空腸グラフトの採取

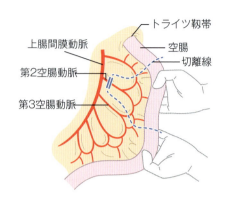

腸間膜の血管を透見（無影灯の明かりで腸間膜を透かして確認）し、第2〜4空腸動静脈のうち、太めの血管が確保できる部分を選択して、遊離空腸グラフトを採取します。

❼ 採取した遊離空腸グラフトの移植

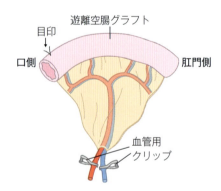

口側と肛門側を間違えないように、口側に目印を付けた遊離空腸グラフトを採取し、頸部に移植します。

❽ 遊離空腸移植による再建

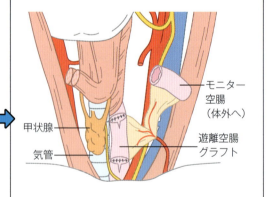

動脈は頸横動脈や上甲状腺動脈、静脈は内頸静脈や外頸静脈と顕微鏡下に吻合します。食道と空腸は端々吻合します。

これだけ覚える！術後ケアの重要ポイント一覧表

起こり得る合併症	血管閉塞による遊離空腸グラフト壊死、縫合不全、声帯麻痺、術後出血
注意すべきドレーン排液	・血性排液（術後出血） ・膿汁、唾液排液（縫合不全）
注意すべき症状	呼吸困難、低血圧
術式特有の創管理	モニター空腸の色調に注意する（術直後〜7日目）
術式特有の食事指導	誤嚥や嚥下困難に注意する
術式特有の栄養指導	経口摂取が困難な場合には経鼻胃管や胃瘻・腸瘻からの栄養剤投与が必要
そのほか注意すべき事項	・両側声帯麻痺は、窒息のリスクになるため注意する ・頸部の創出血は、気道圧迫や遊離空腸グラフトの血流障害の危険性があるため注意する

なぜ重要？とことん解説！

注意すべき合併症と、観察・対応

●反回神経周囲のリンパ節郭清による声帯麻痺に注意する

　頸部食道がんの手術では、両側の反回神経周囲のリンパ節郭清を行うため、術後に反回神経麻痺（▶用語解説）による声帯麻痺が起こる可能性があります。術中の所見で声帯麻痺や誤嚥のリスクが高い場合には、予防的な気管切開を置く場合もあります。術後に、呼吸苦の訴えや、気道狭窄音を聴取する場合には、窒息のリスクがあるのでドクターコールが必要です。

●頸部ドレーンからの血性排液は、術後出血のサイン

　頸部の術後出血は、気道を圧迫して気道狭窄をきたしたり、また吻合した遊離空腸グラフトの血管を圧迫すると血管閉塞を起こして、遊離空腸グラフト壊死が起こります。頸部ドレーンから血性排液（図1）が続く場合には、頸部に腫れがないかどうかのチェックが必要です。腫れが増してきたり、患者さんが呼吸苦を訴える場合には、ドクターコールが必要です。

●遊離空腸グラフトの血流障害は、モニター空腸、経鼻胃管の排液を見て判断する

　遊離空腸グラフトは術中に吻合した動静脈のみで栄養されます。血管閉塞は遊離空腸グラフト壊死につながります。モニター空腸が頸部創から出ている場合には、経時的なモニター空腸の観察が必要です。モニター空腸の色調変化がある場合には早急な対処が必要なので、ドクターコールしてください。

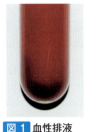
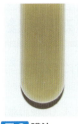

図1 血性排液　（文献1より転載）　　図2 膿汁　（文献1より転載）

　経鼻胃管からの排液は、遊離空腸グラフトの血流障害の指標となることがあります。泥のような黒い排液や、においの強い排液がある場合には、遊離空腸グラフトの内視鏡での観察が必要です。

● 遊離空腸グラフトの縫合不全は、致死的な大出血につながる可能性

　遊離空腸グラフトは血行が良好なので、縫合不全の発生率は低いですが、縫合不全が起こった場合には、周囲に総頸動脈や内頸静脈などの大血管があるため、二次的な血管の破綻から致死的な大出血が起こることがあります。ドレーンや創部から膿汁（図2）や唾液の流出がある場合には、縫合不全の可能性があります。CT検査で膿瘍の有無を評価して、必要であればドレナージの処置を行います。

術後の食事・栄養に関する注意

　嚥下障害や吻合部狭窄に伴う経口摂取困難が起こることがあります。嚥下障害の改善には時間がかかることがあるので、その間の栄養管理が重要です。経口摂取が困難な場合には経鼻胃管からの栄養剤投与が必要となります。さらに、栄養管理が長期化する場合には、胃瘻や腸瘻の造設が必要になります。

用語解説

【遊離空腸（グラフト）再建】
血管付きの小腸の一部を切除し、小腸の血管を頸部の血管と吻合して移植する再建法。

【反回神経麻痺】
反回神経は声帯を動かす神経で、食道の左右にあり、麻痺すると声帯が動かなくなり、かすれ声になる。

引用・参考文献
1）滝沢一泰ほか．ドレーン排液まるわかりノート．消化器外科NURSING．21（6），2016，510-20．
2）渡邊雅之．"頸部食道切除術"．消化器外科NURSING 2018秋季増刊．馬場秀夫監．大阪，メディカ出版，2018，10-4．

（渡邊雅之）

1章 上部消化管の手術 9

❷ 食道亜全摘術

どんな手術？

手術の目的は胸部食道がんの根治です。胸部食道がんで、気管や大血管への浸潤がない場合が適応となります。今日、食道亜全摘術のほとんどは胸腔鏡下やロボット支援下にて行われるようになっています。また、施設によっては頸部と腹部の操作による縦隔鏡下食道亜全摘術が選択される場合もあります。

術中体位は、胸腔鏡下やロボット支援下による胸部操作では腹臥位で行われることが多いものの、施設によっては左側臥位で行う場合もあります。腹部・頸部操作は仰臥位で行います。また縦隔鏡下食道切除術の場合には、仰臥位のみでの手術となります。

切除範囲としては胸腹部食道全摘となります。胃管を頸部に挙上して頸部食道と吻合し、再建します。

術後は頸部・胸腔ドレーン、経管栄養チューブ、経鼻胃管を留置します。右胸部5ポート、腹部5ポート＋上腹部小開腹、頸部襟状切開の創ができます。

病変部位・切除範囲

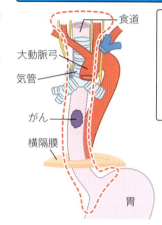

胸部食道がんに対して胸腹部食道を全摘し、頸部・胸部・腹部のリンパ節を郭清します。

術後ドレーン・チューブ、創の位置

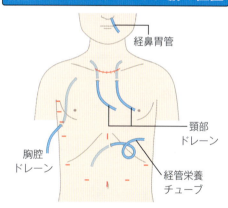

胸腔・頸部ドレーンからの血性排液（術後出血）に注意します。また、頸部ドレーンからの膿汁や唾液（縫合不全）に注意しましょう。

術中体位

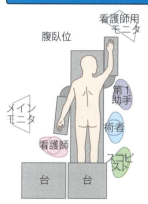

胸部操作は腹臥位で、頸部・腹部操作は両手を「気を付け」にした頸部伸展の仰臥位で行います。

消化器ナーシング 2025 春季増刊　15

手術の流れと、術後ケアにつながる手術操作

❶ 胸部のポート留置

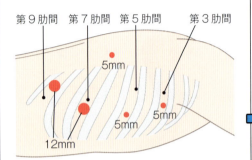

右側胸部に5ポートを留置し、胸腔鏡下に手術を行います。

❷ 右反回神経リンパ節郭清

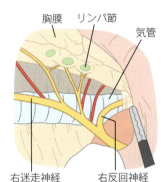

右反回神経の位置を確認し、慎重に温存しながらリンパ節を郭清します。

> 反回神経を損傷すると声帯麻痺が起こりますが、損傷がなくても起こることがあります。

❸ 胸管温存

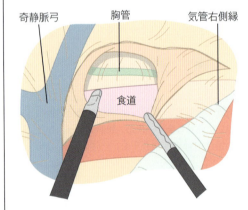

胸管は症例によって、合併切除する場合と温存する場合があります。

> 胸管は、上部〜中部食道では食道に近接して走行しており、胸管を損傷すると乳び胸が起こります。

❹ 左反回神経リンパ節郭清

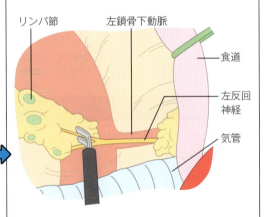

気管を圧排して左反回神経周囲のリンパ節を郭清します。

> 左反回神経は右反回神経と比較して長いため、麻痺が起こりやすく、術後声帯麻痺の主な原因となります。

これだけ覚える！ 術後ケアの重要ポイント一覧表

起こり得る合併症	肺炎、縫合不全、声帯麻痺、術後出血、乳び胸（▶用語解説）			
注意すべきドレーン排液	・血性排液（胸腔・頸部ドレーン）：術後出血 ・乳び様排液（胸腔ドレーン）：乳び胸 ・膿汁、唾液（頸部ドレーン）：縫合不全			
注意すべき症状	呼吸困難、低血圧、発熱			
術式特有の創管理	頸部創の腫脹や、頸部・胸部・腹部創の発赤、頸部創からの膿汁や唾液に注意する	術式特有の食事指導	誤嚥や嚥下困難に注意する	
術式特有の栄養指導	経口摂取が困難な場合には、胃瘻・腸瘻からの栄養剤投与が必要			
そのほか注意すべき事項	・両側声帯麻痺は、窒息のリスクになるため注意する ・頸部の創出血は、気道圧迫や胃管の血流障害の危険性があるため注意する			

なぜ重要？ とことん解説！

注意すべき合併症と、観察・対応

●**胸部食道手術では、肺炎、縫合不全、声帯麻痺が起こりやすい**

　胸部食道がん術後に起こりやすい合併症は、肺炎、縫合不全、声帯麻痺です。術後早期の肺炎は重篤化しやすく、急性呼吸窮迫症候群（acute respiratory distress syndrome；ARDS［▶用語解説］）に移行することもあります。呼吸苦や、経皮的動脈血酸素飽和度（SpO₂）の低下に注意が必要です。経口摂取再開後には、嚥下性肺炎が起こることがあります。

●**頸部創所見・頸部ドレーン排液の性状から、縫合不全に注意する**

　縫合不全の主な原因は胃管血流の低下で、重篤な場合には胃管壊死をきたします。胃管壊死は術後48時間以内に起こることが多く、低血圧や頻脈といったバイタルサインの異常が認められることが多いです。胃管排液の性状が指標になることがあり、黒色の粘稠な排液、異臭のする排液は要注意です。

　縫合不全は術後5〜10日目に好発します。頸部創の発赤、頸部創やドレーンからの膿汁や唾液の流出は、縫合不全のサインです。これらの所見がない場合でも、この時期に発熱がある場合には縫合不全を疑って、CT検査や食道造影検査で確認を行います。

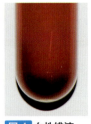

図1 血性排液
（文献1より転載）

図2 乳び様排液
（文献1より転載）

● 反回神経周囲のリンパ節郭清による気道狭窄・嗄声に注意する

　声帯麻痺は、反回神経周囲のリンパ節郭清が原因で起こります。両側麻痺が起こると気道狭窄が起こることがあり、気道確保が必要になります。特に、気管内挿管チューブ抜管後の呼吸苦や吸気の延長、気道狭窄音に注意が必要です。

　気道狭窄がない場合の声帯麻痺の症状は嗄声（かすれ声）です。術直後に嗄声がなくても、2～3日目に症状が現れることがあります。嗄声は多くの場合、術後半年までに改善します。声帯麻痺がある場合には、特に液体の誤嚥に注意が必要です。嚥下機能を評価し、必要に応じて嚥下リハビリテーションを行います。

● 胸腔ドレーン排液性状から、術後出血・乳び胸に注意する

　そのほかの合併症としては、術後出血、乳び胸が問題となります。胸腔ドレーンから100mL/時以上の血性排液（図1）が5時間以上持続する場合には、再手術の適応となります。また、頸部の出血は、気道の圧迫による窒息をきたすことがあり、再手術の適応となります。血性排液や頸部創の腫脹を認める場合にはドクターコールが必要です。

　乳び胸は、胸管からのリンパ液の漏れにより起こります。胸管には3,000～4,000mL/日のリンパ液が流れており、胸腔ドレーンから大量の排液が流出します。特に経管栄養開始後に排液量が増加し、乳び様に変化することがあります（図2）。乳び胸は脱水や低栄養の原因となり、厳重な全身管理とともに薬物治療やリンパ管造影、再手術による治療が必要です。

> 用語解説
>
> 【乳び胸】
> リンパ液を腹部から頸部に運ぶ胸管は食道に近接し、これを損傷すると多量のリンパ液が胸腔内に流出する。
>
> 【急性呼吸窮迫症候群（ARDS）】
> 手術侵襲や肺炎などの感染を契機に急性肺障害が起こり、急激な呼吸状態の悪化をきたす病態。

引用・参考文献
1) 滝沢一泰ほか．ドレーン排液まるわかりノート．消化器外科NURSING．21（6），2016，510-20．
2) 渡邊雅之．"腹腔鏡下胸部食道切除術"．消化器ナーシング2018年秋季増刊．馬場秀夫監．大阪，メディカ出版，2018，20-3．

（渡邊雅之）

1章 上部消化管の手術 9

③ 中下部食道切除術

どんな手術？

　手術の目的は、下部食道がんや食道胃接合部腺がんの根治です。胸部下部～腹部食道の比較的早期の扁平上皮がんで上縦隔リンパ節転移を伴わない症例や食道への浸潤が3cmを超える食道胃接合部腺がんで上縦隔リンパ節郭清を必要としない症例が適応となります。

　術中体位は仰臥位→腹臥位で行います。切除範囲は中下部食道となります。再建法としては、胃管を胸腔内に挙上して胸腔内吻合を行います。

　術後は胸腔ドレーン、経管栄養チューブ、経鼻胃管を留置します。右胸部5ポート、腹部5ポート＋上腹部小開腹の創ができます。

病変部位・切除範囲

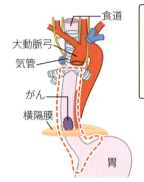

下部食道がんや食道胃接合部がんに対して中下部食道を切除し、中下縦隔・腹部のリンパ節を郭清します。

術中体位

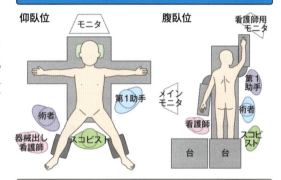

腹部操作は開脚仰臥位で行います。両腕は外に出し、下肢はレビテーターを用いて開脚した状態とします。頭をやや高くして手術を行います。胸部操作は右腕を挙上した腹臥位で行います。

術後ドレーン・チューブ、創の位置

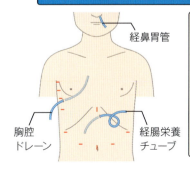

胸腔ドレーンからの血性排液（術後出血）、乳び様排液（乳び胸）に注意します。また、胸腔ドレーンからの膿汁や唾液（縫合不全）に注意します。

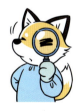

手術の流れと、術後ケアにつながる手術操作

❶ 腹部ポートの配置

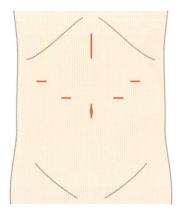

腹部に5ポートを留置し、心窩部の小開腹創から胃管の形成と経管栄養チューブの留置を行います。

❷ 大網の切離

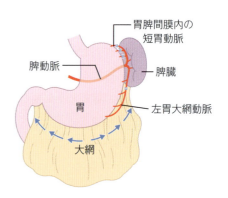

大網を左方向へ切離し、左胃動・静脈、胃脾間膜を切離します。さらに、右胃大網動静脈を温存しながら大網を右方向に切離します。

❸ 膵上縁のリンパ節郭清、左胃動・静脈の切離

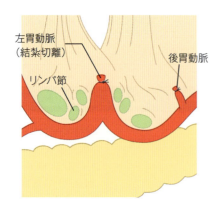

膵上縁で総肝動脈、脾動脈に沿ったリンパ節を郭清し、左胃動・静脈を切離します。

❹ 胃管作成

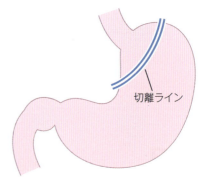

自動縫合器を用いて胃管を作成します。胃管の切離ラインは漿膜筋層縫合で補強します。

❺ 胸部のポート配置

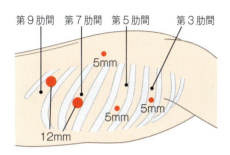

右側胸部に5ポートを留置し、胸腔鏡下に手術を行います。

❻ 横隔膜周囲のリンパ節郭清

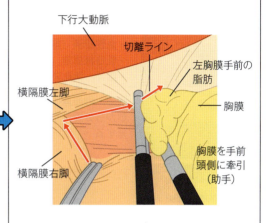

横隔膜脚を露出しながら横隔膜上のリンパ節を郭清します。

❼ 食道の離断

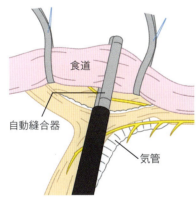

気管分岐部の高さで自動縫合器を使用して食道を離断します。

❽ 食道胃管吻合

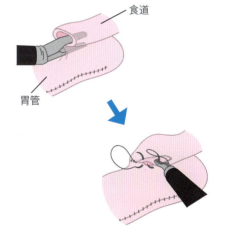

自動縫合器を用いて食道と胃管を側々吻合します。自動縫合器を挿入した穴は両サイドから縫合閉鎖します。

これだけ覚える！術後ケアの重要ポイント一覧表

起こり得る合併症	肺炎、縫合不全、膿胸（▶用語解説）、術後出血、乳び胸	
注意すべきドレーン排液	・血性排液（胸腔ドレーン）：術後出血 ・乳び様排液（胸腔ドレーン）：乳び胸 ・膿汁、消化液（胸腔ドレーン）：縫合不全、膿胸	
術式特有の創管理	胸部・腹部創の発赤、胸部創からの膿汁や消化液に注意する	術式特有の食事指導 ・誤嚥や嚥下困難に注意する ・食後の逆流症状に注意する
術式特有の栄養指導	経口摂取が困難な場合には、胃瘻・腸瘻からの栄養剤投与が必要	
そのほか注意すべき事項	胸腔内吻合の縫合不全は膿胸や縦隔炎に発展する危険性があるため注意する。症状として、発熱や呼吸苦に注意する	

なぜ重要？とことん解説！

注意すべき合併症と、観察・対応

●中下部食道切除術では、肺炎、縫合不全が多い

　中下部食道切除術後に起こりやすい合併症は食道亜全摘術と同様に、肺炎と縫合不全です。上縦隔のリンパ節郭清を行わないため、声帯麻痺の頻度は高くありません。術後の注意点は食道亜全摘術と大きく変わるところはありませんが、中下部食道切除術では、胸腔内吻合再建を行うため、縫合不全を合併すると膿胸や縦隔炎といった、重篤な合併症に発展することがあります。

●バイタルサインや呼吸状態に注意する

　胸腔内吻合の縫合不全では創所見やドレーン排液の変化に先行して、頻脈や血圧低下、頻呼吸といったバイタルサインの変化や呼吸苦の症状が現れることがあります。また炎症が胸腔内へ波及することに伴い右胸痛を訴えることもあります。バイタルサインの変化や呼吸苦が突発的に起こった場合にはドクターコールが必要です。

●胸部創所見・胸腔ドレーン排液の性状から、縫合不全・膿胸に注意する（図1）

　胸腔ドレーンからの膿汁や消化液の流出は縫合不全のサインです。胸腔鏡手術の場合には縫合不全や膿胸が起こっても創部の所見が現れることはまれです。

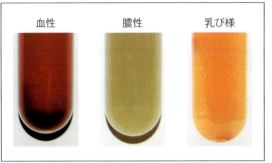

図1 食道切除後の異常なドレーン排液（文献1より転載）

【膿胸】　用語解説
胸腔内に消化液が漏れ出すと胸腔内に感染が波及し、膿性胸水が貯留する。膿性胸水は短時間で線維性の隔壁を形成し、ドレナージ困難となって受動性無気肺をきたし、呼吸困難に至る。

引用・参考文献
1) 滝沢一泰ほか. ドレーン排液まるわかりノート. 消化器外NURSING. 21 (6), 2016, 510-20.

（渡邊雅之）

1章 上部消化管の手術 9

④ 幽門側胃切除術

どんな手術？

■ 手術の目的

主に胃の下のほうに存在する胃がんに対して行われる手術です。最近では進行胃がんであっても腹腔鏡下手術やロボット手術がすすんで行われるようになってきました。胃と周囲のリンパ節を一緒に切除し、再建を行います。

■ 手術の適応

根治切除が可能で、かつ幽門側胃切除が可能な（噴門側胃を温存できる）胃がんに対して行います。遠隔転移を伴う胃がんは通常、切除の適応にはなりませんが、腫瘍からの出血や狭窄などの臨床症状を有する症例に対しては、根治性がなくとも姑息的手術（▶用語解説）を行うことがあります[1]。また抗がん薬の開発が進んできたため、最近は進行がんに対して術前の化学療法と組み合わせて手術を行う集学的治療の研究も進んできています。

病変部位・切除範囲

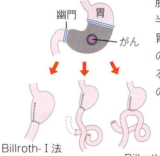

腫瘍が主に胃の下半分に存在し、残胃の大きさが3分の1程度確保される場合に行われるのが一般的です。

Billroth-Ⅰ法　Roux-en-Y法　Billroth-Ⅱ法

> 胃の幽門側が切除されると、胃の貯留能が低下します。再建方法は図のようになります[2]。

術中体位

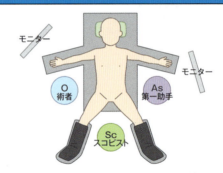

術中体位は施設によりさまざまですが、筆者の所属科では腹腔鏡下手術は砕石位で、ロボット手術は脚を閉じた状態で行います。

> 両腕を広げた状態で開始し、腹腔鏡下手術中は頭高位で手術を行います。砕石位では両脚をレビテーターに乗せて体位を取るため、膝窩での腓骨神経圧迫が起こらないように注意します。

再建法・術後ドレーン留置図・創部

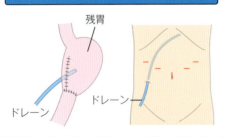

再建法としては、Billroth-Ⅰ法、Billroth-Ⅱ法、Roux-en-Y法が一般的に行われています。術後ドレーンは、吻合部背側や膵上縁に留置されることが多く、右側腹部より体外に導出されます。創は、4～5カ所の小さな創と臍の4～5cmほどの創になります。

> ドレーンは主に右側腹部から通常1本挿入されます。

手術の流れと、術後ケアにつながる手術操作[3]

❶

開腹・ポート挿入、腹腔内観察

臍にカメラを挿入するためのポートを留置し、腹腔内にガスを注入してお腹を膨らませます（気腹）。その後、4〜5カ所の小さな傷からポートを挿入して手術を行います。進行がんであれば腹腔内を十分観察し、腹膜播種（▶用語解説）がないかを確認し、問題なければ予定どおり手術を行います。

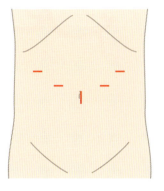

> 術後は創部の観察のほか、気腹による皮下気腫の出現がないかも確認します。切除範囲外に腹膜播種があれば、胃を切除せずに手術終了し、術後2週間を目安に化学療法を速やかに導入します。

↓

❷

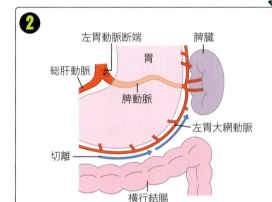

左側の大網の切離、左胃大網動・静脈の切離

大網を左方向へ切開し、脾臓の下極付近で左胃大網動脈・静脈を切離してリンパ節を郭清します。

> 脾臓や横行結腸の損傷にも注意が必要で、術後はドレーンより出血の有無を観察します。

↓

❸

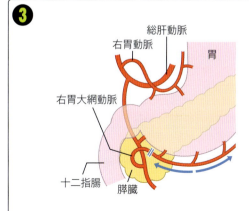

右側の大網の切離、右胃大網動・静脈の切離

膵頭部の前面・十二指腸の尾側で右胃大網動脈・静脈を切離して郭清します。膵頭部や十二指腸への血流はできるだけ温存します。

> 膵臓を損傷しやすい部分です。術後は膵液瘻の有無を確認すべく、ドレーン排液の性状を観察します。

↓

❹ 十二指腸の切離、右胃動・静脈の切離

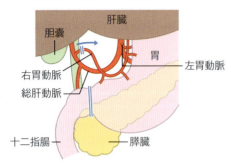

十二指腸を切離します。肝十二指腸靱帯を開き、固有肝動脈に沿ったリンパ節を郭清し、右胃動・静脈を切離します。

> 十二指腸の血流が悪いと、術後に縫合不全をきたしやすくなります。術後は縫合不全の有無を確認すべく、ドレーン排液の性状を観察します。

❺ 膵上縁のリンパ節郭清、左胃動・静脈の切離

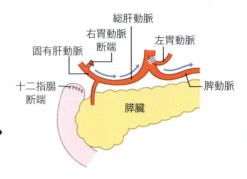

膵上縁で総肝動脈、さらには脾動脈に沿ったリンパ節を郭清します。途中で左胃動・静脈を切離します。

> 膵臓やリンパ管を損傷しやすい部分です。術後は膵液瘻・乳び漏の有無を確認すべく、ドレーン排液の性状を観察します。

❻ 胃周囲の間膜処理、胃の切離

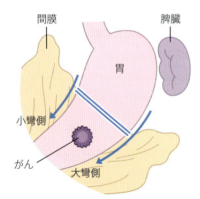

胃の口側の切離部に向けて、胃小彎・大彎の壁に沿って間膜を処理し、病変から適切な距離をおいて、胃の口側を切離して胃を切除します。残った胃の大きさなどから再建法を決定します。

> 術後は縫合不全の有無について観察します。

❼ 再建・閉創

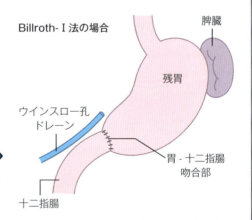

残った胃と、十二指腸や空腸との吻合を行います。吻合方法は、症例や施設ごとに決定されます。

> 吻合部背側や膵上縁にドレーンを留置し、閉創します。

これだけ覚える！術後ケアの重要ポイント一覧表

起こり得る合併症	縫合不全、吻合部狭窄、逆流性食道炎、胃内容排泄遅延、膵液瘻、胆汁漏、腹腔内出血、乳び腹水、創部感染、腸閉塞など
注意すべきドレーン排液	・比較的鮮やかな赤色（出血） ・赤ワインのように濃くて深みのある赤色（膵液瘻） ・白色調（乳び腹水） ・膿性（縫合不全、腹腔内膿瘍） →いずれの場合もドクターコールが必要
注意すべき術後症状	・発熱（術後3日目以降） ・尿量低下（脱水） ・腹部膨満、嘔気・嘔吐、吃逆（腸閉塞） →上記の症状が続く場合にはドクターコールが必要
術式特有の創管理	創部の発赤や痛み、滲出液などを観察する
術式特有の食事指導	・ゆっくり少しずつ食べる ・高齢者では誤嚥に注意する
術式特有の栄養指導	・ダンピング症状に注意する ・低糖質、高タンパク、適度な脂肪分を含む食べ物を摂り、食事中に摂取する水分を減らす ・1日5～6回に分ける少量頻回食が理想的

なぜ重要？とことん解説！

注意すべき合併症と、観察・対応

●ドレーン排液量の観察、チューブの固定

術後早期のドレーン排液は血液がわずかに混入した薄赤色（淡血性）で、徐々に赤みがなくなり（淡々血性）、数日後には薄い黄色調（漿液性）に変化するのが正常です。排液の量は術後徐々に減っていくことが多いですが、肝硬変や低栄養の患者さんでは排液が多く、慎重な体液バランスの管理が必要になることがあります。

また、排液が少なすぎる場合には、チューブが折れ曲がっているなど、異常がないかを確かめる必要があります。術後せん妄により患者さんが自らドレーンを抜いてしまう（自己抜去）こともあるため、固定は確実に行いましょう。

●腹腔内出血（血性排液、バイタルサインの変化など）

術中に出血があった場合は止血を行いますが、術後に再出血したり術中には認めなかった箇所から出血をきたしたりすることがあります。この場合、血性のドレーン排液（図1ⓐ）がみられるため、腹腔内出血を疑いましょう。排液が比較的鮮やかな赤色で100mL/時以上の増加がある場合は、活動性の出血を疑い、緊急手術や緊急処置の適応となります。すぐにドクターコールをして

ください。また、ドレーンが血性でなくとも腹腔内出血をきたしている場合があるため、バイタルサインの変化も併せて注意が必要です。

● 排液のさまざまな色調・性状変化（図1）

排液が赤ワインのように濃くて深みのある赤色（ワインレッド色）を呈した場合は膵液瘻を疑います。これはリンパ節郭清時における膵臓の損傷により、消化酵素である膵液が漏れ出てしまうことが原因で、膵液瘻により血管壁が破綻し腹腔内出血の原因になることもあります。また、白色調の乳び様排液は、リンパ管からのリンパ液の漏出（乳び腫水）が疑われます。さらに、濁った排液は縫合不全を、膿は腹腔内膿瘍を疑い、高熱や腹膜炎を伴った場合は緊急手術や緊急処置の適応となります[5]。

● 長期的な発熱、血液検査の数値

術後は手術の侵襲により、創部や腹腔内の体液が吸収されることで、38.0℃前後の発熱が持続します。術後48時間をピークに解熱傾向をたどるのが自然な反応です。しかし、その後も発熱が持続した場合は感染症の合併を疑います。

血液検査結果でのWBC（白血球数）やCRP（C反応性タンパク）値の上昇、頻脈傾向にも注意が必要です。原因として、腹部で起こるものでは創部感染や胆嚢炎、縫合不全、腹腔内膿瘍などを、腹部以外では肺炎や尿路感染などを想定し、患者さんのケアを行います[5]。

● 腹部の張り具合

術後は腸管が一時的に麻痺して腹部が張っています。聴診しても、腸蠕動音はわずかに聴取できる程度です。熱が下がり、利尿期を経て体の炎症が軽快すると、腸管蠕動も回復して、およそ術後2日目くらいで排ガスや排便が観察され、腹部の張りが和らいでくるのが正常です。

しかし、腹部の強い張りが続く場合は、麻痺性イレウスが疑われます。嘔気や嘔吐、吃逆（しゃっくり）を伴う場合もあり、高齢者では誤嚥性肺炎の原因にもなるため注意が必要です。自然な腸管蠕動の促進には、早期の離床が重要であり、患者さんに理解してもらう必要があります。

● 食事の摂取方法と栄養指導

胃切除後は、胃の消化機能や貯留能が落ちているため、逆流が起こりやすく、消化不十分な食べ物が小腸に流れやすくなっています。そのため、ゆっくりよく噛んで少しずつ食べるように注意し、1回あたりの食事量を減らして食事回数を増やすのが理想です。

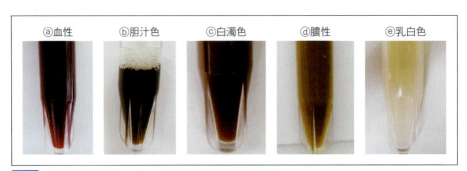

図1 胃切除術後の異常なドレーン排液（文献4より転載）

また、患者さんにはダンピング症候群について理解してもらう必要があります。大量の食事が小腸に一気に流れることで起こるダンピング症候群には、食後30分程度で出現する早期ダンピング症候群と、食後2～3時間で出現する晩期ダンピング症候群の2種類があります。早期ダンピング症候群では、急に腸管内に食べ物が流れ込むことにより、腸管内に水分が移動することで、嘔気・嘔吐・下痢・めまいなどの症状が出現します。晩期ダンピング症候群では、食後に急激に血糖値が上昇することにより、大量のインスリンが分泌されることで低血糖症状が出現します。ダンピング症候群の予防には上記症状に注意するほか、食事中の過剰な水分摂取を控えることも重要です。

　また、これらの食事摂取方法の工夫は生涯にわたって行う必要があります。退院までに患者家族にも食べかたを理解してもらい、一緒に取り組んでもらいましょう。

用語解説

【姑息的手術】
治癒切除不能な症例における、出血や狭窄などの切迫症状を改善するために行う手術。胃切除や胃空腸バイパス手術などが行われる。

【腹膜播種】
胃の最も外側である漿膜まで浸潤した腫瘍からがん細胞が腹腔内にばらまかれることで、胃から離れた腹膜に転移巣ができた状態。胃がんで頻度の高い転移形式の一つで、進行すると腹水や腸閉塞、水腎症などを引き起こす。

引用・参考文献

1) 八木浩一ほか. 幽門側胃切除術. 消化器外科 NURSING. 22 (8), 2017, 668-73.
2) 友野絢子ほか. 胃のはたらきは？. 消化器外科 NURSING. 19 (7), 2014, 679-81.
3) 小西博貴ほか. 幽門側胃切除術. 消化器外科 NURSING. 18 (12), 2013, 1075-9.
4) 川野陽一ほか. ウインスロー孔. 消化器外科 NURSING. 22 (6), 2017, 499-506.
5) 奥村直樹ほか. 胃の術前術後ケア. 消化器外科 NURSING. 19 (4), 2014, 334-45.
6) 棚橋利行ほか. "幽門側胃切除術". 消化器外科 NURSING 2018 秋季増刊. 馬場秀夫監. 大阪, メディカ出版, 2018, 24-9.

（鷹羽律紀、松橋延壽）

1章 上部消化管の手術 9

胃全摘術

どんな手術？

■手術の目的

主に幽門側胃切除術では切除できない、胃の上のほうにかかる胃がんに対して行われる手術です。最近では進行胃がんであっても腹腔鏡下手術やロボット手術がすすんで行われるようになってきました。胃と周囲のリンパ節を一緒に切除し、再建を行います。

■手術の適応

がんが胃の上のほうに及び、噴門を残せない場合にこの術式が選択されます。胃の広範囲に病気が広がっている場合や、広範囲でリンパ節郭清をしたほうがよい場合に適応となります[1]。幽門側胃切除術（1章-4）と同様に、腫瘍からの出血や狭窄などの臨床症状を有する症例に対して姑息切除を行うこともあります。また抗がん薬の開発が進んできたため、最近は進行がんに対して術前の化学療法と組み合わせて手術を行う集学的治療の研究も進んできています。

病変部位・切除範囲

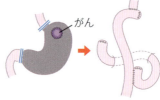
Roux-en-Y 法

腫瘍が主に胃の上部3分の1にかかるように存在する症例に対し、口側は食道で切り、肛門側は十二指腸で切って、胃を全て取り除きます。

> 胃を全摘した場合は逆流防止、貯留、分泌といった胃の機能が全て失われます。再建方法としては、Roux-en-Y 法が多く行われています[2]。

術中体位

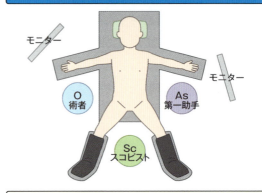

> 術中の体位と注意点については 1章-4 と同様です。

再建法・術後ドレーン位置・創部

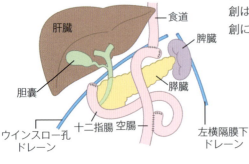

術後ドレーンは、吻合部背側や左横隔膜下に留置されることが多く、右側腹部より体外に導出されます。創は 4〜5 カ所の小さな創と、臍の 4〜5cm ほどの創になります。

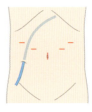

> ドレーンは主に右側腹部から 1〜2 本挿入されます。

手術の流れと、術後ケアにつながる手術操作[3, 4]

❶ 開腹・ポート挿入、腹腔内観察

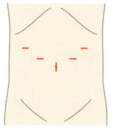

臍にカメラを挿入するためのポートを留置、腹腔内にガスを注入してお腹を膨らませます（気腹）。腹腔内の観察と術後の皮下気腫の確認については、1章-4の手術操作①と同様に行います。

> 術後は創部の観察のほか、気腹による皮下気腫の出現がないかも確認します。切除範囲外に腹膜播種があれば、胃を切除せずに手術を終了し、術後2週間を目安に化学療法を速やかに導入します。

❷ 左側の大網の切離、左胃大網動・静脈の切離

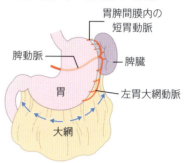

大網を左方向へ切開し、脾臓の下極付近で左胃大網動脈・静脈を切離してリンパ節を郭清します。さらに、胃脾間膜内の短胃動脈を切離します。

> 脾臓や横行結腸の損傷にも注意が必要で、術後はドレーン排液より出血の有無を観察します。

❸ 右側の大網の切離、右胃大網動・静脈の切離

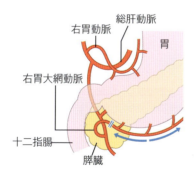

膵頭部の前面・十二指腸の尾側で右胃大網動脈・静脈を切離して郭清します。膵頭部や十二指腸への血流はできるだけ温存します。

> 膵臓を損傷しやすい部分です。術後は膵液瘻の有無について、ドレーン排液の性状を観察します。

❹ 十二指腸の切離、右胃動・静脈の切離

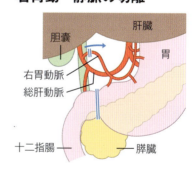

十二指腸を切離します。肝十二指腸靱帯を開き、固有肝動脈に沿ったリンパ節を郭清し、右胃動・静脈を切離します。

> 十二指腸の血流が悪いと、術後に縫合不全をきたしやすくなります。術後は縫合不全の有無について、ドレーン排液の性状を観察します。

❺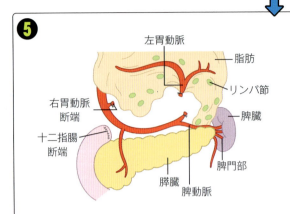

膵上縁のリンパ節郭清、左胃動・静脈の切離

膵上縁で総肝動脈、さらには脾動脈に沿ったリンパ節を郭清します。途中で左胃動・静脈、後胃動脈を切離します。

> 膵臓やリンパ管を損傷しやすい部分です。術後は膵液瘻・乳びの有無について、ドレーン排液の性状を観察します。

❻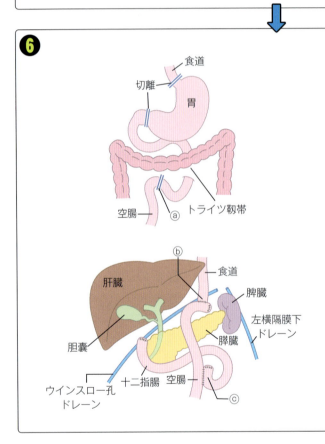

食道の切離と再建・閉創

食道の壁に沿って間膜を処理し、病変から適切な距離をおいて、食道を自動縫合器で切離して胃を切除します。施設により吻合の方法はさまざまですが、トライツ靱帯で固定された空腸から約20cm肛門側の空腸を切って（ⓐ）、肛門側空腸断端と食道とを自動縫合器で吻合（ⓑ）します。
口側空腸断端を、食道と空腸の吻合部位から約40cmの部位で吻合（ⓒ）します。

> 術後は縫合不全の有無について観察します。また、狭窄や腸液の逆流の有無についても観察します。吻合部背側と左横隔膜下にドレーンを留置し、閉創します。

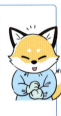

これだけ覚える！ 術後ケアの重要ポイント一覧表

起こり得る**合併症**	縫合不全、吻合部狭窄、逆流性食道炎、膵液瘻、胆汁漏、腹腔内出血、乳び腹水、創部感染、腸閉塞など		
注意すべき**ドレーン排液**	・比較的鮮やかな赤色（出血） ・赤ワインのように濃くて深みのある赤色（膵液瘻） ・白色調（乳び腹水） ・膿性（縫合不全、腹腔内膿瘍） →いずれの場合もドクターコールが必要		
	・発熱（術後3日目以降） ・尿量低下（脱水） ・腹部膨満、嘔気・嘔吐、吃逆（腸閉塞） →上記の症状が続く場合にはドクターコールが必要		
術式特有の**創管理**	創部の発赤や痛み、滲出液について観察する		・ゆっくり少しずつ食べる ・高齢者では誤嚥に注意する
	・ダンピング症候群に注意する ・低糖質、高タンパク、適度な脂肪分を含む食べ物を摂り、食事中に摂取する水分量を減らす ・1日5〜6回に分ける少量頻回食が理想的		

なぜ重要？ とことん解説！

　術後ケアのポイントは、基本的に幽門側胃切除術（1章-4）と同様です。胃全摘術では、噴門での食事の逆流防止機能が失われるため、より食事の摂取方法に気を付ける必要があります。

引用・参考文献
1) 三ツ井崇司ほか. 胃全摘術. 消化器外科 NURSING. 22 (8), 2017, 681-6.
2) 友野絢子ほか. 胃のはたらきは？. 消化器外科 NURSING. 19 (7), 2014, 679-81.
3) 小西博貴ほか. 幽門側胃切除術. 消化器外科 NURSING. 18 (12), 2013, 1075-9.
4) 小松周平ほか. 胃全摘術. 消化器外科 NURSING. 18 (12), 2013, 1070-4.
5) 奥村直樹ほか. 胃の術前術後ケア. 消化器外科 NURSING. 19 (4), 2014, 334-45.
6) 棚橋利行ほか. "胃全摘術". 消化器外科 NURSING 2018 秋季増刊. 馬場秀夫監. 大阪, メディカ出版, 2018, 30-3.

（鷹羽律紀、松橋延壽）

1章 上部消化管の手術 9

6 噴門側胃切除術

どんな手術？

■手術の目的

胃の噴門側の切除にとどめ、幽門側の胃を残すことを目的として行われる手術です。最近では腹腔鏡下手術やロボット手術がすすんで行われるようになってきました。胃と周囲のリンパ節を一緒に切除し、再建を行います。

■手術の適応

主に胃の上部に限局する早期の胃がんや食道胃接合部に存在する胃がんに対して行われます[1]。幽門側胃切除術（1章-4）と同様に、腫瘍からの出血や狭窄などの臨床症状を有する症例に対して姑息切除を行うこともあります。また抗がん薬の開発が進んできたため、最近は進行がんに対して術前の化学療法と組み合わせて手術を行う集学的治療の研究も進んできています。

再建法、術後ドレーン、創の位置

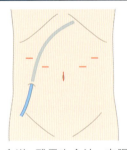

再建は、食道-残胃吻合法、空腸間置法、ダブルトラクト法が一般的に行われています。術後ドレーンは吻合部背側に留置されることが多く、右側腹部より体外に導出されます。創は、4〜5カ所の小さな創と臍の4〜5cmほどの創になります。

病変部位と切除範囲

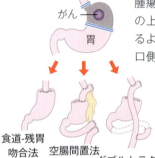

食道-残胃吻合法　空腸間置法　ダブルトラクト法

腫瘍が上記部位（主に胃の上部3分の1）にかかるように存在する場合に、口側は胸部下部食道や腹部食道までを切り、肛門側は胃体部で切って、胃をなるべく大きく残します。

胃の噴門側が切除されると、胃を全摘したときと比べて胃の内容物を貯留する機能は残りますが、食道への逆流を防止する機能は失われます。逆流防止のため、空腸間置法やダブルトラクト法などが行われます[2]。

術中体位

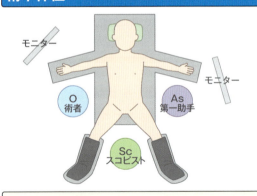

術中の体位と注意点については1章-4と同様です。

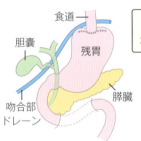

ドレーンは主に右側腹部から1本挿入されます。

手術の流れと、術後ケアにつながる手術操作

❶ 開腹・ポート挿入、腹腔内観察

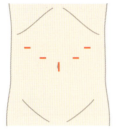

臍にカメラを挿入するためのポートを留置、腹腔内にガスを注入してお腹を膨らませます（気腹）。腹腔内の観察と術後の皮下気腫の確認については、1章-4の手術操作①と同様に行います。

> 術後は創部の観察のほか、気腹による皮下気腫の出現がないかも確認します。切除範囲外に腹膜播種があれば、胃を切除せずに手術終了し、術後2週間を目安に化学療法を速やかに導入します。

❷ 左側の大網の切離、左胃大網動・静脈の切離

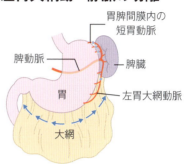

大網を左方向へ切開し、脾臓の下極付近で左胃大網動・静脈を切離してリンパ節を郭清します。さらに、胃脾間膜内の短胃動脈を切離します。

> 脾臓や横行結腸の損傷にも注意が必要で、術後はドレーン排液から出血の有無を観察します。

❸ 胃の切離

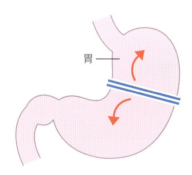

胃を自動縫合器で切離し、観音開きにします。

❹ 膵上縁のリンパ節郭清、左胃動脈・静脈の切離

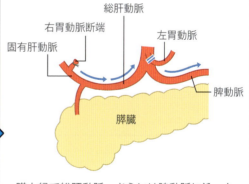

膵上縁で総肝動脈、さらには脾動脈に沿ったリンパ節を郭清します。途中で左胃動・静脈、後胃動脈を切離します。

> 膵臓やリンパ管を損傷しやすい部分です。術後は膵液瘻・乳びの有無について、ドレーン排液の性状を観察します。

❺ 食道の切離

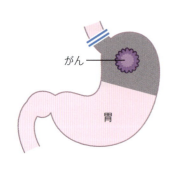

食道の壁に沿って間膜を処理し、病変から適切な距離をおいて食道を自動縫合器で切離して胃を切除します。

❻ 再建・閉創

【観音開き法】

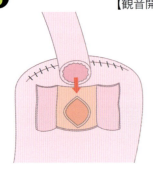
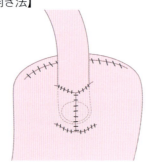

施設により吻合の方法はさまざまですが、筆者の所属科では食道断端と残胃吻合した後に、胃壁の縫合を追加して食道下端を胃壁内に埋め込むようにして逆流を防ぐ方法をとっています（観音開き法）。また、胸部下部食道での切離が必要な場合や残胃が小さい場合は、食道-残胃吻合が難しいため、ダブルトラクト法を用いています。

> 術後は、狭窄や胃液の逆流の有無について観察します。吻合部背側にドレーンを留置し、閉創します。

【ドレーン留置図】

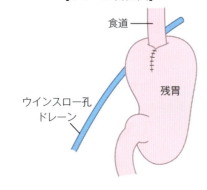

これだけ覚える！ 術後ケアの重要ポイント一覧表

起こりうる合併症	縫合不全、吻合部狭窄、逆流性食道炎、胃内容排泄遅延、膵液瘻、胆汁漏、腹腔内出血、乳び腹水、創部感染、腸閉塞など
注意すべきドレーン排液	・比較的鮮やかな赤色（出血） ・赤ワインのように濃くて深みのある赤色（膵液瘻） ・白色調（乳び腹水） ・膿性（縫合不全、腹腔内膿瘍） →いずれの場合もドクターコールが必要
注意すべき術後症状	・発熱（術後3日目以降） ・尿量低下（脱水） ・腹部膨満、嘔気・嘔吐、吃逆（腸閉塞） →上記の症状が続く場合にはドクターコールが必要
術式特有の創管理	創部の発赤や痛み、滲出液について観察する
術式特有の食事指導	・ゆっくり少しずつ食べる ・高齢者では誤嚥に注意する
術式特有の栄養指導	・ダンピング症状に注意する ・低糖質、高タンパク、適度な脂肪分を含む食べ物を摂り、食事中に摂取する水分を減らす。1日5～6回に分ける少量頻回食が理想的

なぜ重要？ とことん解説！

　術後ケアのポイントは、基本的に幽門側胃切除術（1章-4）や胃全摘術（1章-5）と同様です。噴門側胃切除術では、他の術式に比べ特に逆流が起こりやすいため、より食事の摂取方法に気を付ける必要があります。また、胃内容の停滞（排出遅延）が起こりやすくなります。

引用・参考文献
1) 西田正人ほか. 噴門側胃切除術. 消化器外科 NURSING. 22 (8), 2017, 675-80.
2) 友野絢子ほか. 胃のはたらきは？. 消化器外科 NURSING. 19 (7), 2014, 679-81.
3) 奥村直樹ほか. 胃の術前術後ケア. 消化器外科 NURSING. 19 (4), 2014, 334-45.
4) 棚橋利行ほか. "噴門側胃切除術". 消化器外科 NURSING 2018 秋季増刊. 馬場秀夫監. 大阪, メディカ出版, 2018, 34-7.

（鷹羽律紀、松橋延壽）

1章 上部消化管の手術 9

7 胃バイパス手術

どんな手術？

　胃バイパス術は、根治切除不能の進行胃がん症例の腫瘍による消化管通過障害や、食物との接触による腫瘍出血を緩和する目的で行われます。最近では、計5ヵ所の小さな創で行う低侵襲な腹腔鏡下手術が行われています。がんの浸潤がない口側の胃で、胃小彎側に2cm程度の孔を残し胃大彎側から胃を不完全離断し、ビルロートⅡ法やルーワイ法で空腸を大彎側で吻合します。ビルロートⅡ法では輸入脚症候群（残胃や空腸への膵液や胆汁の逆流および停滞）（▶用語解説）を予防するためのブラウン吻合（▶用語解説）を行うこともあります。術後は経鼻胃管と胃空腸吻合部背側にドレーンを留置します。

病変部位と切除範囲

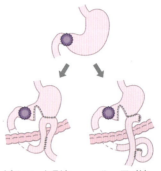

ビルロートⅡ法　　ルーワイ法

胃の不完全離断により、完全離断で危惧されるblow-out（腫瘍破裂）を防ぐこともできます。また、小彎側を空けておくことで、内視鏡での腫瘍の治療効果判定や、出血などトラブル時の内視鏡処置も可能になります。

術後ドレーン・創の位置

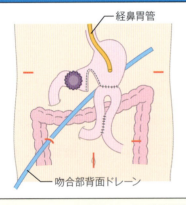

経鼻胃管
吻合部背面ドレーン

術後ドレーンからは血性もしくは膿性排液、経鼻胃管からは血性排液がないか、注意しましょう。

術中体位

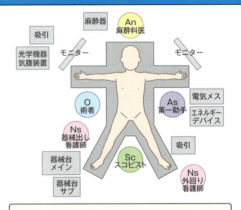

通常の腹腔鏡下胃切除と同じ体位で行います。

手術の流れと、術後ケアにつながる手術操作

❶ ポート挿入、腹腔内観察

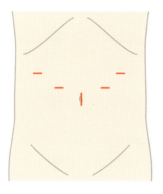

臍部より開腹し、カメラ用ポート・操作用ポートを挿入して計5ポートで手術を行います。腹腔内を観察し、胃の腫瘍の位置や上部空腸が挙上できるか確認します。

> 術後の腸管閉塞の原因となるような腹膜播種病変がないか、確認することも重要です。

❷ 胃切離線の設定と大網処理

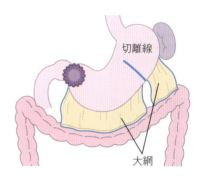

胃体部で腫瘍から十分に離れた位置で胃の予定切離線を決定し、その予定線に沿って大網を処理します。

> 術後の食事摂取量や栄養状態の維持に役立つように、胃の貯留機能を保持しつつ腫瘍学的に安全な距離をとり、胃の切離線を決定します。

❸ 胃切離（不完全離断）

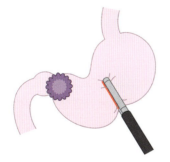

予定切離線に沿って大彎側から自動縫合器で胃を切離します。完全離断せずに2cm程度の小孔が残るように胃の切離を行います。基本的に術中に内視鏡を行い、小孔を確認します。

> 胃は血流が豊富な臓器で、胃を栄養する血管は最低限の処理を行うのみですが、出血のリスクがあります。切離部に適宜止血操作を加え、術後出血を予防します。

❹ 胃空腸吻合

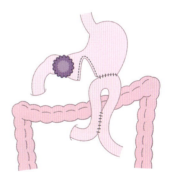

空腸を結腸前経路（▶用語解説）で挙上し、食物が自然に流れるように胃の後壁と空腸を吻合します。吻合後には内腔にも出血がないか確認します。

> 腹膜播種による食物の通過障害が起こりにくいように、空腸を結腸前経路で挙上することがポイントです。

これだけ覚える！術後ケアの重要ポイント一覧表

	起こりうる合併症	縫合不全、吻合部出血、胃内容排泄遅延、膵液瘻
	注意すべきドレーン排液	膿性排液、血性排液、ワインレッド様排液
	注意すべき症状	嘔気・嘔吐、腹痛、腹部膨満感
	術式特有の食事指導	・少量分割食 ・食後20～30分は横にならない
	術式特有の栄養指導	間食や栄養補助食品を利用した栄養の補充

なぜ重要？ とことん解説！

ドレーン排液の異常を見逃さないように

●膿性や胆汁様の排液がみられたら

胃バイパス術は、根治切除不能の進行胃がん症例に対して行われる手術です。このため、患者さんの多くは消化管通過障害による食事摂取困難とがん悪液質により、低栄養状態に陥っている場合が多くみられます。そのため、縫合不全のリスクは高く、ドレーン排液の性状観察による縫合不全の早期発見が非常に重要です。混濁した悪臭を伴う膿性排液（図1）や胆汁様の排液を認めた場合は、直ちに医師に連絡し、適切なドレナージや再手術などの処置を受けられるようにしましょう。

●多量の血性排液、バイタルサインの変動がみられたら

腫瘍出血による貧血をきたしている患者さんも多いため、術後出血の早期発見も重要です。術後早期に経鼻胃管や腹腔ドレーンから1時間に100mLを超える血性排液（図2）を認めた場合や、頻脈などのバイタルサインの変動が認められた場合は、術後出血の可能性があります。このような場合は即座に医師へ連絡し、医師の指示のもと急速輸液や輸血を行い循環動態の安定を図ります。その後、経鼻胃管からの血性排液であれば消化管内腔の吻合部出血が疑われるため内視鏡下止血術を、また腹腔ドレーンからの血性排液であれば経カテーテル的止血術や再手術などの必要な処置につなげることが重要です。

胃内容排泄遅延、ダンピング症候群にも注意する

●経鼻胃管の排液量、腹部症状などの理学所見を見落とさないように

術後の胃内容排泄遅延も起こり得る重要な合併症です。術後急性期には吻合部浮腫に伴う一時的な狭窄が起こる可能性があります。経鼻胃管の排液量に加え、嘔気・嘔吐、腹部膨満感、腹痛など

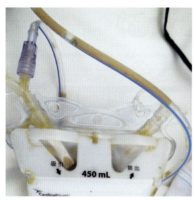
図1 膿性排液

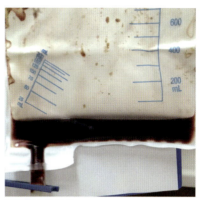
図2 血性排液

の理学所見に注意を払う必要があります。

●食事は「少量頻回食」を心掛け、必要に応じて栄養補助食品を

　術後急性期が過ぎ、経鼻胃管を抜去した後、術後3日目程度で食事が再開されますが、通常の胃切除と同様に胃が小さくなっているため、食事が一気に小腸に流れ込むことで生じるダンピング症候群（▶用語解説）が発生する可能性があります。少量の食事を複数回に分けて摂取し、嘔気や腹部膨満感などの腹部症状がある場合は無理に食事を摂らないよう指導が必要です。必要な栄養量が不足する場合は、間食や栄養補助食品での栄養補給も推奨されます。また、胃と空腸を吻合するため、腸液が胃側へ逆流がする場合があります。食後20～30分は横にならないなどの工夫が必要です。

用語解説

【輸入脚症候群】
ビルロートⅡ法やルーワイ法再建が行われた際に、再建された腸管の「輸入脚」に内容物や胆汁および膵液が逆流・停滞することで起こる、腹痛、嘔吐などの症状を呈する症候群。

【ブラウン吻合】
輸入脚症候群を防止する目的で付加される小腸側々吻合。

【結腸前経路】
空腸を横行結腸の腹側を通し挙上する経路。横行結腸の背側で結腸間膜を通す経路を結腸後経路という。

【ダンピング症候群】
胃切除後、摂取した食物が急速に小腸に流入するために起こる、発汗・動悸・腹痛や低血糖症状などを呈する症候群。

引用・参考文献
1) 岩槻政晃ほか．"胃バイパス手術"．消化器外科NURSING 2018秋季増刊．馬場秀夫監．大阪，メディカ出版，2018，41-4．

（山下晃平、井田 智）

1章 上部消化管の手術 9

8 胃局所切除術（LECS 含む）

どんな手術？

胃局所切除術は、胃の良性上皮性腫瘍やGIST（gastrointestinal stromal tumor：消化管間質腫瘍）に対し実施されることが多い手術です。主な適応症はGISTを含む粘膜下腫瘍（submucosal tumor；SMT）です。この手術は、胃の切除範囲を最小限にすることができ、消化機能を可能な限り保ちながら、病変部のみを摘出できることが特徴です。切除・閉鎖法は手縫い縫合と、自動縫合器を用いた器械縫合の2種類があります。

病変部位と切除範囲

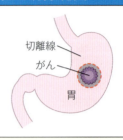

胃の全ての範囲で切除を行うことができますが、噴門・幽門付近の病変や切除範囲が広い場合は手術により胃の変形をきたす可能性があるため、注意が必要です。

術中体位

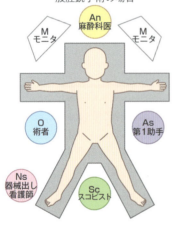

術中体位は通常の胃切除と同様に、開腹手術であれば仰臥位、腹腔鏡手術であれば開脚位で行います。モニターは患者頭側の左右に配置します。

術後ドレーン、創の位置

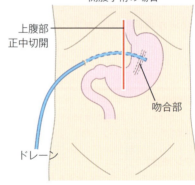

術後ドレーンは必須ではありませんが、留置する場合は右側より縫合部周囲にドレーンを留置します。開腹手術であれば上腹部正中切開、腹腔鏡下手術では5ポートで行います。

手術の流れと、術後ケアにつながる手術操作

❶ 開腹手術／腹腔鏡下手術の創口

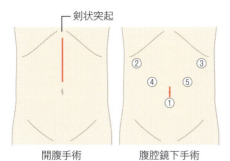

開腹手術の場合は、胸骨剣状突起直下から15cm程の上腹部正中切開を行います。腹腔鏡下手術の場合は、臍部に腹腔鏡を挿入するポートを挿入し、左右2カ所ずつの計5ポートで手術を行います。

> 頻度は低いですが、術後創部の感染には注意が必要です。

❷ 胃の切離（内視鏡併用）

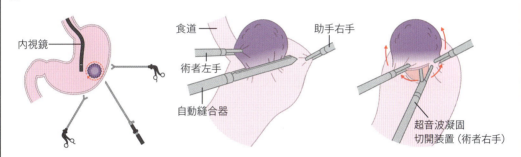

腫瘍の辺縁部分から最小限の距離を置いて切離を行います。術前にマーキングを行うか、手術中に上部消化管内視鏡検査（胃カメラ）を施行し、病変部の確認、切離ラインを決定します。

> 切除範囲が噴門・幽門周囲だったり切除範囲が広い場合は、胃の変形や狭窄をきたし、術後の通過障害の原因となり得ます。

❸ 胃の縫合

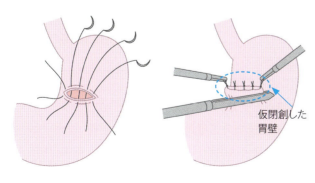

手縫い縫合、または自動縫合器を用いた器械縫合で切除部分を閉鎖します。噴門・幽門付近の病変などでは変形、狭窄の可能性があるため、手縫いとなることも多いです。

> 頻度は低いですが、縫合不全となる可能性があります。また、自動縫合器で閉鎖した場合は胃内腔に出血をきたすことがあります。

これだけ覚える！術後ケアの重要ポイント一覧表

起こりうる合併症	術後出血、縫合不全、腹腔内膿瘍、腸閉塞、消化管狭窄、胃内容排泄遅延
注意すべきドレーン排液	・膿性廃液（腹腔内膿瘍） ・血清排液（術後出血） ・腸液様排液（縫合不全） 　→いずれもドクターコールが必要
注意すべき症状	発熱、腹痛、吐血 　→腹痛の程度が強い場合はドクターコール
術式特有の食事指導	胃の変形を伴う場合は思うように食事が入らない症例もある
術式特有の栄養指導	胃切除術と同様の栄養指導が必要な症例もある

なぜ重要？ とことん解説！

注意すべき合併症と、観察・対応

●噴門・幽門周囲の切除や切除範囲が広い手術では、胃の変形をきたす可能性がある

　胃局所切除術は胃の一部を外科的に切除する手術で、通常、胃の良性腫瘍や潰瘍、GIST などの粘膜下腫瘍などの治療を目的としています。この手術は、胃の機能を可能な限り保ちながら病変部のみを摘出することが特徴で、患者さんの消化機能をできるだけ温存する手術法です。腫瘍径が 5cm 以下のものであれば腹腔鏡下胃局所切除が選択されますが、腹腔鏡のみでは病変部位が特定困難な症例では、上部内視鏡による ESD（endoscopic submucosal dissection：内視鏡的粘膜下層剝離術）技術を併用することにより、胃内腔から最小限の胃壁切離が可能な腹腔鏡・内視鏡合同手術（laparoscopy and endoscopy cooperative surgery；LECS）の良い適応です。

　腫瘍径が 5cm を超える場合などは開腹手術が推奨されています。開腹手術の場合は術前に上部内視鏡を行い、病変部にクリップなどでマーキングを行うことで、術中に触知確認し、切離範囲を決定します。胃の全ての範囲で胃局所切除を行うことができますが、噴門・幽門周囲の病変や切除範囲が広い場合は、胃の変形をきたす可能性があるため注意が必要です。

●縫合部からの出血、胃内容の漏出による腹腔内膿瘍のリスク

　再建はありませんが、胃切除部の縫合閉鎖が必要です。術後変形が少ないように行うことが重要です。手縫い縫合と、自動縫合器を用いた器械縫合の２種類があります。手縫い縫合の場合は内腔を確認しながら縫合できますが、器械縫合の場合は内腔が確認できないため、術後、縫合部からの胃内腔への出血にも注意が必要です（図1）。切離後は、いったん胃内が腹腔内に開放されるため、胃内容が腹腔内へ多少なりとも漏出し、術後に腹腔内膿瘍となる可能性があります。

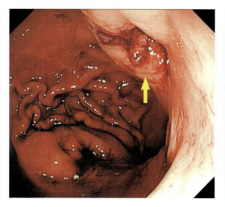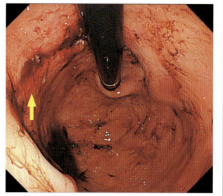

図1 術後の縫合部（術中内視鏡）

　十分な洗浄を行えば、通常、術後ドレーンは必須ではありません。患者さんの合併症リスクや縫合条件によっては、右側から縫合部周囲にドレーンを留置します。

手術による変化と栄養指導

　胃局所切除術は胃の機能温存を目指した術式ですので、術後、食べ物の通過障害はほとんどみられません。しかし、胃の変形が強い場合は、蠕動機能も低下し、食後の胃もたれなどの消化器症状が出現する可能性もあります。その際は、胃切除術に準じた十分な栄養指導が必要となることもあります。

引用・参考文献
1）大木亜津子ほか．"胃局所切除術（手縫い：開腹・腹腔鏡下）"．ビジュアルサージカル 消化器外科手術 上部消化管．上西紀夫ほか編．東京，学研メディカル秀潤社，2018，44-51．
2）岩槻政晃ほか．"胃部分切除術"．消化器外科 NURSING 2018 秋季増刊．馬場秀夫監．大阪，メディカ出版，2018，45-8．

（原 淑大、江藤弘二郎）

1章 上部消化管の手術 9

❾ 高度肥満症に対する減量・代謝改善手術

どんな手術？

■ 手術の目的

　高度肥満症に対する減量・代謝改善手術は、胃の容量を減らし、また上部空腸に食事を通さないパート（バイパス術）を作ることにより、肥満のみならず糖尿病や睡眠時無呼吸症候群といった肥満関連健康障害をよくする手術で、長期に渡る減量・代謝改善効果が科学的に証明された方法です[1]。

■ 手術の適応

　日本では、腹腔鏡下胃縮小手術として、「スリーブ状切除によるもの」（以下、スリーブ）と「スリーブ状切除によるもの（バイパス術を併施するもの）」（以下、スリーブバイパス」が保険診療として認められています。6カ月以上の内科的治療においても効果が不十分な高度肥満（スリーブはBMI32以上、スリーブバイパスはBMI35以上）ならびに肥満関連健康障害（糖尿病、高血圧症、脂質異常症、閉塞性睡眠時無呼吸症候群、非アルコール性脂肪肝炎を含めた非アルコール性脂肪性肝疾患）を有することが手術適応になります（スリーブとスリーブバイパスで手術適応条件が異なるため、医科診療報酬点数表でご確認ください）。

■ 胃切除範囲ならびにバイパス法

　スリーブは胃の大彎側を70％程度切除します。スリーブバイパスではスリーブに加え、十二指腸球部を切離し、空腸と新たに吻合することによりバイパスを行います。バイパスの再建方法にはルーワイ法とループ法があります（吻合箇所はそれぞれ2ヵ所と1ヵ所）。

切除範囲ならびに吻合部（スリーブバイパス）

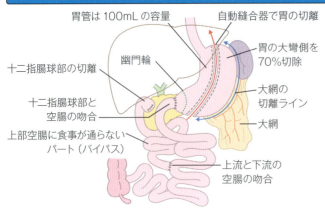

胃の大彎を自動縫合器で切離し、バナナ状に細くします（胃管）。次いで十二指腸球部を切離し、空腸と吻合します。その下流で空腸・空腸吻合を行います。

術中体位

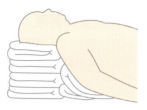
ランプポジション（Ramp 体位）

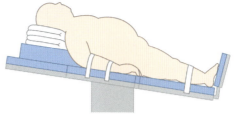
仰臥位、頭高位の体位

ランプポジションをとることにより、マスク換気と挿管をしやすくします。術中の持続的な圧迫は横紋筋融解症のリスクであり、術後に痛みやしびれ、血尿がないかの確認が必要です。

■ 術中体位

　仰臥位で手術を行います。肩から頭にかけてマットを敷いて傾斜させたランプポジションは、肥満患者で気管挿管に適した体位として推奨されています。

■ 創部ならびに術後ドレーン

　通常、5〜15mm 径のトロッカーを5〜6本使用し、腹腔鏡下手術で行います。15mm 径のトロッカー創部から、切除した胃を摘出する必要があります。術後疼痛、出血リスクの軽減ならびに、有事には再手術で対応するほうがよいとの判断からドレーンを留置しない施設も多いですが、ドレーンが留置されている場合は、その目的を担当医に確認しておくことも重要です。

術後ドレーンの位置

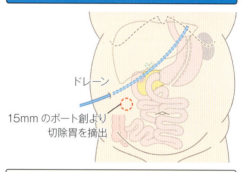
ドレーン
15mm のポート創より切除胃を摘出

胃・十二指腸球部切離断端、ならびに十二指腸球部・空腸吻合部近傍に沿うようにドレーンを留置することがあります（術後の出血、縫合不全のインフォメーション用）。

手術の流れと、術後ケアにつながる手術操作

❶ トロッカー配置

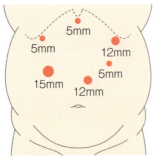

臍より上に、5〜15mmのトロッカーを5〜6本留置して手術を行います（施設によりトロッカー配置は異なる）。

> 第一トロッカーは可視トロッカーを用いることで（オプティカル法）、皮下脂肪の厚い肥満患者に対しても、腹腔内臓器損傷や出血のリスクを回避し、可能なかぎり安全に挿入しています。

❷ 胃上部後壁の剝離（スリーブ）

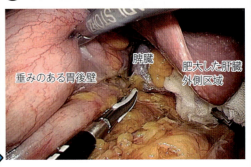

エネルギーデバイスを用いて胃上部後面を剝離し、胃を授動します。

> 胃の上部からはグレリンという食欲を促すホルモンが出ます。胃の上部は垂るんでいるため、癒着をしっかり剝離しないと胃上部の切除が不十分となり、術後の減量不良の原因となります。

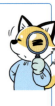

❸ 自動縫合器を用いた胃切除（スリーブ）

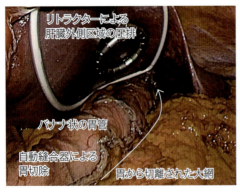

胃大彎側の大網の血管を処理した後、自動縫合器を用いて胃を順次切離し、バナナ状に細くします（胃管）。

> 胃管の狭窄を予防するために、36Fr（12mm）のブジーチューブを経口的に胃に挿入したうえで、胃の前後壁が均等になるように胃を切離していくことが重要です。細くなった胃が捻じれると術後の嘔吐やリークの原因となります。また血流豊富な胃の切離や大網の血管を処理しているため、術後出血にも注意しなければなりません。

❹ 十二指腸切離・吻合（スリーブバイパス）

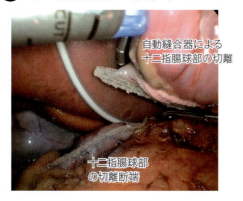

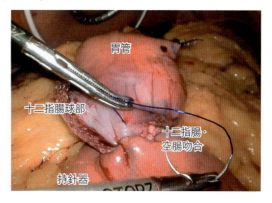

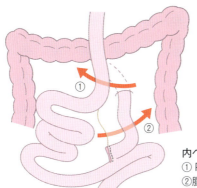

内ヘルニアになり得る隙間
① Petersen's space
② 腸間膜間隙

十二指腸球部の剝離を行い、自動縫合器を用いて切離します。次いで、十二指腸球部と空腸の（器械または手縫い）吻合を行い、上部空腸に食事を通さないパートを作ります。

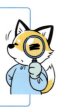

十二指腸切離断端や吻合部からのリークは、胆汁性腹膜炎となり重篤な合併症になります。またバイパスをすることでできる隙間に腸管が入り込んで抜けない場合は、内ヘルニアの状態となり腸閉塞になることがあります。

> **これだけ覚える！術後ケアの重要ポイント一覧表**

起こりうる合併症	出血、リーク、縫合不全、腹腔内膿瘍、胃管狭窄、腸閉塞、創感染、呼吸器合併症、逆流性食道炎
注意すべきドレーン排液	・排液量の増加 ・血性／膿性排液への変化 　→いずれもドクターコールが必要。なお、出血や縫合不全が起こっていても排液性状が変化しない場合があるので注意する
注意すべき症状	発熱、頻脈（特に 120 回／分以上）、血圧低下、酸素飽和度の低下、尿量低下、（突然の）腹痛・背部痛の増強 　→いずれもドクターコールが必要。 そのほか：つかえ感、嘔気、頻回の嘔吐、胸やけ　など
術式特有の食事指導	・術翌日スープから開始 ・脱水予防のため 1 日 1,500mL 以上の飲水（糖類、炭酸を含む飲料は避ける） ・少量ずつ摂取するように努める ・術後 1 カ月までは段階的に流動食〜半固形食に上げ、術後 1 カ月以降で固形食へ移行 ・早食いや大食いは禁物。少量ずつ良く咀嚼することを心掛ける
術式特有の栄養指導	・術後は摂取量が制限されるため、タンパク質と野菜を中心に摂取するように指導する ・フォーミュラ食（低糖質・低脂質で、タンパク質やビタミン、ミネラルを必要量含んだ調整食）が有用との報告あり[2] ・術後 1 年で 1,000kcal／日、術後 5 年で 1,500kcal／日程度が目安 ・特にスリーブバイパスの際には消化吸収抑制の可能性もあるため、マルチビタミンやミネラルなどのサプリメント摂取も必要
そのほか注意すべき事項	術前からの食事を含めた生活習慣の改善が術後の治療効果にも影響するため、たとえ術前に体重が落ちなくともその必要性を説いておくことが大切

> **なぜ重要？ とことん解説！**

注意すべき合併症と、観察・対応

●肥満そのものや糖尿病患者の合併症リスクに注意する

　高度肥満患者は、複数の肥満関連健康障害を有しており、ひとたび合併症を起こすと重篤な事態になることがあります。また糖尿病を合併している症例では、血糖管理が上手くいっていない場合、ケトアシドーシスや創傷治癒遅延による縫合不全[3]、術後の感染症などに気を付けなければなりません。臥位の時間が長くなると（特に下葉の）肺が拡がらず無気肺になることや、元々CPAP（陽圧持続呼吸療法）で治療されている場合はその装着を怠ると酸素飽和度の低下をきたすことがあります。肥満自体が血栓症のリスクでもあり、深部静脈血栓・肺塞栓には特に注意が必要で、弾性ストッキングの装着や、間欠的空気圧迫法の実施、術後早期からの離床が極めて重要です[4]。

●バイタルサインや症状の変化から、リーク・縫合不全を疑う（図1、2）

　スリーブは胃を細くして、胃の容量を100mLにする手術です。そのため、胃管内圧が手術前に比べ上昇しやすく、たとえ自動縫合器や補強材を使用しても、リークのリスクがあります。発生率自体は低い（0.5％）ですが、一旦生じると難治性となるため早期の対応が必要になります[5]。またスリーブバイパスの場合、十二指腸と空腸の吻合が含まれるため、縫合不全のリスクが少ないながらあります（0.9％）[5]。その結果、胆汁炎に発展することもあるため注意が必要です。術後にドレーンが留置されていないことも多く、ドレーンが入っていても、その排液性状が必ずしもインフォメーションにならないこともありますので、頻脈や発熱、食後の腹痛・背部痛の有無について詳細な観察が重要となります[6]。

　術直後は胃管の浮腫みのために、つかえ感や嘔気・嘔吐、胸やけを訴える患者さんがいますが、通常は2～3日でつらい症状は改善してきますので、そのように伝えることも患者さんの不安を和らげることにつながります。また保険診療上、プロトンポンプ阻害薬といった減酸薬や5-HT$_3$受容体拮抗型制吐剤の使用が可能となっていますので、適切に使用してください。

●肥満患者では合併症の症状を認知しにくく、重篤化しやすい

　肥満患者さんの特性として、腹膜炎などの合併症が起こった際に、非肥満患者では認めるような典型的な症状（腹膜刺激症状や筋性防御など）を呈さないことがあります[7]。肥満患者さんは一見予備能力が高く見えますが、実際は乏しく、早期発見を逃すと一気に重篤化してしまいます。日常看護のなかで、バイタルサインや症状の変化を見逃さないこと、医師への報告を躊躇わないことが非常に重要なポイントです。また急変時は、ドクターコールをかけることと、体型が大きいため、移乗や処置のときにはできるだけ多くのマンパワーを確保することも重要です。

手術による変化と食事指導

　術前は栄養状態の是正[8]および、食事に集中して少量ずつ、よく咀嚼するよう食べかたを指導します。術後は、通常術当日から水分摂取（持参薬内服も）が開始できますが、少量ずつ（10mLほど）、頻回に飲むように指導することが必要です。術後は1週間以内に退院することが多いと思いますが、術後1カ月までは流動食～半固形食であることを患者さんに伝え、遵守しないことが

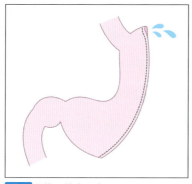

図1　胃管の縫合不全

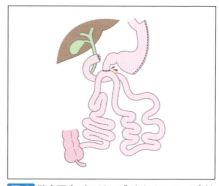

図2　縫合不全（スリーブバイパス ループ法）

嘔吐の原因となり、リーク・縫合不全のリスクを高めることを理解してもらいましょう。また脱水予防のため、食事以外でも 1,500mL 以上の飲水を心掛けるよう伝えてください。術後 1 カ月以降、固形食に移行します。術後ある程度経過すると食べられるようになるため、食事の不摂生はリバウンドの原因となります。手術はあくまできっかけであり、正しい生活習慣の継続が大切です。

手術を受ける患者さんへの接しかた

　退院後に急な体調の変化がある場合は、次回の外来予約日まで待たず、患者さんには躊躇せず病院へ連絡してもらい、担当医に指示を仰ぐことが重要です（合併症の早期発見・治療につながります）。

　肥満患者さんは周囲になかなか理解されず、苦しんで悩んだ末に来院し、手術を受けたという経緯があります。肥満症は病気であり、単に本人のせいにするほど簡単な病態ではないことを医療者は理解すべきです。中には過剰な要求をする患者さんもいますが、そのような場合でも厳格な対応をとりつつ、病気への理解と気遣いを持って接しましょう。

引用・参考文献

1) 日本肥満症治療学会編. 減量・代謝改善手術のための包括的な肥満症治療ガイドライン 2024. 東京, コンパス出版局, 2024. 200p.
2) 齋木厚人ほか. フォーミュラ食の 1 食置き換えによる肥満外科治療後の栄養学的フォローアップ：術後 12 か月間の検討. 日本臨床栄養学会雑誌. 36 (2), 2014, 112-8.
3) Alizadeh RF. et al. Risk Factors for Gastrointestinal Leak after Bariatric Surgery: MBASQIP Analysis. J Am Coll Surg. 227 (1), 2018, 135-41.
4) 白石としえほか. "抗血栓療法". 肥満患者の麻酔. 京都, 金芳堂, 2018, 98-104.
5) Ohta M. et al. Current status of laparoscopic bariatric/metabolic surgery in Japan: The sixth nationwide survey by the Japan Consortium of Obesity and Metabolic Surgery. Asian J. Endosc Surg. 14 (2), 2021, 170-7.
6) American Society for Metabolic and Bariatric Surgery. Clinical Pearls for Emergency care of the Bariatric Surgery Patient. https://asmbs.org/store/ (2024 年 12 月 9 日最終閲覧)
7) Montravers P. et al. Diagnosis and management of the postoperative surgical and medical complications of bariatric surgery. Anaesth Crit Care Pain Med. 34 (1), 2015, 45-52.
8) Ernst B. et al. Evidence for the necessity to systematically assess micronutrient status prior to bariatric surgery. Obes Surg. 19 (1), 2009, 66-73.
9) 多田和裕ほか. "肥満手術（腹腔鏡下スリーブ状胃切除術）". 消化器外科 NURSING 2018 秋季増刊. 馬場秀夫監. 大阪, メディカ出版, 2018, 49-53.

（大城崇司、宇野耕平、矢野文章）

1章 上部消化管の手術 9

① 食道術後の退院指導

食事（図1、表1）

　1回の食事量を少なくし、1日5〜6回に小分けして食事することを指導しましょう。また、食べる際には一口量を少なくしてゆっくり、よく噛んで（一口20〜30回程度）食べるように指導します。食事内容は、基本的には好きなものを食べてもらって構いませんが、喉の通りが悪いものやパサつきの多い食べ物、こんにゃくのような消化しにくいものは避けてもらいしょう。

　自宅で食事を摂ることができない状態が続く場合は、早めに病院へ相談してもらいます。食欲がないときは無理に食べず、好きなもの、食べやすいものを摂取し、焦らずに自分に合った食べかたを工夫するよう指導しましょう[1,2]。

口腔ケア

　食道がん術後は、経腸栄養による栄養管理が主となります。咀嚼をしないため、唾液の分泌量が減り自浄作用が低下します。そのため、口から食べなくても汚れがつきやすい状態となります。

　また、咀嚼や嚥下機能の低下から誤嚥性肺炎のリスクも高まります。口腔内の洗浄だけでなく、唾液の分泌促進や口周りの筋肉を刺激し、機能低下を防ぐことも重要です。経管栄養中の場合でも手術前と同様に1日3回（少なくとも1日1回）は口腔ケアを行うように指導しましょう。

運動

　腹部の手術を行っている場合は腹壁瘢痕ヘルニア予防のため、重いものを持ったり、力を入れる運動は控えること、一方でウォーキングなどの軽い運動は体力回復や筋力保持のために継続することを伝え、心配なときは外来受診時に相談するように指導しましょう。

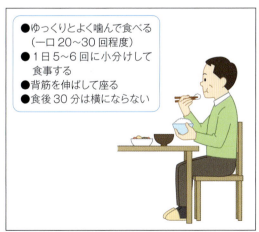

図1 食道術後の食事に関する注意点
- ゆっくりとよく噛んで食べる（一口20〜30回程度）
- 1日5〜6回に小分けして食事する
- 背筋を伸ばして座る
- 食後30分は横にならない

表1 飲み込みにくい食材

硬いもの	せんべい、揚げ物の衣、フランスパン、野菜の筋、肉の堅い部位など
弾力があるもの	肉の弾力があって硬い部位、イカ、タコ、貝類、カマボコなど
貼り付くもの	のり、餅、きな粉など
パサパサ、パラパラしたもの	おから、焼きイモなどイモ類、そぼろ、パラパラの炒飯、ピラフなど
刺激が強いもの	トウガラシ、ワサビ、コショウ、熱過ぎるもの、冷た過ぎるものなど

清潔ケア

　創部の清潔保持、感染予防、創治癒促進のために、シャワー浴を行い創部の洗浄方法を教えます。創部は石けんやボディソープを泡立てたもので優しく洗い、創部に直接シャワーを当てないように、手で優しく、しっかり洗い流すように指導しましょう。腸瘻チューブが留置されている間は浴槽に浸かることを控えて、医師の許可を得てから入浴するように伝えます。また、シャワー浴後は腸瘻チューブ管理を行うことを指導しましょう（詳しくは「腸瘻がある場合」の見出し部にて解説）。

職場復帰

　基本的に制限はありません。経腸栄養を使用するなど医療処置を必要とする場合は、時間の調整ができるように職場と話し合い、復帰時期についても相談をすること、無理せず自分の体力を考えながら職場と相談するように伝えましょう。

腸瘻がある場合

　退院時に必要な物品の説明を行い、早めに準備を行います。物品については、それぞれの必要数を患者さんと家族に説明し、入院中から自己管理に向けて手技獲得ができるように支援します。また、患者さんの体調に応じて家族がサポートできるように、白湯の作りかたや使用する物品の洗浄・消毒の方法、栄養の投与方法について、家族も交えて指導しましょう。処置を行う前は必ず手を洗い、清潔な物品を準備します。チューブ内に汚れがあると細菌が繁殖し、感染のリスクが高くなるだけでなく、詰まりの原因になるため、きれいに洗浄して乾燥させたものを使用します。

　入院中からチューブのクレンメを調節し、栄養剤の流量調整ができるように指導します。その際、栄養剤の急速投与は気分不良をきたしたり、浸透圧差で下痢を引き起こす可能性があることを伝え、異常時はすぐに注入を中止して安静にするように伝えましょう。

　またシャワー浴後などでの腸瘻のテープ固定方法について指導し、Ω固定の手技が獲得できているかを確認します。チューブ管理を必要とする患者さんに対しては、外来と連携を図り、外来受診の際に自宅での管理状況やチューブの状態を確認し、患者さんが相談できるように支援します。

その他

　創部が開いた場合（特に傷から出血や滲出液が出るなどの症状）、急に食べ物が通りにくくなった場合、腹痛が持続する場合、咽頭の不快感や圧迫感が強くなったときや声が急にかれてきた場合など、そのほか心配な点があれば早めに連絡し、外来受診をするように指導しましょう。

引用・参考文献

1）国立研究開発法人国立がん研究センター. がん情報サービス. https://ganjoho.jp/（2024年10月24日最終閲覧）.
2）関西医科大学附属病院 食道がんセンター編著. 手術後の食事. 食道がんの手術を受ける患者さんへ. 9.
3）一般社団法人日本訪問歯科協会. - 食べなくても口腔ケアをする習慣 -. https://www.houmonshika.org（2024年10月24日最終閲覧）

（谷川徹也、小林久美子）

1章 上部消化管の手術 9

②胃術後の退院指導

食事

　手術で胃を切除すると、摂取した食べ物を蓄える場所がなくなったり狭くなったりします。蓄える場所がなくなると食べ物は腸に流れ込んでしまい、ダンピング症候群を引き起こします。そのため、食事をする際の対策が必要です。1回量を少なくし、よく噛み、ゆっくり時間をかけて摂取するように指導しましょう。低血糖症状を予防するために、食事中の水分摂取は避け、食間に摂取するように指導します。

ダンピング症候群

　ダンピング症候群は、一般的に食後30分くらいの間に出現する早期症候群と、食後2～3時間に出現する後期症候群とに分けられます。早期は食後30分以内に悪心、腹部膨満感、冷感、めまい、脈拍上昇などが起こります。早期ダンピング症状が出た場合には、横になってしばらく休むように指導しましょう。後期はめまい、脱力感・発汗、場合によっては低血糖による意識障害が起こります。炭水化物に含まれる糖質が、急激に血液中に吸収されて一時的に高血糖になり、インスリンが分泌されるためです。症状が出現したら、飴などの糖分を摂るように指導しましょう。

食後の体位

　胃がんの手術後は胃液や腸液が逆流しやすい傾向にあります。食後は胃酸の逆流を防ぐために臥床せず、坐位を保持します。上半身の角度を20度程度高くして寝ると、逆流を防ぐことができます。自宅ではフローリングや畳に布団を敷いて寝る患者さんもいるため、布団の頭側に布団を重ねて角度をつけるように指導しましょう。

体重管理

　胃がんの術後は5～10kgほど体重が減少します。手術前の体重に戻るには時間が掛かりますが、減り続けていないか確認することは重要です。患者さんには、自宅でも体重を1日1回は測定するように指導しましょう。

清潔ケア

　創部は可能なかぎり毎日シャワーで洗浄し、傷の状態を観察します。発赤や、膿汁（濁った黄色や緑色の滲出液）、熱感といった感染の徴候がないか確認するよう伝えましょう。創部を洗浄する際はこすらないようにし、石けんなどを泡立て、泡で優しく汚れを浮かせ、その後流水でしっかりと流します。水分を拭き取る際はこすらずに"ポンポン"と優しくタオルで拭き取ります。浴槽に

浸かることや温泉への入浴は、感染のリスクがあるため、退院時に医師に確認しましょう。

職場復帰

　職場復帰の時期は、患者さんの年齢や体力、術式、回復力、仕事内容によって異なります。医師と相談しながら復帰時期を決定する必要があります。事務などの軽作業は比較的早期に復帰できますが、体力を必要とする仕事は術後3カ月以降が望ましいでしょう。また復帰の際も無理せず、段階的に仕事量を増やしていくように指導しましょう。

引用・参考文献

1）吉田昌ほか. 生活・仕事. 胃を切った方の快適な食事と生活のために. 胃外科・術後障害研究会編. 2013, 15.

（谷川徹也、佐藤加奈子）

下部消化管の手術 10　2章

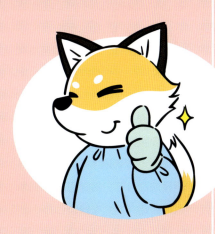

2章 下部消化管の手術 10

1 結腸切除術（結腸右半切除術）

どんな手術？

手術の目的は、結腸がんと周りのリンパ節を一緒に切除することです。内視鏡での切除が困難な結腸がんが手術の適応です。基本的には、根治切除（すべてのがんを取りきる）ができることが条件ですが、根治切除ができなくても、がんによる通過障害などの症状を起こしているときや、複数回の手術で根治が望めるときには、適応となります。

術中体位は、仰臥位が基本体位です。S状結腸がんや腹腔鏡下手術の場合は砕石位が必要な場合があります。がんのある部位から両側に10cmほど離れたところの腸管を切除します。がんがある部位によって切除する範囲が決定します。再建法として、結腸切除術後は、それぞれの断端（端）を縫い合わせます。

術後、ドレーンは吻合部の近くに留置することが多いです。創は、基本的には正中切開です。

病変部位と切除範囲

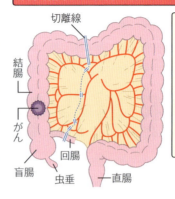

病変から口側・肛門側ともに10cmの距離を置いて切除します。また、がんを栄養している血管の領域のリンパ節も併せて切除します。

術中体位

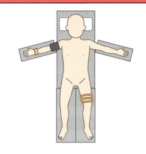

基本は仰臥位です。S状結腸切除術では、砕石位で手術を行います。

術後ドレーン・チューブ、創の位置

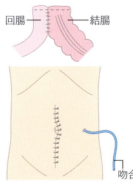

回腸と横行結腸をつなぎます（手縫い吻合法や器械吻合法があります）。ドレーンを吻合部近傍（傍結腸溝）に留置します。創は、正中切開もしくは右側腹部です。

手術の流れと、術後ケアにつながる手術操作

❶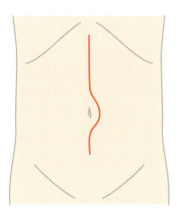

開腹

臍上 10cm より臍下 5cm まで正中切開します。

> 皮膚→皮下→筋膜→腹膜の順に切開します。一度に深く切り込みすぎると、腸管などを損傷する危険性があるので、1 層ずつ切開します。

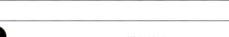

❷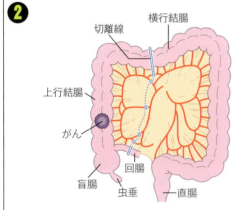

切除範囲の決定

切除範囲を決めます。がんが横行結腸に近いときは、横行結腸の中央で切離します。がんが盲腸に近いときは、上行結腸で切離します。また、回腸は盲腸近くで切離します。

> がんの位置と、がんを栄養する血管の位置によって切る位置を決めます。吻合部の血流を十分確保しないと、術後に狭窄や縫合不全を起こすことがあります。

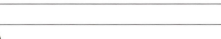

❸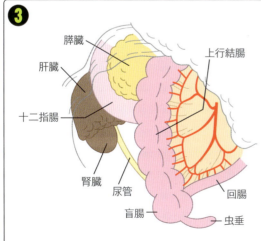

盲腸、上行結腸の授動

盲腸と上行結腸を後腹膜から剥離し、授動します。

> 上行結腸の裏側には尿管や十二指腸があり、これらを損傷しないように注意する必要があります。

2章 下部消化管の手術10 ❶ 結腸切除術（結腸右半切除術）

❹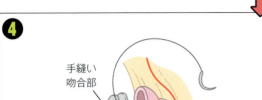

回腸と横行結腸の吻合
①手縫い吻合

回腸と横行結腸を縫合します（手縫い吻合）。

> 縫合は、前壁と後壁に分けて行います。縫合が緩すぎると漏れてしまい、きつすぎると血流障害を起こして狭窄や縫合不全の原因になります。一定の間隔で、一定の強さの縫合が大事です。

OR

❺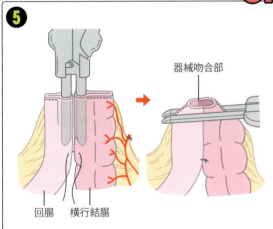

回腸と横行結腸の吻合
②器械吻合

回腸と横行結腸を縫合します（器械吻合）。

> 器械吻合では一定の間隔で、一様の縫合ができます。吻合の際に、腸間膜を器械でかみ込んでしまうと、吻合部の血流障害を起こすため、十分に気を付ける必要があります。

❻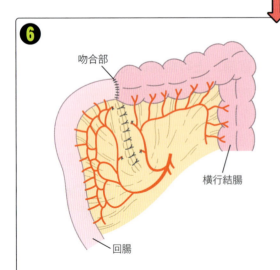

吻合完成

回腸と横行結腸の吻合完成図です（手縫い吻合）。

> 腸だけでなく、腸間膜も縫合します。腸間膜を縫合しないと、腸間膜の隙間から口側の小腸が脱出して（内ヘルニア）、腸閉塞を起こす危険性があります。

これだけ覚える！ 術後ケアの重要ポイント一覧表

起こりうる合併症	・**出血**：傷からの出血や、腹腔内からの出血の危険性がある ・**縫合不全**：手術のときに縫い合わせた腸管どうしがうまくつながらなかった場合、腸の内容物が漏れて腹膜炎が起こる ・**創感染**：手術のときにできた腹部の縫合部分に、感染が起こることがある ・**腸閉塞**：術後に腸の動きが悪くなり、便やガスが出にくくなることがある。お腹の強い痛みや嘔気・嘔吐が起こる	
注意すべきドレーン排液	血性排液の場合はその排液量を確認する。排液が腸液（便）であれば、すぐに担当医に報告が必要（図1）	
注意すべき症状	発熱や腹痛、嘔吐などが徴候として認められる。すぐに担当医に報告が必要	
術式特有の創管理	胃など上部消化管の手術に比べ、感染する頻度が高い。感染が起これば疼痛や発赤・腫脹などが起こり、膿が出ることもある	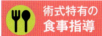 術式特有の食事指導 / 術後3〜6カ月は腸の動きが整っていないため、食べすぎに注意する
術式特有の栄養指導	食物繊維の多い食べ物がよいが、取りすぎもよくない	

なぜ重要？ とことん解説！

注意すべき合併症と、観察・対応

●**創部の出血・皮下血腫、血性排液は、術後出血を疑う**

　手術は止血を確認して終了しますが、術後に出血することもまれではありません。<mark>抗血栓療法</mark>（ワルファリンやアスピリンなど）が行われていた症例では、特に慎重な観察が必要です。創部を観察し、<mark>出血量が増えたり皮下血腫が広がる場合</mark>は、担当医に報告する必要があります。止血処置（ガーゼパッキングや縫合止血など）が必要になる場合があります。

　ドレーンから<mark>血性排液</mark>を認めた場合は、<mark>腹腔内出血</mark>が疑われます。少量であれば経過観察の場合もありますが、出血量が多いときは、輸血や止血処置（開腹止血術など）が必要になる場合があります。<mark>排液量</mark>（1時間でどの程度の排液量か、また増量傾向にあるかなど）や、患者さんのバイタルサインを測定し、速やかに担当医に報告しましょう。

●**急な発熱や寒気・腹痛、腸液様排液は、縫合不全を疑う**

　手術のときに縫い合わせた腸管どうしがうまくつながらなかった場合、腸の内容物が漏れて<mark>腹膜炎</mark>が起こり、急な発熱や寒気、腹痛などの症状が出ます。放置しておくと汎発性腹膜炎になり、最悪の場合は死に至る危険性があります。

　縫合不全の原因として、<mark>①手術手技の問題</mark> ②吻合部の<mark>血流・緊張の問題</mark>（吻合部の血流が悪か

ったり、緊張がかかるとつながりにくい）③吻合条件（腸管に浮腫や炎症がある、腹腔内に感染があるなど）④患者さんの全身状態・栄養状態が挙げられます。

　患者さんの状態（発熱や腹痛の具合など）を常に把握して、ドレーン排液性状の腸液様（便汁様）への変化（図1）など、縫合不全の徴候を認めた場合は、速やかな処置（再手術やドレナージ術など）が必要になります。

● 創感染では、創部の腫れや痛み・熱感が現れる

　手術のときにできた腹部の縫合部に感染が起こることがあります。赤く腫れて、痛みや熱を帯びた感じが現れます。縫合部から膿が出ることもあります。発熱や疼痛の原因になり、放置すると敗血症や創離開（腹壁瘢痕ヘルニア）になる場合があり、排膿や創処置が必要です。

● 腸閉塞では、お腹の張りや強い痛み、嘔気・嘔吐が起こる

　術後に腸の動きが悪くなり、便やガスが出にくくなることがあります。お腹の張りや強い痛み、嘔気・嘔吐が起こります。原因は手術した部分の周りの炎症や、炎症の影響で腸が麻痺したり、癒着のために腸が狭くなっていることなどです。嘔吐により誤嚥し、肺炎を併発することがあります。また腸閉塞により水分バランスの異常をきたし、循環不全に陥ることもあります。

　腸閉塞と診断されたら、経鼻胃管やイレウス管を入れることがあり、また絞扼性腸閉塞（腸が壊死した腸閉塞）では緊急手術が必要になることがあります。痛みや嘔気が続く場合には、担当医の診察を受けましょう。

　腸閉塞にならなくても、術後は腸の動きが悪く、癒着などで通りが悪くなっていることがあるため、食事形態や食事摂取のしかたについて指導を受けてもらう必要があります（食べすぎは駄目。排便管理に注意する！）。

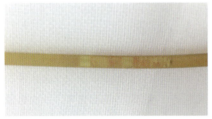

図1 腸液様排液

【結腸切除術の種類】
結腸切除術には、切除する部位によって、回盲部切除術、結腸右半切除術、横行結腸切除術、結腸左半切除術、S状結腸切除術に分けられる。

引用・参考文献

1) 白石憲男ほか．"腹腔鏡下大腸切除術（S状結腸切除術／前方切除術）"．消化器がんに対する腹腔鏡下手術のいろは．北野正剛監．東京，メジカルビュー社，2012，184-288．
2) 渡邉昌彦ほか監．直腸・肛門外科手術．東京，メジカルビュー社，2009，38-95．
3) 鈴木浩輔ほか．"結腸切除術（結腸右半切除術）"．消化器外科NURSING 2018秋季増刊．馬場秀夫監．大阪，メディカ出版，2018，56-60．

（鈴木浩輔、猪股雅史）

2章 下部消化管の手術 10

❷ 直腸低位前方切除術

どんな手術？

　直腸がんは進行すると、周りのリンパ節に転移します。直腸がんと周りのリンパ節を一緒に切除することが、手術の目的です。内視鏡での切除が困難な直腸がんが手術の適応です。そのなかで、肛門に近い直腸がんは肛門機能が温存できないため、マイルズ手術（2章-3）が必要になります。

　術中体位は、腹部操作と会陰操作が必要になるため、レビテーター®（両脚を固定する機器）を用いて砕石位にします。

　がんのある部位から、口側は10cm、肛門側は3cm（がんが腹膜反転部より肛門側の場合は2cm）ほど離れたところの腸管を切除します。再建法として、直腸切除後は、それぞれの断端（端）を縫い合わせます。

　術後、ドレーンは吻合部の近く（直腸膀胱窩、ダグラス窩）に留置することが多いです。創は正中切開です。

病変部位と切除範囲

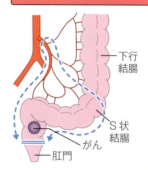

がんのある部位から、口側は10cm、肛門側は3cm（がんが腹膜反転部より肛門側のがんは2cm）ほど離れたところの腸管を切除します。また、がんを栄養している領域のリンパ節も合わせて切除します。

術中体位

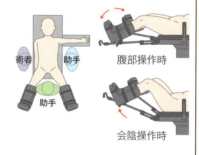

腹部操作と会陰操作が必要になるため（肛門から自動吻合器を用いて吻合します）、レビテーター®を用いて砕石位にします。

術後ドレーン・チューブ、創の位置

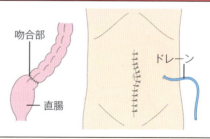

S状結腸と直腸をつなぎます（ほとんどの場合、器械吻合法で行います）。ドレーンは吻合部の近く（直腸膀胱窩、ダグラス窩）に留置することが多いです。傷は下腹部正中切開です。

手術の流れと、術後ケアにつながる手術操作

❶

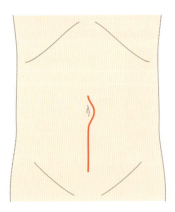

開腹

臍上から恥骨上までの正中切開をします。

> 皮膚→皮下→筋膜→腹膜の順に切開します。一度に深く切り込みすぎると、腸管などを損傷する危険性があるので、1層ずつ切開します。下腹部の切開では膀胱損傷にも気を付けます。

❷

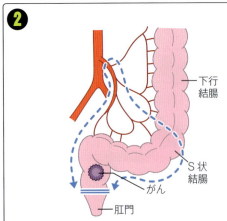

切除範囲の決定

切除範囲を決めます。がんのある部位から、口側は10cm、肛門側は3cm（がんが腹膜反転部より肛門側の場合は2cm）ほど離れたところの腸管を切除します。

> がんの位置と、がんを栄養する血管の位置によって、切る位置を決めます。吻合部の血流を十分確保しないと、術後に狭窄や縫合不全を起こすことがあります。

❸

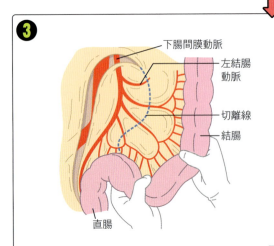

腸間膜処理

S状結腸間膜の剝離と、直腸がんを栄養している下腸間膜動脈の切離と、その周囲のリンパ節の切除をします。

> 下行結腸からS状結腸の背側には左尿管があり、これを確認してから結腸の授動を行います。

❹

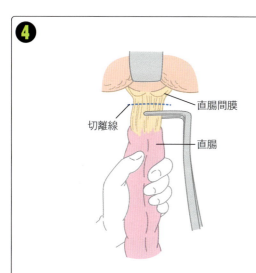

直腸の切離

がんから2cmもしくは3cmの距離を置いて直腸を切離します。

> 直腸切離に先立ち、直腸間膜の切離が必要です。このとき、直腸壁を損傷すると術後に縫合不全を起こす可能性があり、慎重な剝離が必要です。

❺

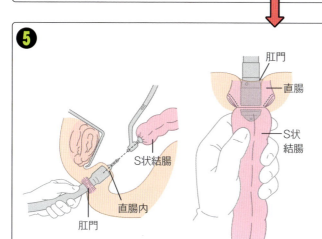

S状結腸と直腸の器械吻合

直腸とS状結腸を器械でつなぎます。

> 吻合に先立ち、直腸内を洗浄して、がん細胞が吻合部に生着することを予防します。吻合の際に、ねじれたり、腸間膜を器械でかみ込んでしまうと、吻合部の血流障害を起こすため、十分に気を付ける必要があります。

❻

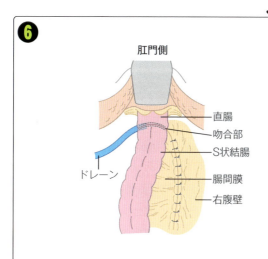

吻合完成

S状結腸の直腸の吻合図です（器械吻合）。

> 吻合部の背側にドレーンを留置して、術後に出血や縫合不全があった場合に、ドレーン排液の性状を見てわかるようにします。腸間膜（もしくはS状結腸）を右腹壁に縫合固定することで、S状結腸の背側に小腸がはまり込まないように予防します（内ヘルニアの予防）。

これだけ覚える！術後ケアの重要ポイント一覧表

起こりうる合併症	・**出血**：傷や腹腔内からの出血の危険性がある。創やドレーン排液の観察だけでなく、患者さんの血圧や脈拍数を常に観察する必要がある ・**縫合不全**：手術のときに縫い合わせた腸管どうしがうまくつながらなかった場合、腸の内容物が漏れて腹膜炎が起こり、急な発熱や寒気、腹痛などの症状が出る ・**創感染**：手術のときにできた腹部の縫合部分に、細菌などによる感染が起こることがある ・**腸閉塞**：術後に腸の動きが悪くなり、便やガスが出にくくなることがある。お腹の強い痛みや嘔気・嘔吐が起こる ・**排尿障害・性機能障害**：手術により排尿や射精・勃起をつかさどる神経（下腹神経、骨盤神経）が損傷されると、排尿障害や射精障害、勃起障害を起こすことがある		
注意すべきドレーン排液	血性排液（術後出血）の場合は、その排液量を確認する。排液が腸液様（便汁様）であれば、すぐに担当医に報告が必要（図1）		
注意すべき症状	発熱や腹痛、嘔吐などが徴候として認められる		
術式特有の創管理	胃など上部消化管の手術に比べ、感染する頻度が高い。感染が起これば疼痛や発赤、腫脹などが起こり、膿が出ることもある	術式特有の食事指導	術後3〜6カ月は腸の動きが整っていないため、食べすぎに注意する
術式特有の栄養指導	食物繊維の多い食べ物がよいが、取りすぎもよくない		

なぜ重要？ とことん解説！

注意すべき合併症

　注意すべき合併症や術後ケアのポイントは、基本的に2章-1と同様です。加えて、直腸がん手術時ならではの合併症について以下解説いたします。

●神経損傷による排尿障害・射精障害・勃起障害に注意する

　直腸がん手術での自律神経温存術とは、排尿機能と性機能を調節する自律神経を術中に確認し、自律神経を残す手術法です。すべての神経を残すことができれば、術前と同様の機能を保つことが可能です。しかし、神経が損傷されると、機能障害が起こる可能性があります。

　下腹神経を損傷した場合は、膀胱の伸展性の低下とともに、排尿筋低活動による尿の排出困難や、膀胱頸部の閉鎖不全による尿失禁が発生します。骨盤神経を損傷した場合には、排尿時の膀胱排尿筋の収縮低下、排尿筋低活動あるいは無収縮となります。陰部神経が傷害された場合には、外尿道括約筋の弛緩あるいは排尿時の外尿道括約筋の弛緩不全などがみられます。

術直後は、尿道カテーテルが挿入されています。カテーテル抜去後に排尿回数や尿失禁の有無などで排尿状態を評価する必要があります。排尿障害があれば、カテーテルの再留置や薬物療法が必要になります。

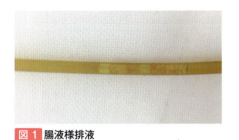

図1 腸液様排液

用語解説
【直腸低位前方切除術】
直腸低位前方切除術の「低位」は、直腸を切除した後の吻合部が腹膜反転部より「低い」ところにくることを表しており、「前方」は、お腹の前から手術を行うという意味。

引用・参考文献
1) 白石憲男ほか. "腹腔鏡下大腸切除術（S状結腸切除術／前方切除術）". 消化器がんに対する腹腔鏡下手術のいろは. 北野正剛監. 東京, メジカルビュー社, 2012, 184-288.
2) 渡邉昌彦ほか監. 直腸・肛門外科手術. 東京, メジカルビュー社, 2009, 38-95.
3) 鈴木浩輔ほか. "直腸低位前方切除術". 消化器外科NURSING 2018 秋季増刊. 馬場秀夫監. 大阪, メディカ出版, 2018, 61-6.

（鈴木浩輔、猪股雅史）

2章 下部消化管の手術 10

3 括約筋間直腸切除術（ISR）

どんな手術？

■ 手術の目的

　直腸がんは進行すると、周りのリンパ節に転移します。直腸がんと周りのリンパ節を一緒に切除することが目的です。

■ 手術の適応

　内視鏡での切除が困難な直腸がんは手術の適応です。肛門に近い直腸がんは肛門機能が温存できないためマイルズ手術（2章-4）が必要になりますが、がんの進行度（筋層までの浸潤にとどまる）や位置（肛門縁から5cm以内など）によっては肛門括約筋（肛門機能）を温存した当術式が選択されます。

病変部位・切除範囲

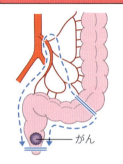

がんのある部位から口側は10cm、肛門側は2cmほど離れたところの腸管を切除します。またがんを栄養している領域のリンパ節も併せて切除します。

再建図、ドレーン・チューブ位置、創の位置

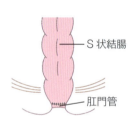
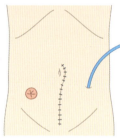

S状結腸の断端を肛門まで誘導し、会陰部でS状結腸の断端と肛門管を縫合します。ドレーンは吻合部の近く（骨盤底）置くことが多いです。傷は下腹部正中切開です。

術中体位

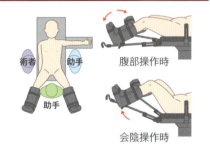

腹部操作と会陰操作が必要になるためレビテーターを用いて砕石位にします。

手術の流れと、術後ケアにつながる手術操作

❶ 開腹

臍上から恥骨上までの正中切開をします。

> 皮膚→皮下→筋膜→腹膜の順に切開します。一度に深く切り込みすぎると、腸管などを損傷する危険性があるため、1層ずつ切開します。下腹部の切開では膀胱損傷にも気を付けます。

❷ 切除範囲の決定

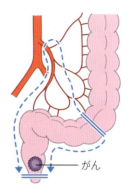

がんのある部位から口側は10cm、肛門側は2cmほど離れたところの腸管を切除します。

> がんの位置と、がんを栄養する血管の位置によって切る位置を決めます。吻合部の血流を十分確保しないと、術後に狭窄や縫合不全を起こすことがあります。

❸ 結腸腸間膜処理

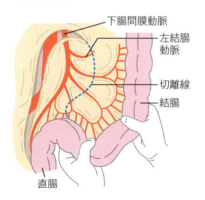

S状結腸間膜の剝離、直腸がんを栄養している下腸間膜動脈の切離、その周囲のリンパ節の切除を行います。

> 下行結腸からS状結腸の背側には左尿管があり、これを確認してから結腸の授動を行います。

❹ 直腸の剝離

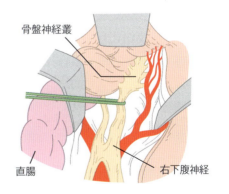

直腸前面には（男性の場合は）前立腺、（女性の場合は）子宮・膣があり、背側には自律神経があります。これらを損傷すると、術後に排尿障害、性機能障害などを起こすことがあり、慎重な操作が必要です。

❺ 直腸の切離

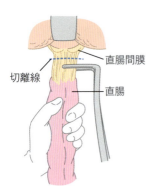

がんから2cmの距離を置いて直腸を切離します。

> 切離線は肛門に近いため、経肛門的に切離し摘出します。

❻ S状結腸と肛門管の吻合

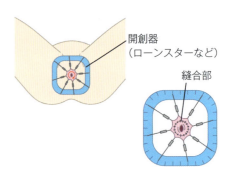

S状結腸の断端を肛門まで誘導し、S状結腸と肛門管を縫合します。

> 吻合部には肛門の締め付けや腸管の圧などにより強い力が加わるため、経肛門的減圧チューブを置いたり、一時的に回腸にストーマを作ることにより吻合部の安静を保ちます。

❼ 吻合完成

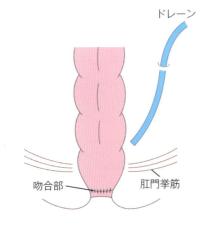

S状結腸と肛門管の吻合図です。

> 吻合部の背側にドレーンを留置し、術後に出血や縫合不全があった場合にドレーン排液の性状を見てわかるようにします。

❽ 閉創・回腸ストーマの作成

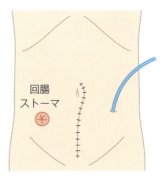

腹部創を閉鎖し、回腸ストーマを作成します（行わない場合もあります）。

> 不適切な部位にストーマを作成してしまうと、術後のストーマ管理に難渋することがあります。手術前にあらかじめストーマサイトマーキングをしておく必要があります。

これだけ覚える！術後ケアの重要ポイント一覧表

起こりうる合併症	①**出血**……傷や腹腔内からの出血の危険性がある。創やドレーンの観察だけでなく、患者さんの血圧や脈拍数を常に観察する必要がある ②**縫合不全**……手術のときに縫い合わせた腸管同士がうまくつながらなかった場合、腸の内容物が漏れて腹膜炎が起こり、急な発熱や寒気、腹痛などの症状が現れる ③**創感染**……手術のときにできた腹部の縫合部分に、細菌などによる感染が起こることがある ④**腸閉塞**……手術後に腸の動きが悪くなり、便やガスが出にくくなることがある。お腹の強い痛みや吐き気、嘔吐が起こる ⑤**排尿障害・性機能障害**……手術により排尿や射精・勃起をつかさどる神経（下腹神経、骨盤神経）が損傷されると、排尿障害や射精障害、勃起障害を起こすことがある ⑥**ストーマ合併症**……ストーマ粘膜皮膚接合部離開、ストーマ壊死、傍ストーマヘルニア、ストーマ脱出、ストーマ部感染などがある		
注意すべきドレーン排液	血性の場合はその排液量を確認すること。排液が腸液（便）であればすぐに担当医に報告する		
注意すべき術後症状	発熱や腹痛、嘔吐などが徴候として認められる		
術式特有の創管理	胃など上部消化管の手術に比べ、感染する頻度が高い。感染が起これば疼痛や発赤、腫脹などが起こり、膿が出ることもある	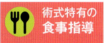術式特有の食事指導	術後3～6カ月は腸の動きが整っていないため、食べすぎに注意する
術式特有の栄養指導	食物繊維が多い食べ物がよいが、取りすぎてもいけない		

なぜ重要？とことん解説！

注意すべき合併症と、観察・対応

注意すべき合併症や術後ケアのポイントは、基本的に2章-2と同様です。加えて、ストーマ造設時ならではの合併症について以下解説いたします。

●ストーマ合併症

下記の合併症において、再手術が必要になる可能性があります。

①**ストーマ粘膜皮膚離開**……ストーマの感染や縫合部の過度の緊張が原因になります。

②**ストーマ壊死**……ストーマの血行障害が原因になります。壊死部が進行したり、ストーマが脱落する（腹腔内に落ち込む）ようであれば、再ストーマ造設術が必要になります。

③**傍ストーマヘルニア**……筋膜の裂孔部（ストーマと腹直筋の境目）から腸管などが皮下に脱出した状態です。手術時の過剰な筋膜切開や術後の肥満、術後のるい痩（やせ）などが原因です。疼痛や通過障害を起こせば再手術になる可能性があります。

④**ストーマ脱出**……ストーマの口側の腸管がめくれ込んで、腹腔外に突出する状態です。腸管と筋膜との固定が不十分であると脱出しやすくなります。脱出が大きい場合や（5cm以上の脱出）、ストーマ装具の貼付が困難な場合は再手術を検討します。

⑤**ストーマ部感染**……ストーマやその周囲の感染により、装具の貼付が困難になることがあります。

このようにストーマ関するトラブルは術後のQOLを大きく損なうことがあるため、適切な対応が必要です。

【括約筋間直腸切除術（ISR）】 用語解説
当術式は肛門を包む2層の括約筋（内側と外側）のうち、外括約筋を温存することにより術後肛門機能の温存を図ります。

引用・参考文献
1) 猪股雅史ほか．"腹腔鏡下大腸切除術（S状結腸切除術／前方切除術）"．消化器がんに対する腹腔鏡下手術のいろは．北野正剛監．東京，メジカルビュー社，2012，184-288．
2) 渡邉昌彦ほか編著．直腸・肛門外科手術．東京，メジカルビュー社，2009，204p．

（鈴木浩輔、猪股雅史）

2章 下部消化管の手術 10

4 マイルズ手術（腹会陰式直腸切断術）

どんな手術？

　直腸がんは進行すると、周りのリンパ節に転移します。直腸がんと周りのリンパ節を一緒に切除することが、手術の目的です。肛門に近い直腸がんは、切除後の肛門機能温存が困難なため、直腸と肛門を一緒に切除し、永久的人工肛門（ストーマ）を造設します。肛門に近く、内視鏡での切除が困難な直腸がんが手術の適応です。

　術中体位は、腹部操作と会陰操作が必要になるため、レビテーター®（両脚を固定する機器）を用いて砕石位にします。

　がんのある部位から口側は10cm、肛門側は肛門も含めて切除します。再建法として、マイルズ手術では肛門も切除するため吻合はなく、S状結腸の断端でストーマを作製します。

　ドレーンは直腸膀胱窩、ダグラス窩と、会陰創に留置することが多いです。創は正中切開で、左下腹部にストーマを作製します。

病変部位と切除範囲

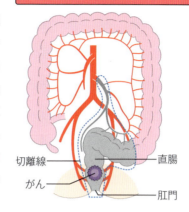

がんのある部位から、口側は10cm、肛門側は肛門も含めて切除します。また、がんを栄養している領域のリンパ節も合わせて切除します。

術中体位

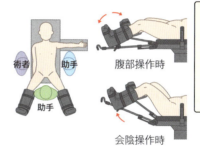

腹部操作と会陰操作が必要になるため、レビテーター®を用いて砕石位にします。

術後ドレーン・チューブ、創の位置

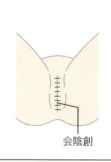
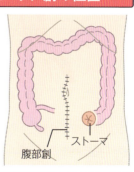

左下腹部にストーマを作製します。ドレーンは骨盤底に留置することが多いです。創は下腹部正中切開と、会陰切開です。

手術の流れと、術後ケアにつながる手術操作

❶ 開腹

臍上から恥骨上までの正中切開をします（左側にストーマを造るので、右側による）。

> 皮膚→皮下→筋膜→腹膜の順に切開します。一度に深く切り込みすぎると、腸管などを損傷する危険性があるので、1層ずつ切開します。下腹部の切開では膀胱損傷にも気を付けます。

❷ 切除範囲の決定

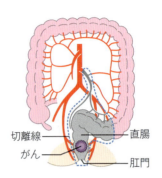

切除範囲を決めます。S状結腸から肛門まで切除します。

> 骨盤腔には膀胱や前立腺、子宮、卵巣などの臓器があり、それらの臓器にがんが浸潤していたら合併切除が必要になることがあります。膀胱への浸潤があった場合は、尿路変向が必要になることがあります。

❸ 下腸間膜動脈の切離とリンパ節郭清

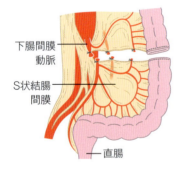

S状結腸間膜の剝離と、直腸がんを栄養している下腸間膜動脈の切離と、その周囲のリンパ節の切除をします。

> 下行結腸からS状結腸の背側には左尿管があり、これを確認してから結腸の授動を行います。

❹ 直腸の剝離

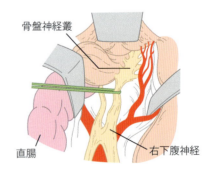

骨盤腔の他臓器と直腸を剝離します。

> 直腸前面には、前立腺（男性）、子宮・腟（女性）があり、背側には自律神経があります。これらを損傷すると、術後に排尿障害、性機能障害などを起こすことがあり、慎重な操作が必要です。

❺ 会陰から肛門を円形に切除

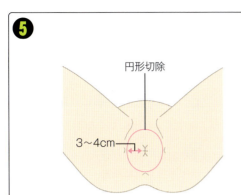

腹腔側から直腸を十分に剥離した後、会陰から肛門を円形にくり抜き、腹腔側からの直腸剥離につなげます。

> 直腸前壁は、前立腺（男性）、腟（女性）があり、これらの損傷に注意します。

❻ 会陰創閉鎖

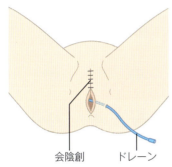

直腸・肛門を切除したら会陰創を閉鎖します。

> 骨盤底にドレーンを入れて閉創します。狭い空間であり、同部の止血に難渋することがあります。このときの出血が不十分であれば、術後出血や感染の原因になることがあります。

❼ S状結腸ストーマ作製、腹部創閉鎖

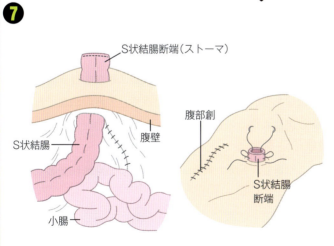

会陰創と腹部創を閉鎖し、S状結腸ストーマを作製します。

> 不適切な部位にストーマを作製してしまうと、術後のストーマ管理に難渋することがあります。術前にあらかじめストーマサイトマーキングをしておく必要があります。

これだけ覚える！術後ケアの重要ポイント一覧表

起こりうる**合併症**	・**出血**：傷からの出血や、腹腔内からの出血の危険性がある ・**創感染**：手術のときにできた腹部の縫合部分に、細菌などによる感染が起こることがある ・**腸閉塞**：術後に腸の動きが悪くなり、便やガスが出にくくなることがある。お腹の強い痛みや嘔気・嘔吐が起こる ・**排尿障害・性機能障害**：手術により排尿や射精・勃起をつかさどる神経（下腹神経、骨盤神経）が損傷されると、排尿障害や射精障害、勃起障害を起こすことがある ・**ストーマの合併症**：ストーマ粘膜皮膚離開、ストーマ壊死、傍ストーマヘルニア、ストーマ脱出、ストーマ感染など			
注意すべき**ドレーン排液**	血性の場合は、その排液量を確認して担当医に報告する			
注意すべき**症状**	発熱や腹痛、嘔吐などが徴候として認められる			
術式特有の**創管理**	胃など上部消化管の手術に比べ、感染が起こる頻度が高い。感染が起これば疼痛や発赤、腫脹などが起こり、膿が出ることもある	術式特有の**食事指導**	術後3～6ヵ月は腸の動きが整っていないため、食べすぎに注意する
術式特有の**栄養指導**	食物繊維の多い食べ物がよいが、取りすぎもよくない			

なぜ重要？とことん解説！

注意すべき合併症と、観察・対応

●**出血量が多い・出血が長引く場合に注意する**

　マイルズ手術では、腹腔内出血よりも、骨盤底からの出血が問題になることがあります。ほかの大腸手術と同様に、術後の創・ドレーン管理を行い、出血量が多いときや、少量の出血でも出血が遷延するときは、速やかに担当医に報告しましょう。

●**発赤、疼痛、熱感などの感染徴候に注意する**

　腹部創や会陰創に感染が起こることがあります。発赤、疼痛、熱感などの感染徴候があれば、速やかな排膿が必要です。

●**ストーマに関連した腸閉塞に注意する**

　ほかの大腸手術と同様に、術後に腸閉塞を起こすことがあります。マイルズ手術では左下腹部にストーマがあるので、ストーマに関連した腸閉塞（ストーマと腹壁との間から小腸が脱出する）が起こる可能性があります。

●排尿障害・射精障害・勃起障害に注意する

直腸低位前方切除術（2章-2）と同様に、自律神経損傷とそれに伴う機能障害が起こる可能性があります。

ストーマにかかわる合併症

下記の合併症においては、再手術が必要になる可能性があります。

■ストーマ粘膜皮膚離開

ストーマの感染や、縫合部の過度の緊張が原因になります。

■腸管壊死

ストーマの血行障害が原因になります。壊死部が進行したり、ストーマが脱落する（腹腔内に落ち込む）ようであれば、ストーマの再造設術が必要になります。

■傍ストーマヘルニア

筋膜の裂孔部（ストーマと腹直筋の境目）から腸管などが皮下に脱出した状態です。手術時の過剰な筋膜切開や、術後の肥満、術後のるい瘦（やせ）などが原因です。疼痛や通過障害を起こせば再手術になる可能性があります。

■ストーマ脱出

ストーマの口側の腸管がめくれ込んで、腹腔外に突出する状態です。腸管と筋膜との固定が不十分であると脱出しやすくなります。脱出が大きい場合（5cm以上の脱出）や、ストーマ袋の貼付が困難な場合は、再手術を検討します。

■ストーマ創感染

ストーマ周囲感染により、ストーマ袋の貼付が困難になることがあります。ストーマに関するトラブルは、術後のQOLを大きく損なうことがあり、適切な対応が必要です。

用語解説
【マイルズ手術】
「マイルズ手術」は、正式には「腹会陰式直腸切断術」という。Milesは、20世紀前半のイギリスの外科医の名前。

引用・参考文献

1) 白石憲男ほか. "腹腔鏡下大腸切除術（S状結腸切除術／前方切除術）". 消化器がんに対する腹腔鏡下手術のいろは. 北野正剛監. 東京, メジカルビュー社, 2012, 184-288.
2) 渡邉昌彦ほか監. 直腸・肛門外科手術. 東京, メジカルビュー社, 2009, 38-95.
3) 鈴木浩輔ほか. "マイルズ手術". 消化器外科NURSING 2018秋季増刊. 馬場秀夫監. 大阪, メディカ出版, 2018, 67-71.

（鈴木浩輔、猪股雅史）

2章 下部消化管の手術 10

⑤ ハルトマン手術

どんな手術？

■手術の目的
　大腸切除を行い、その大腸口側で単孔式ストーマを造設する手術です。大腸の病変は切除したいものの、全身状態が悪く腸管吻合が危険な（縫合不全の可能性が高い）場合に選択されます。

■手術の適応
・大腸穿孔に対する緊急手術
・吻合が危険なS状結腸がん、直腸がんに対する根治手術

病変部位と切除部位

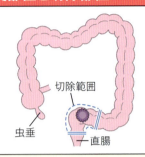

病変（穿孔部やがん部）を含む大腸（主にS状結腸）が切除され、肛門側大腸は盲端となります。

術中体位

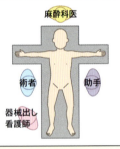

開腹手術は仰臥位、両腕を広げた状態で行います。体位の影響で術後に肩の痛みを訴えることがあります。

再建法、術後ドレーン・チューブ、創の位置

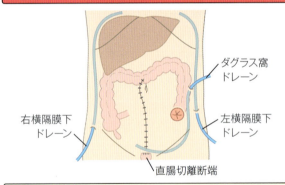

口側断端を単孔式ストーマとして造設します。肛門側断端は腹腔内に盲端として残ります。ドレーンは多くの場合、右横隔膜下、左横隔膜下、ダグラス窩の3カ所に留置されます。各ドレーン（特にダグラス窩ドレーン）から膿性の排液がないか注意します。

手術の流れと、術後ケアにつながる手術操作

　S状結腸から上部直腸に病変（穿孔、腫瘍）を有する急性汎発性腹膜炎手術で施行される緊急開腹手術について示します。（がんに対する予定手術の場合は腹腔鏡下やロボット支援下で行うこともあり、開脚位や砕石位がとられます。通常の結腸・直腸切除の項目2章-1を参照ください）

❶ 開腹

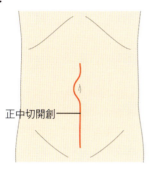

臍上から恥骨上までの中下腹部正中切開にて開腹を行います。

> 術後、左下腹部に造設されるストーマのケアを行う際に、どうしてもストーマ装具が創部と重なってしまうため、創はストーマからできるだけ離すように臍を右に回ることが多いです。汎発性腹膜炎時の緊急手術は創部感染リスクが高いため注意しましょう。

❷ 病変の確認と腹腔内精査

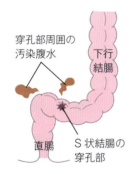

病変部の確認を行います。穿孔している場合は便流出を防ぐために仮閉鎖を行うこともあります。がんの場合は肝転移や腹膜播種の確認を行います。汚染腹水を認める場合は腹水を細菌培養検査へ提出します。

> 腹水の細菌培養検査は術後の抗菌薬を選択するときに有用です。

❸ S状結腸の授動と結腸間膜切除

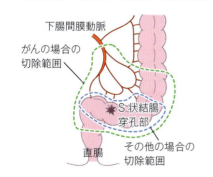

可動性をよくするため、S状結腸・直腸と腹壁との固定部分を剥離・切離します。十分授動できたら、病変部の肛門側・口側の間膜（腸管を栄養する血管を含む脂肪組織）を結紮切離します。がんの場合はリンパ節を郭清するために広く間膜を切除します。

> がんの場合とがんではない場合で切除範囲が異なります。

❹ 血流確認、大腸切離

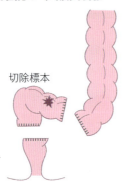

蛍光色素（インドシアニングリーン）を注射し、大腸切離予定部の血流が問題ないことを確認します。その後、自動縫合器を用いて口側・肛門側の大腸を切離し、標本を摘出します。

> 切離予定部位の血流が悪いと、術後にストーマ壊死・脱落や、直腸断端縫合不全を生じるため、重要な操作です。

❺ ストーマ挙上、腹腔内洗浄

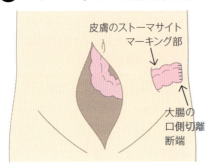

術前のストーマサイトマーキング部位のうち、最も抵抗なく挙上できる部位を選び、同部に円形切開を行って大腸の口側断端を挙上して固定します。その後、温かい生理食塩水で腹腔内を十分洗浄します。

> 術後遺残膿瘍発症を防ぐため十分な生理食塩水で洗浄します。腹腔内汚染が強い場合は温かい生理食塩水を10L以上用いることもあります。

❻ ドレーン留置、閉腹

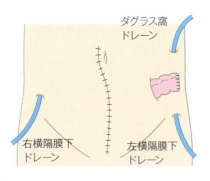

腹腔内の汚染状態にもよりますがダグラス窩、右横隔膜下、左横隔膜下の３カ所にドレーンを置くことが多いです。正中創は閉創前に十分洗浄します。術後創部感染の危険性が極めて高いため、皮膚は予定手術のように密には閉鎖せず、スキンステイプラーやナイロン糸で間隔をあけて縫合閉鎖されることが多いです。皮下ドレーン留置を行ったり、ときには開放創で手術終了することもあります。

> 術後創部感染がとても多い手術の一つです。創部感染が重篤化すると創し開（創が開くこと）の可能性もあるため、早期発見・対処が重要です。

❼ ストーマ造設

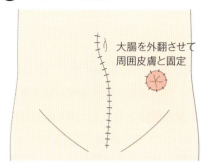

大腸を外翻させて周囲皮膚と固定

正中創を汚染しないよう被覆し、挙上した口側大腸を開いて、外翻させるように皮下と大腸を縫合してストーマを完成させます。

> 術後にケアしやすい、適度な高さのあるストーマはこの操作で造られます。ハルトマン手術のストーマは永久ストーマとなることも多く、特に重要な操作です。

これだけ覚える！術後ケアの重要ポイント一覧表

起こり得る 合併症	敗血症性ショック、急性呼吸窮迫症候群、急性腎不全、麻痺性イレウス、直腸断端縫合不全、創部感染、ストーマ壊死・脱落	
注意すべき ドレーン排液	膿性排液（特にダグラス窩ドレーン）：直腸断端縫合不全を疑う	
注意すべき 術後症状	・嘔吐：麻痺性イレウス発症を疑う ・38℃以上の発熱：敗血症悪化を疑う。感染源として直腸断端縫合不全、遺残膿瘍を疑う ・乏尿：急性腎不全を疑う ・ストーマ粘膜の色調変化：ストーマ壊死を疑う →上記を認める場合は医師への連絡を行う	
術式特有の 創管理	・閉鎖創の場合は連日の観察が必要。発赤や滲出液に要注意 ・開放創で帰室した場合は、術翌日から連日創部洗浄を行う	術式特有の 食事指導：・麻痺性イレウスが改善すれば食事開始可能 ・嚥下機能が低下していることが多いため、誤嚥に注意
術式特有の 栄養指導	絶食期間が長いことが多く、リフィーディング症候群に注意が必要	

なぜ重要？ とことん解説！

注意すべき合併症と、観察・対応

●敗血症、敗血症性ショック

起炎菌は大腸菌をはじめとしたグラム陰性桿菌や嫌気性菌で、血液培養や腹水培養の結果をもとに抗菌薬が選択されます。抗菌薬治療が基本ですが、腹腔内に遺残膿瘍を生じていると治療効果が乏しくなるため、ドレナージ（▶用語解説）不良な膿瘍がないかどうか適宜評価が必要になります。

敗血症の病勢が強いと血圧が低下してショック状態となるため、昇圧剤を持続投与して血圧を維持します。昇圧剤は末梢血管を収縮させるため、手足にチアノーゼが生じ、ときには手指、足趾の壊死を生じることもあり連日の観察が必要です。

●急性呼吸窮迫症候群

敗血症の病勢が強いと全身に炎症が惹起され、肺の組織に過剰な炎症が生じます。これにより重度の呼吸障害を生じるのが、急性呼吸窮迫症候群です。人工呼吸器による補助換気が必要となり死亡率も高いため、手術後の酸素化、呼吸状態には要注意です。急激な呼吸状態の悪化は速やかにドクターコールが必要になります。

●急性腎不全

敗血症やショックのために、急性腎不全を生じることがあります。術後の尿量は重要で、通常手術後 1～2 日間は尿量が減少します。術後の適切な尿量指示（6 時間で 150mL など）と低下時の指示を確認する必要があります。補液にも反応なく腎不全が悪化する場合は CHDF（持続的血液濾過透析法）が必要になることもあります。

●麻痺性イレウス

腸管は腹膜炎の影響でダメージを受けており、一時的に動きが弱くなるため腸液が停滞します。嘔吐を招きやすく、誤嚥性肺炎が非常に生じやすい状態です。術後は経鼻胃管が留置されていることが多く、胃管排液量の観察は重要です。腹部 X 線写真を定期的に撮影し、胃管抜去および食事開始時期を検討します。

●直腸断端縫合不全

腹腔内で盲端になっている直腸断端が破綻して腹腔内膿瘍を生じることがあります。直腸にはもう食事が通らないため、抗菌薬治療で改善することが多いですが、ダグラス窩ドレーンが膿性に変化した場合はこの合併症を疑います。

●術後創部感染

ハルトマン手術は、創部感染が非常に起こりやすい手術です。創を閉鎖してある場合は毎日確認し、発赤や滲出液を認める際は、創処置が必要かどうか医師に確認します。創開放状態の場合は、毎日 100～500mL の温かい生理食塩水での創部洗浄が必要です。

●ストーマ壊死・脱落

術後数日間は浮腫状で、時間の経過とともにむくみが落ち着いていきます。黒色へ色調変化を認

める場合は<mark>ストーマ壊死</mark>の可能性もあるため、医師に連絡します（図1）。ストーマからの排便は<mark>麻痺性イレウス改善</mark>の目安であり、排便量も重要です。

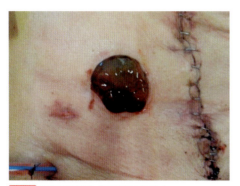

図1 粘膜が壊死し始めているストーマ

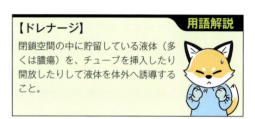

【ドレナージ】
閉鎖空間の中に貯留している液体（多くは膿瘍）を、チューブを挿入したり開放したりして液体を体外へ誘導すること。

（有馬浩太、宮本裕士）

2章 下部消化管の手術 10

6 骨盤内臓全摘術

どんな手術？

消化器外科領域における本術式の多くは、骨盤内の他臓器浸潤を伴う直腸がんを根治することが目的です。開腹手術と低侵襲手術（腹腔鏡下・ロボット支援下手術）、いずれの場合も砕石位で行います。

術式は、直腸、肛門、膀胱、尿道、骨盤リンパ節と一緒に、男性では前立腺を、女性では子宮と腟を切除します。がんが仙骨に浸潤する場合は骨合併切除を行うこともあり、大腸外科領域で最も侵襲の大きな手術です。腸管の再建はなく、結腸ストーマを造ります。膀胱を切除しますので、小腸の一部を使って回腸導管を作成し、尿路ストーマを造ります。

病変部位・切除範囲

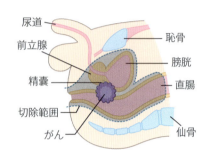

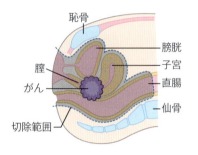

広範囲に切除を行うため、ドレーン排液の量や性状の変化を観察し、術後出血や骨盤内感染に注意します。

術中体位

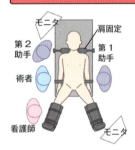

砕石位で行います。低侵襲手術の場合は手術台を頭低位にするため、体がずれないように肩などを固定します。

再建後の状態、ドレーン・チューブ位置、創の位置

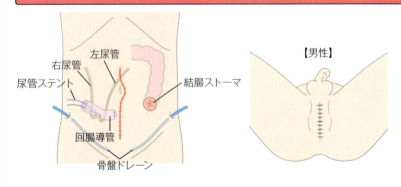

手術創のほかに、左下腹部に結腸ストーマ、右下腹部に尿路ストーマがあります。骨盤ドレーンと、尿路ストーマを介した尿管カテーテルが入ります。

手術の流れと、術後ケアにつながる手術操作

❶ 開腹、またはポート挿入

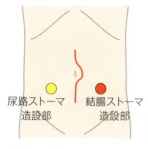
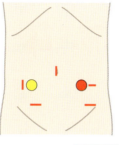
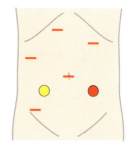

開腹手術の場合、臍上から恥骨上までの下腹部正中切開を行います。低侵襲手術の場合、手術操作を行う鉗子を挿入するため、腹部に5〜6カ所の小切開を行います。

> 術前に、結腸ストーマと尿路ストーマを造る部位にあらかじめストーマサイトマーキングを行っておきます。

❷ 血管の切除とリンパ節郭清

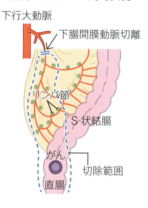

直腸に血流を送る下腸間膜動脈は、腸間膜内を走っていて、その血管沿いにリンパ節があります。がんがリンパ節に転移している可能性があるため、下腸間膜動脈が下行大動脈から分岐する根部で切離します。
また、腫瘍近くの腸間膜を血管・リンパ節とまとめて切除します。

❸ 直腸と周囲臓器を一塊に切除

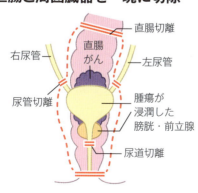

腹部と会陰部の両方から操作を行い、直腸と肛門を切除します。骨盤内リンパ節も一塊に切除します。また、男性では膀胱と前立腺を、女性では膀胱と子宮、膣を切除します。がんが仙骨に浸潤する場合は、仙骨合併切除を行うこともあります。

> 切除範囲が広範にわたるため、術後の出血に注意が必要です。

❹ 尿路再建（回腸導管作成・尿路ストーマ造設）

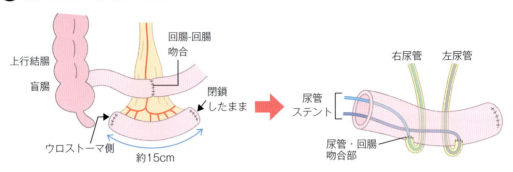

回腸の一部を切離し、残った回腸どうしを吻合します。次に、左右の尿管をそれぞれ切離した回腸に吻合し、その片側端を縫合閉鎖します。もう片側端を用いて右下腹部に尿路ストーマを造ります。

> 尿の流れをスムーズにする目的で、それぞれの尿管に尿管カテーテルを挿入します。尿管ステントは、必要がなくなったら抜去します。

❺ 有茎大網充填、骨盤内ドレーン留置

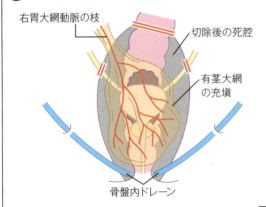

臓器を切除した後の骨盤内のスペースに生じる感染症を予防するため、右胃大網動静脈の枝から血液の還流を受ける大網（腹腔内の脂肪組織）を充填することがあります。骨盤内にドレーンを留置します。

> 術後の骨盤内ドレーンの膿性変化や発熱がある場合、骨盤内感染を疑います。

❻ 結腸ストーマ造設

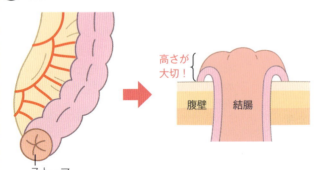

閉腹後に左下腹部に単孔式の結腸ストーマを造ります。適切な高さのストーマを造らないと、術後にストーマ陥没やストーマ脱出などのトラブルの原因となり、ストーマ管理が困難になってしまいます。

> 術後はストーマの高さや色調、排便の有無、周囲皮膚の性状に注意して観察する必要があります（一般的なストーマケアと同様です）。

これだけ覚える！ 術後ケアの重要ポイント一覧表

	起こり得る合併症	出血、感染（創感染、骨盤内感染など）、麻痺性イレウス、縫合不全・吻合部狭窄、尿路トラブル（尿路感染、尿管回腸吻合の縫合不全、尿管カテーテル閉塞による水腎症、回腸導管壊死など）、ストーマ関連トラブル（ストーマ周囲皮膚びらん、皮下膿瘍、ストーマ壊死、ストーマ脱落など）、深部静脈血栓症、せん妄
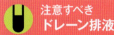	注意すべきドレーン排液	血性排液（術後出血）、膿性排液（骨盤内感染、骨盤死腔炎）、乳び様排液（リンパ漏）、尿流出（尿管回腸吻合の縫合不全） →いずれの場合も発見したら医師への報告が必要
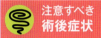	注意すべき術後症状	バイタルサインの変化（発熱、頻脈、頻呼吸、血圧低下）、腹痛、嘔吐、腹部膨満、尿路ストーマからの尿量減少、ストーマや回腸導管の色調不良、ストーマ周囲の痛みや発赤、意識レベルの変化
	術式特有の創管理	ストーマケア、ストーマ周囲の創感染予防、回腸導管の管理、会陰創の管理
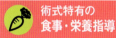	術式特有の食事・栄養指導	術後の腸管麻痺や癒着、骨盤感染などが原因でイレウスを起こすことがある。嘔気、腹満感、X線のイレウス像の有無を確認
	その他注意すべき事項	骨盤リンパ節郭清に伴う一時的な下肢運動障害、知覚障害

なぜ重要？ とことん解説！

注意すべき合併症と、観察・対応

　骨盤内臓全摘術は、骨盤内の全ての臓器を切除し、尿路再建とストーマ造設を要する大腸外科領域で最も侵襲の大きな手術です。下記の点に注意しましょう。

●血性排液、バイタルサインの変化、腹部膨満

　第一に出血が挙げられます。術前に抗血小板・抗凝固療法を行っている患者さんの場合は特に注意が必要です。術直後のドレーン排液が血性の場合や、ドレーン排液が少なくても、血圧低下や頻脈などのバイタルサインの変化や、腹部膨満のあるときは、術後出血を疑いドクターコールしてください（ドレーンが詰まっているなどして、血液を有効にドレナージできていないこともあるためです）。

●膿性排液、熱型、創所見、滲出液の性状

　第二に、術後の感染症が挙げられます。骨盤内臓器を切除したあとのスペースが感染し、骨盤死腔炎や骨盤内膿瘍を起こすことがあります。ドレーン排液（膿性）や熱型に注意しながら観察しましょう。さらに創感染にも注意が必要です。この手術では腹部と会陰部両に創部があるため、どちらも欠かさずに観察することが大切です。創所見に加え、ガーゼに付着した滲出液の性状も観察します。

●腹部症状、嘔気、排便状況など

さらに、長時間の手術になるため術後の腸管蠕動不全が高率に起こります。無理に経口摂取を進めると、腸管が拡張して麻痺性イレウスを起こすことがあります。また、骨盤内に落ち込んだ腸管が癒着して癒着性腸閉塞を起こすこともあります。腹部膨満、嘔気の有無、腸蠕動音の有無、腹部X線所見、ストーマからの排便状況などを参考にしながら、慎重に経口摂取を進める必要があります。

●尿量、排液量の変化

尿路感染、尿管回腸吻合の縫合不全、尿管カテーテル閉塞による水腎症、回腸導管壊死などが挙げられます。術直後には、コアグラ（凝血塊）による尿管カテーテル閉塞が起こることがあり、水腎症や尿路感染症の原因になります。尿量が減少したときには、注意が必要です。尿管回腸吻合の縫合不全では、腹腔内に尿が流出してドレーンから尿が排出されますことがありますので、ドレーン排液量が不自然に多いときも注意してください。

●骨盤内リンパ節郭清に伴う異常所見

■乳び様排液

骨盤内リンパ節郭清後にリンパ漏が起こると、ドレーンから乳び様排液がみられます。食事開始後に起こることが多く、低脂肪食で改善することがあります。

■下肢の運動障害・知覚障害

骨盤リンパ節郭清時には坐骨神経や閉鎖神経近くを操作するため、術後に一時的な下肢の運動障害や知覚障害が現れることがあります。

●ストーマ観察における注意点

ストーマの観察で注意する点は、色調（血流障害があると暗赤色になって、壊死、脱落することがある）、高さ（徐々に高くなる場合はストーマ脱出、低くなる場合は脱落や周囲皮下膿瘍に注意）、排便状態（直後はストーマの浮腫で狭窄し、便が通りにくくなる）、周囲皮膚の状態（びらんの有無）が挙げられます。

●開腹手術に伴う合併症

深部静脈血栓症やせん妄など、開腹手術に一般的な合併症にも注意が必要です。長期間の臥床が原因となりますので、術後は適切な疼痛管理を行いながら速やかな離床を促します。ただし、離床時の転倒には注意が必要です。

引用・参考文献

1) Carvalho F. et al. Total Pelvic Exenteration surgery - Considerations for healthcare professionals. Eur J Surg Oncol. 49 (1), 2023, 225-36.
2) Sharma A. et al. Robotic Total Pelvic Exenteration. Dis Colon Rectum. 67 (10), 2024, e1590.
3) Nielsen C. et al. Complications and survival after total pelvic exenteration. Eur J Surg Oncol. 48 (6), 2022, 1362-7.
4) 花岡まりえほか. 局所進行直腸癌に対するロボット支援他臓器合併切除および骨盤内臓全摘の手技のポイントと短期成績. 日本大腸肛門病会誌. 77 (1), 2024, 1-12.
5) 日吉幸晴ほか. "骨盤内臓全摘術". 消化器外科 NURSING 2018 秋季増刊. 馬場秀夫監. 大阪, メディカ出版, 2018, 82-6.

（堀野大智、日吉幸晴）

2章 下部消化管の手術 10

7 ストーマ造設術

どんな手術？

　ストーマは腸管内容物を体外に排出し、排便を可能にするために造設されます。主な適応は、進行がんや腸閉塞、炎症性腸疾患など通常の排便が困難な場合です。ストーマには永久ストーマと一時的ストーマがあり、使用する腸管により結腸ストーマと小腸ストーマに分けられます。結腸ストーマは腸内容物が固形で管理が容易な一方、小腸ストーマは内容物が液状で皮膚トラブルが起こりやすく、頻繁な管理が必要です。術中の体位は仰臥位が一般的ですが、大腸切除を伴う場合は術式に応じた体位を取ります。ドレーンは通常挿入しませんが、大腸切除術に準じて挿入する場合もあります。

術中体位

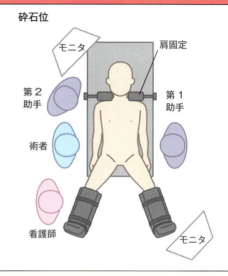

砕石位

ストーマ造設のみであれば仰臥位ですが、大腸がん手術や炎症性腸疾患による大腸全摘の場合は砕石位となります。

術後ドレーン・チューブ・創の位置

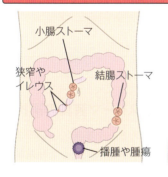
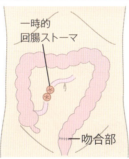

狭窄やイレウスの場合は小腸ストーマ、播種や直腸がんの場合は結腸ストーマとなります。一時的回腸ストーマであれば右下腹部に造設します。

手術の流れと、術後ケアにつながる手術操作

❶

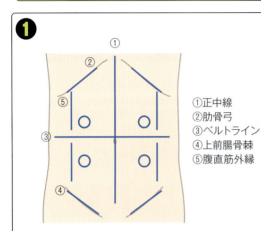

①正中線
②肋骨弓
③ベルトライン
④上前腸骨棘
⑤腹直筋外縁

ストーマサイトマーキング

仰臥位で肋骨弓、上前腸骨棘、臍、ベルトサインをマークします。腹直筋外縁は頭を軽く上げて臍を見ることでマークします。腹直筋の頂点を確認し、坐位、前屈位などさまざまな姿勢をとってもらい、マーキングした部位にしわやくぼみがないか確認します。

> マーキング部位が本人から見えるかどうかも確認します[1]。

❷

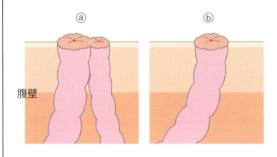

腹壁

ストーマ造設

ⓐ：回腸ストーマ造設は回腸末端から20～30cmの部位で造設します。①の図のマーキング部位に沿って空腸を挙上し、固定します。基本的には双孔式ストーマの造設が多いです。
ⓑ：直腸がん手術によるハルトマン手術では結腸ストーマを単孔式で造設します。

❸

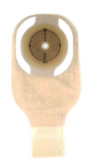
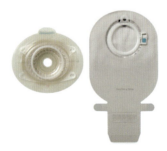

モデルマフレックスセラプラス™
ロックンロール
（画像提供：株式会社ホリスター）

左：センシュラ® ミオ２ プレートライト
右：センシュラ® ミオ２ バッグ
（画像提供：コロプラスト株式会社）

ストーマ装具の選択

ストーマ装具には図のような単品系装具と二品系装具の２種類があります。単品系は安価ですが、面板をハサミで切るなど手技の取得が必要です[1]。

これだけ覚える！ 術後ケアの重要ポイント一覧表

起こりうる合併症	ストーマ関連トラブル（ストーマ周囲皮膚のびらん、皮下膿瘍、ストーマ壊死、ストーマ脱落など）、腸閉塞、脱水、電解質異常		
注意すべき症状	ストーマ粘膜の色調不良、ストーマ周囲皮膚の痛みや発赤、腹痛、嘔吐、腹部膨満		
術式特有の創管理	ストーマケア、ストーマ付近の創感染予防	術式特有の食事指導	・小腸ストーマ：脱水予防のため水分摂取を勧める ・結腸ストーマ：食物繊維の摂取量を調整し、便の性状管理を指導する

なぜ重要？ とことん解説！

注意すべき合併症と、観察・対応

　ストーマ造設術後には、皮膚トラブル（図1）、ストーマ壊死・脱出（図2）、狭窄、腸閉塞、ストーマヘルニアなどの合併症が発生する可能性があります。皮膚トラブルは、排泄物や装具の刺激が原因で起こるため、発赤やびらんが見られた場合は早期に皮膚保護材の使用や装具の変更を検討します。ストーマ壊死では、ストーマが暗赤色や黒色に変化することがあり、速やかな医師への報告と適切な処置が必要です。また、腸閉塞やストーマヘルニアが疑われる場合は、腹部膨満や疼痛などを観察し、進行を防ぐために早急に医療的介入を行います。回腸ストーマ造設直後は、ストーマから腸液あるいは水様便が多量に排出されることがあります。経時的に排液量は減少しますが、減少しない場合は脱水や電解質異常を認めることがあるため、止痢薬を使ってコントロールします。これらの合併症を予防するため、日々のストーマケアと早期異常発見が重要です。

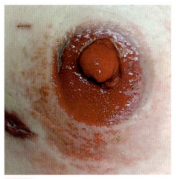
図1 ストーマ周囲皮膚のびらん

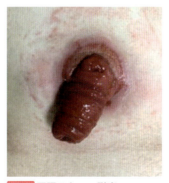
図2 回腸ストーマ脱出

手術による変化と観察・患者指導

ストーマの造設により、患者さんの排泄方法は大きく変わります。術後早期からストーマの色、形、排泄状態を観察し、血流障害や周囲皮膚の炎症を見逃さないよう注意します。また、患者さんが自立してストーマケアを行えるように、装具の選びかたや装着方法、排泄方法を丁寧に指導します。皮膚炎、びらんがある場合は、外用薬の使用や適切なストーマ装具の選択によって改善を試みます。

また、排泄物の性状や食事内容との関連性について説明し、術後の食事管理の重要性を理解してもらうことが、トラブル予防につながります。さらに、トラブル時の対処法を事前に説明し、不安の軽減を図ることも大切です。口渇、尿量減少、皮膚乾燥があれば脱水を疑い、水分出納の管理と必要に応じて補液を行います。

心理面のサポートやトイレに関する情報提供も重要

ストーマは患者さんにとって心理的な負担となることが多いため、患者さんの心情に寄り添い、安心感を与える支援を行います。家族や介護者に対してもケア方法を指導し、患者さんが自立した生活を送れるようサポートしましょう。適切な観察と指導は、患者さんの QOL 向上に直結する重要な役割を果たします。

また、近年はオストメイト用のトイレが増えており、それらを活用する方法や場所の情報提供も含めて指導を行うことが重要です。

引用・参考文献

1) 森山やよい. ストーマに関する基礎知識. 消化器ナーシング. 28 (11), 大阪, メディカ出版, 2023, 1022-9.
2) 前掲書 1). 清水加世子. ストーマ装具に関する基礎知識. 1030-43.
3) 実広美子ほか. ストーマケア. 消化器外科看護ダンドリ BOOK. 消化器外科 NURSING 2018 年春季増刊. 土岐祐一郎監. 大阪, メディカ出版, 2018, 104.
4) 前掲書 3). 鄭充善ほか. 直腸切除術. 166.

（前田裕斗、日吉幸晴）

2章 下部消化管の手術 10

8 虫垂切除術

どんな手術？

手術の目的は、虫垂炎による炎症や感染を取り除くことです。また、虫垂腫瘍の診断や治療のために手術を行うことがあります。

虫垂炎に対する手術の適応は、①虫垂穿孔や腹膜炎が存在するとき、②治療に反応しないとき、③再発を繰り返す場合、④短期間で確実に治療を終える必要があるような社会的理由などです。

術中体位は、通常は仰臥位ですが、術者が脚間に立つ場合には開脚位とすることもあります。切除範囲は、虫垂の切除が基本です。虫垂根部の炎症が強い、あるいは穿孔をきたしている場合には、盲腸で切離することがあります。さらに炎症が広範囲に及ぶ場合や、虫垂が周囲の腸管と一塊となっている場合には、回盲部切除を行う場合があります。通常は再建の必要はありませんが、回盲部切除の際には吻合を行います。虫垂穿孔や膿瘍形成があった症例では、ドレーンを挿入することがあります。

病変部位・切除範囲

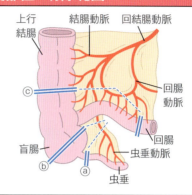

虫垂の切除（ⓐ）が基本です。虫垂根部の炎症が強い、あるいは穿孔をきたしている場合には、盲腸で切離（ⓑ）することがあります。虫垂が炎症性に周囲の腸管と一塊となっている場合には、回盲部切除（ⓒ）を行う場合があります。

術中体位

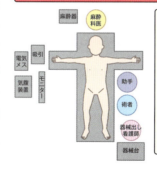

仰臥位もしくは開脚位で手術を開始します。腹腔鏡下にて行う場合、体位変換を行うこともあるため、患者さんを固定する必要性を事前に術者に確認しておきます。

術後ドレーン・チューブの位置

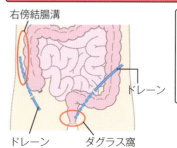

ドレーンを留置する場合には、ダグラス窩や右傍結腸溝に留置します。

手術の流れと、術後ケアにつながる手術操作

❶

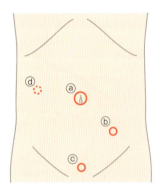

腹部切開

3ポートで手術を行う場合は、臍部（ⓐ）、左下腹部（ⓑ）、下腹部（ⓒ）にポートを挿入します。術野の展開が不良な場合など、状況に応じて補助ポート（ⓓ）を追加することもあります。開腹に移行する際には、臍部（ⓐ）の創を延長した下腹部正中切開とします。

> 虫垂穿孔や膿瘍形成などをきたしていた際には、創感染のリスクが高くなるので注意が必要です。

❷

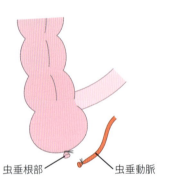

虫垂根部　　虫垂動脈

虫垂の切離

虫垂動脈を処理し、虫垂根部を結紮したのちに切離します。虫垂根部に炎症があって結紮が難しい場合など、状況に応じて自動縫合器を用いて切除する場合もあります。

> 非常にまれですが、断端の縫合不全や後出血をきたす可能性があり、腹痛や発熱などの症状に注意する必要があります。

❸

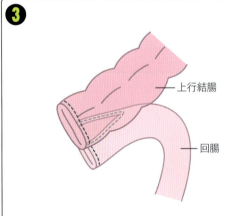

上行結腸　　回腸

回腸と上行結腸の吻合

回盲部切除が行われた際には、回腸と上行結腸を吻合して再建する必要があります。自動縫合器・吻合器を用いた再建はコストがかかるものの、回腸と上行結腸の口径差が大きい場合でも吻合部の形状を調整しやすくなります。

> 縫合不全をきたす可能性があり、強い腹痛や発熱、反跳痛などの腹膜刺激症状に注意します。

これだけ覚える！術後ケアの重要ポイント一覧表

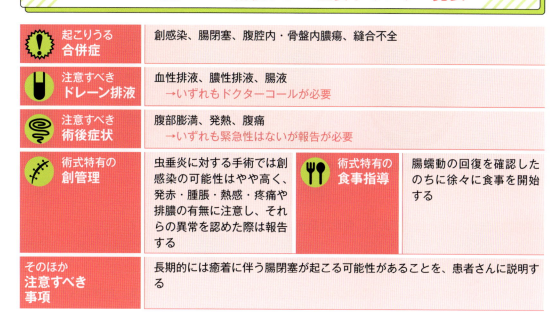

なぜ重要？ とことん解説！

なぜ合併症が起こるのか

虫垂炎に対する虫垂切除術の場合は、そもそも感染に対する治療であり、腹腔内・骨盤内膿瘍や、創感染などの発生リスクが高くなります。特に、手術時にすでに虫垂が穿孔していたり、腹腔内・骨盤内膿瘍を形成していたりする場合には、これらの合併症が発生する可能性はさらに高まります。また、吻合を行った際には、縫合不全のリスクも付加されます。

ドレーン排液、術後の症状、術後創の観察がなぜ重要か

ドレーンからの膿性排液は、腹腔内・骨盤内膿瘍の発生の所見となります（図1）。また、創部の発赤・腫脹・熱感・疼痛、そして排膿の有無は創感染の重要な所見となるため、それらの観察が重要です。

異常を発見したらどう行動すべきか（ドクターコールの判断や処置方法）

創部の発赤・腫脹・熱感・疼痛は、創感染を考慮すべき重要な所見であり、創部のドレナージや抗菌薬投与を検討する必要があるため、医師に報告しましょう。

ドレーンからの膿性排液の増加は、緊急性はないものの、腹腔内・骨盤内膿瘍の徴候であるため、早めに報告する必要があります。また、頻度はきわめて低いものの、腸液は縫合不全の、血性排液

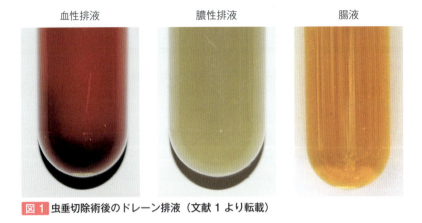

図1 虫垂切除術後のドレーン排液（文献1より転載）

は腹腔内出血の重要な徴候であり、発見次第速やかに報告することが大切です（図1）。

食事や栄養の指導はなぜ重要で、どう指導すべきか

　術前の炎症や手術侵襲によって腸管麻痺をきたし、遷延することがあります。創部痛などの症状に配慮しながら積極的に離床を促すことで、腸管の蠕動運動が促進され、腸管麻痺の発生を予防することにつながります。正常な腸蠕動音や排ガスの確認の後に、食事が開始されます。

用語解説
【待機的虫垂切除術（interval appendectomy）】
急性虫垂炎に対して抗菌薬投与などの保存的治療を行って軽快が得られた後、数カ月の間隔を置いてから行われる計画的な虫垂切除のこと。

引用・参考文献
1) 滝沢一泰ほか. ドレーン排液まるわかりノート. 消化器外科NURSING. 21 (6), 2016, 510-20.

（山下真司、川村幹雄、大北喜基、問山裕二）

2章 下部消化管の手術 10

❾ 炎症性腸疾患の手術

どんな手術？

炎症性腸疾患は慢性的な下痢や血便、腹痛などの症状を伴う消化管の疾患です。治療は内科治療が基本ですが、内科治療抵抗例や重症例、がん化例に対しては手術が行われます。潰瘍性大腸炎では、直腸炎型、左側大腸炎型、全大腸炎型など、症例によって罹患範囲はさまざまですが、手術適応となった場合には大腸全摘・回腸嚢肛門吻合術が基本となります。患者さんの状態に応じて２期分割あるいは３期分割手術による分割手術計画で手術が行われます。

一方、クローン病の腸管病変に対しては病変の部位や程度に応じて術式が異なりますが、狭窄形成術や腸管切除・吻合術、ストーマ造設術が行われます。肛門病変（▶用語解説）に対してはシートンドレナージが行われますが、重症例にはストーマ造設術や直腸切断術が行われる場合があります。

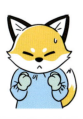

病変部位・切除範囲

潰瘍性大腸炎
- 直腸炎型
- 左側大腸炎型
- 全大腸炎型

クローン病
- 小腸型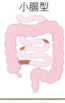
- 小腸大腸型
- 大腸型

潰瘍性大腸炎では、大腸全摘術が基本です。一方、クローン病は小腸や大腸、肛門などさまざまな部位に病変が生じ、それぞれの症例に応じてさまざまな手術が行われます。

術中体位

両疾患とも、肛門部や直腸の手術操作、肛門からの内視鏡、あるいは骨盤の展開や視野を確保するために、多くの場合は砕石位または開脚位で行います（ⓐ）。潰瘍性大腸炎における大腸全摘術では、肛門からの操作も行います（ⓑ）。

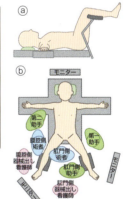

術後ドレーン・チューブの位置

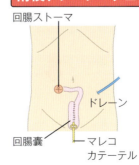

回腸ストーマ／ドレーン／回腸嚢／マレコカテーテル

大腸全摘術では、仙骨前面にドレーンを留置します。回腸嚢内には経肛門的にカテーテルを挿入します。クローン病で膿瘍が形成されている場合には、ドレーンを膿瘍部に留置することもあります。

手術の流れと、術後ケアにつながる手術操作

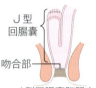

潰瘍性大腸炎に対する
Ｊ型回腸嚢肛門吻合

潰瘍性大腸炎は通常、直腸から口側へ連続性に広がるため、直腸も含めた大腸を切除する必要があります。これによって失われる直腸の便貯留能を補うために、回腸をＪ型に側々吻合することによって作成したＪ型回腸嚢を、肛門に吻合します。回腸嚢肛門吻合術には直腸粘膜を完全に切除し、手縫いで吻合する回腸嚢肛門吻合（IAA）と肛門管粘膜を温存して器械を用いて吻合する回腸嚢肛門管吻合（IACA）があります。

> 腹痛、下血などの腹部症状はなくなり、排便前の切迫感は改善します。回腸嚢肛門吻合術直後の肛門機能は低下しますが、手術後半年から一年で一日あたりの排便回数が６〜８回程度になります。便は泥状となり、少量の便漏れがみられる場合もあります。

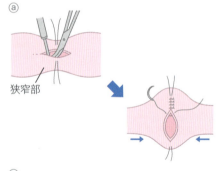
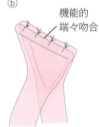

クローン病の小腸病変に対する手術

クローン病の小腸病変に対しては、Heineke-Mikulicz法（ⓐ）やFinney法などを用いた狭窄形成術や、小範囲切除術ならびに自動吻合器・縫合器を用いた機能的端々吻合（ⓑ）が基本となります。

> クローン病の患者さんは生涯に複数回の手術が必要となることがあり、短腸症候群（▶用語解説）になるのを防ぐために、なるべく腸管を温存することが原則です。

クローン病の肛門病変に対する
シートンドレナージ術

クローン病の肛門病変のうち、痔瘻や膿瘍に対しては主にシートンドレナージ術が行われます。瘻管にゴムひもを通し、膿を排出しやすくします。

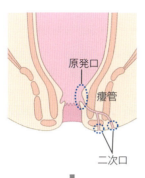

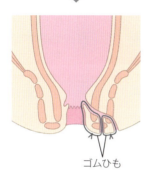

> ゴムひもは炎症が落ち着くまで数カ月間留置します。慣れると見た目の印象ほどの違和感はなく、ほとんどの患者さんが日常生活を支障なく送ることが可能です。

クローン病の肛門病変に対する
ストーマ造設術と直腸切断術

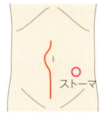
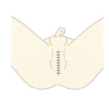

肛門病変による感染がコントロールできない場合や、高度の狭窄をきたした場合にはストーマ造設術が行われます。ストーマ造設後も肛門痛などの症状が落ち着かない場合や、がん化が疑われる場合には、直腸から肛門部までを切除して永久ストーマとする直腸切断術が行われます。

> ストーマ造設を行った際の正中創や、会陰部の創は感染のリスクが高いため、感染徴候の有無を注意深く観察し、創部の清潔保持に努める必要があります。

これだけ覚える！術後ケアの重要ポイント一覧表

	起こりうる 合併症	・縫合不全　・腹腔内・骨盤内膿瘍　・深部静脈血栓		
	注意すべき ドレーン排液	・鮮血や徐々に濃くなる血液（術後出血）・腸液（縫合不全） →いずれもドクターコールが必要		
	注意すべき 術後症状	・腹痛　・発熱　・出血　・血圧低下　・呼吸困難 →いずれもドクターコールが必要		
	術式特有の 創管理	・直腸切断術の際の会陰創には、局所陰圧閉鎖療法を行うことがある ・ストーマ造設が併施された場合には、正中創への便の潜り込みを防止する	術式特有の 食事指導	吻合部やストーマ部の通過障害を予防するために、繊維質の多い野菜や海藻などを一度に多量摂取することを控える必要がある
	術式特有の 栄養指導	下痢の予防には、パン食より米飯のほうがよいという意見がある		
	そのほか 注意すべき 事項	吻合部の出血や縫合不全、腹腔内膿瘍に対しては、緊急手術を要する場合がある		

なぜ重要？とことん解説！

なぜ合併症が起こるのか

　炎症性腸疾患は慢性の消耗性疾患であり、手術を要する患者さんはしばしば栄養状態が不良で、高度の貧血を合併していることがあります。また、ステロイドや免疫抑制剤を使用していることにより、感染をきたしやすい状態にあります。術前からすでに吻合する腸管にも炎症が及んでいたり、穿孔や感染などが腹腔内に存在したりする場合には、感染リスクが高まります。

ドレーン排液、術後の症状、術後創の観察がなぜ重要か

　縫合不全や腹腔内・骨盤内膿瘍、創感染をきたした場合、重篤な術後経過をたどることがあり、注意深い観察が必要です。ステロイド治療中の症例では、合併症が起こっていても、症状や所見の発現が乏しいことがあるため、小さな所見でも見逃さないようにしなければなりません。

異常を発見したらどう行動すべきか（ドクターコールの判断や処置方法）

　縫合不全や術後出血に起因する異常所見は、早急なドレナージや再手術（ストーマ造設など）の適応となるため、速やかにドクターコールすべきです。ドレーンからの腸液や鮮血、経肛門カテー

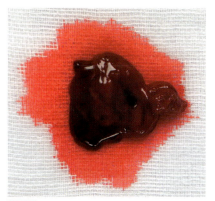

図1 経肛門カテーテルからの凝血塊

テルからの鮮血や凝血塊（図1）は特に重要な徴候です。

食事や栄養の指導はなぜ重要で、どう指導すべきか

　吻合箇所が複数になることが多いため、繊維質の多い野菜や海藻など、食事内容によっては通過障害をきたしやすくなります。そのため、食事指導が非常に重要です。また、手術によって腸管長が短くなったり回腸ストーマの状態であったりすることから、脱水に至りやすいため、水分摂取を励行する必要があります。

用語解説

【肛門病変】
裂肛、肛門潰瘍、痔瘻や肛門周囲膿瘍などが含まれ、感染や狭窄をきたし、クローン病では難治例が多い。長期にわたる肛門病変からは悪性腫瘍が生じる危険性がある。

【短腸症候群】
小腸の大量切除や手術を繰り返すことで残存小腸が短くなると、水分や栄養の吸収が不十分となる。自宅での点滴が必要になり、QOLが著しく低下するため、腸管をできるだけ温存することが重要である。

（山下真司、川村幹雄、大北喜基、問山裕二）

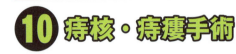

10 痔核・痔瘻手術

どんな手術？

■痔核とは

　肛門上皮下～直腸粘膜下の組織内に血管が増生し、結合組織の緩みが発生することで肛門外へ滑り出やすくなった状態です。上直腸動脈の分枝の痔核動脈の位置に応じて、肛門の3時、7時、11時の部位に発生しやすくなります。痔核には内痔核・外痔核といった位置による分類と、脱出の程度によるGoligher分類（図1）[1,2]があります。痔核の急性症

痔核の発生部位

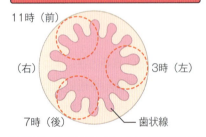

内痔核と外痔核

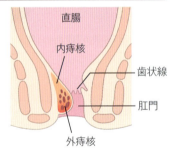

術中体位

ジャックナイフ体位

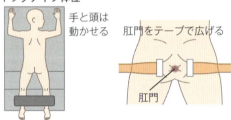

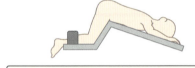

手術は腰椎麻酔下にて、ジャックナイフ体位で行います。

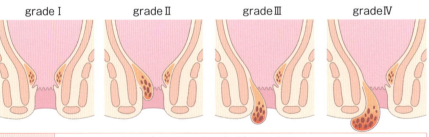

grade Ⅰ	排便時に肛門管内で痔核は膨隆するが、脱出はしない
grade Ⅱ	排便時に肛門外に脱出するが、排便が終わると自然に還納する
grade Ⅲ	排便時に脱出し、用手的な環納が必要である
grade Ⅳ	常に肛門外に脱出し、環納が不可能である

図1 Goligher分類[1,2]

状（血栓、嵌頓）に対しては保存療法を行います。生活習慣指導や薬物療法で改善しない慢性的な痔核の症状（脱出、出血、疼痛）に対して手術を行います。

■痔核に対する治療

・結紮切除術

　Goligher分類Ⅱ〜Ⅳ、内外痔核に適応があります。再発率は少ない方法ですが、疼痛があり入院期間は長くなります。

・ALTA療法

　Goligher分類Ⅰ〜Ⅲ、内痔核に適応があります。外痔核を伴う場合は外痔核のみ切除をする方法を組み合わせて手術することもあります。局所麻酔でも施行できます。術後疼痛はなく短期入院が可能ですが、再発率は一定数あります。

・PSH（partial stapled hemorrhoidopexy）法

　CSH（circular stapled hemorrhoidopexy）の同義語で、PPH（procedure for prolapse and hemorrhoid）の改変法です。Goligher分類Ⅱ〜Ⅳ、内痔核に適応があります。疼痛は痔核根治術より軽減されます。ALTA療法より再発率は少ないです。

■痔瘻とは

　主に肛門管の歯状線にある陰窩から肛門腺へ炎症が波及し、直腸周囲や肛門周囲皮膚、内外肛門括約筋を貫通して瘻管が生じた状態です。疼痛、分泌、出血などの症状を呈します。急性期には膿が貯留します。

　瘻管の解剖学的な位置によって分類され、日本では隅越分類（図2）[3, 4]が用いられます。肛門周囲膿瘍をきたす急性期には、緊急切開排膿ドレナージ術が行われます。その後、炎症が落ち着きますが、膿瘍は再燃しやすいため根治手術を行います。痔瘻の根治手術は主に開放術と括約筋温存手術があり、腰椎麻酔下、ジャックナイフ体位にて行います。

　クローン病に伴う痔瘻に対しては、膿瘍期には切開排膿やドレナージシートン、必要に

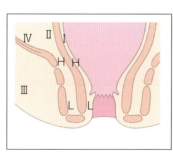

Ⅰ	粘膜、または皮膚と内括約筋との間の腔
Ⅱ	内、外括約筋の間の腔
Ⅲ	肛門挙筋下腔
Ⅳ	肛門挙筋上腔
H	歯状線より上方
L	歯状線より下方

Ⅰ	皮下または粘膜下痔瘻		
	L	皮下痔瘻	
	H	粘膜下痔瘻	
Ⅱ	内外括約筋間痔瘻		
	L	低位筋間痔瘻	S. 単純なもの / C. 複雑なもの
	H	高位筋間痔瘻	S. 単純なもの / C. 複雑なもの
Ⅲ	肛門挙筋下痔瘻		
	U	片側のもの	S. 単純なもの / C. 複雑なもの
	B	両側のもの	S. 単純なもの / C. 複雑なもの
Ⅳ	肛門挙筋上痔瘻		

図2 隅越分類[3, 4]

応じて抗菌薬を投与し、膿瘍期が落ち着いてから生物学的製剤の適応を考慮します。近年では再生医療も行われています。

■ 痔瘻に対する治療

・切開排膿ドレナージ術（図3）

　肛門周囲が腫れて膿がたまっている場合、切開して排膿します。膿の貯留範囲が直腸周囲に及ぶ場合や広範囲の場合、腰椎麻酔下に排膿し持続的に排膿するためにシートン（ドレナージチューブやシリコンドレーン）を留置します。

・開放術

　皮下痔瘻、後方の低位筋間痔瘻、高位筋間痔瘻に適応があります。瘻管を開放するため再発率は低いものの、筋間痔瘻に対しては括約筋力低下のリスクがあります。

・括約筋温存手術

　低位筋間痔瘻、坐骨直腸窩痔瘻に適応があります。筋間からアプローチし瘻管を切断するため、術後の括約筋力温存が期待されます。

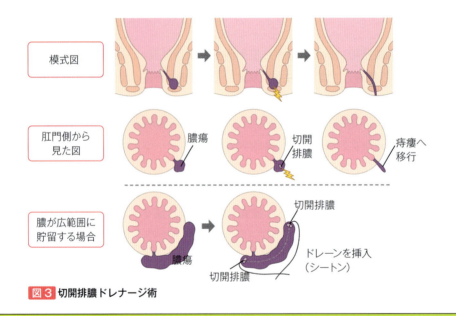

図3 切開排膿ドレナージ術

手術の流れと、術後ケアにつながる手術操作

Ⓐ 結紮切除術

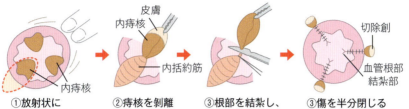

①放射状に皮膚を切開 → ②痔核を剝離 → ③根部を結紮し、痔核を切除 → ③傷を半分閉じる（3カ所行う）

痔核のある位置の皮膚より切開し、皮膚のたるみ（スキンタグ）、外痔核、内痔核を一括に切除し、痔核動脈の位置で吸収糸を用いて結紮します。余剰な粘膜を縫縮し口側へ吊り上げ、皮膚近傍まで半閉鎖し、痔核を切除します。

> 痔核のあった位置の肛門の周囲皮膚に放射状の切開創があります。

Ⓑ ALTA療法

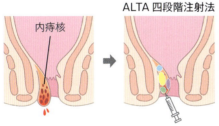

ALTA四段階注射法
- 痔核上極部粘膜下層
- 痔核中央部粘膜下層
- 痔核中央部粘膜固有層
- 痔核下極部粘膜下層
※4カ所に注射する

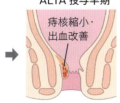
ALTA投与早期：痔核縮小・出血改善

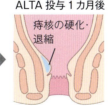
ALTA投与1カ月後：痔核の硬化・退縮

内痔核の上極（●）、最突出部の深部（●）と浅部（●）、ヘルマン線（●）の4段階に分けて薬液を注入し、マッサージします。

> 効果は注入後から現れ、1カ月かけて最大となります。

ⓒ

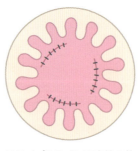

ステイプルラインは痔核の位置に3カ所となる

PSH法

痔核の最突出部のやや上極よりで、環状吻合器内に切除する痔核組織を引き入れて切除吻合を同時に行います。切除した痔核の3カ所にステープルラインが形成されます。ステープルラインの中央および端を出血予防のため吸収糸で結紮補強します。

> 肛門周囲に創は観察されません。

Ⓓ 開放術

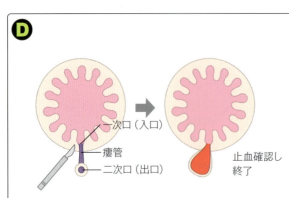

瘻管または皮膚側の出口である二次口から、肛門管内の歯状線にある一次口を同定し、瘻管を開放します。

> 6時の位置に一次口があったとしても、創傷治癒遅延を避ける目的で左右非対称の創とします。

Ⓔ 括約筋温存手術

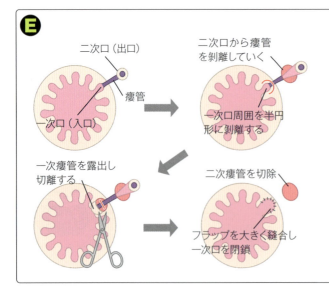

皮膚側の二次口はドレナージのため大きくくり抜き、皮下を走行する瘻管を切除し牽引しながら一次口を同定します。瘻管が括約筋内を走行する位置で、筋繊維に沿った方向で瘻管を切断します。

> 吸収糸で筋粘膜弁を作成します。肛門内には縫合した創が、皮膚上には皮下くりぬき創が観察されます。

これだけ覚える！術後ケアの重要ポイント一覧表

起こりうる合併症	・**術後出血**：術後初回排便後、結紮切除の場合では術後2週間は出血のリスクあり。出血が少量の場合は痔疾患に対する経肛門投与の軟膏や坐剤、止血剤内服などで対応する。出血が多量の場合は、安静時でも創部より血が滲んでくる。安静、欠食、輸液などの対応をはじめ、必要に応じて止血処置を行う ・**術後疼痛**：麻酔効果減弱時、術翌日に強い痛みを生じる可能性あり。経口にて鎮痛薬投与、ときに経静脈、皮下持続などで対応する。その後、排便時のみの疼痛に軽減される。硬便、下痢便にならないよう下剤の内服を調整する ・**腫脹**：排便時に長時間いきんだり、下痢や便秘をすると肛門部が腫れることがある。腫れの程度に応じて服薬や処置（切除など）を行うことがある ・**感染**：皮膚のドレナージ創が閉鎖してしまい排膿が悪いときや、糖尿病など易感染性などがあると創部感染を発症することがある。抗菌薬投与や処置（切開）を行う ・**術後狭窄**：術後の創が治癒過程で瘢痕化し肛門が狭くなることがあり、排便困難があるときはブジーをすることもある
注意すべき症状	・排便困難、頻便、（下痢の後は）出血傾向となることが多い ・排便疼痛が強い場合、術後創部の腫脹がある場合に感染のリスクが考えられる
術式特有の食事指導	排便は1日1回、図4[5]のType4の性状が理想的であり、便秘しないよう水分摂取と適度な食物繊維摂取を推奨する。出血を起こしたり下痢をしないよう、飲酒を控え、油分の多いものや香辛料などの刺激物も控えるよう指導する
術式特有の創管理	・結紮切除術では、術後1カ月ほどはこまめにガーゼまたはナプキンで滲出液を吸収し、適宜交換するよう指導する ・開放術や括約筋温存術後は、滲出液が付着しなくなるまでシャワーやウォシュレットを利用した毎日の創洗浄、ガーゼまたはナプキン交換を指導する

図4 ブリストルスケール

Type（型）		形状
1		小塊が分離した木の実状の硬便。通過困難
2		小塊が融合したソーセージ状の硬便
3		表面に亀裂のあるソーセージ状の便
4		平滑で軟らかいソーセージ状の便
5		小塊の辺縁が鋭く切れた軟便。通過容易
6		不定形で辺縁不整で崩れた便
7		固形物を含まない水様便

なぜ重要？ とことん解説！

注意すべき合併症と、観察・対応

　出血部位が肛門内からなのか、肛門周囲の皮膚からなのかで対応が変わります。

- **肛門内からの出血（結紮切除、PSH法、ALTA療法、開放術、括約筋温存術）：**
　出血が少量の場合は局所軟膏や坐剤、止血剤の内服で対応する。多量の場合は、医師の止血処置を要する。

- **肛門周囲皮膚からの出血（結紮切除、切開排膿ドレナージ術、開放術、括約筋温存術）：**
　まずガーゼ圧迫を試みる。改善がない場合は医師に処置を依頼する。

● **出血がみられたら**

　血管の増生した痔核を切除する結紮切除術やPSH法によって、肛門内からの出血のリスクは高くなります。結紮切除では肛門周囲の皮膚からの出血のこともあります。また括約筋温存手術では、肛門管内の縫合が離開したときや、皮下脂肪層の摩擦などで出血します。

　術後の通常の出血は、ガーゼに薄く出血する程度で徐々に黄色い滲出液（図5ⓐ）となり、3〜4週間でほとんどガーゼにつかなくなりますが、結紮切除の場合は、術後1〜2週間に結紮糸の溶け出しによって一時的に出血が増えることがあります。

　ガーゼが真っ赤になり下着に染みる（図5ⓑ）、赤黒い凝血塊がつく、排便時に便器に血液が広がるような出血を認めた場合は、直ちに患者さんに安静を促し、バイタルサイン、意識レベルを確認します。肛門を観察し、皮膚の創部より出血を認める場合は厚めのガーゼで圧迫し、医師に診察を依頼しましょう。肛門内から血液が滲み出ている場合、圧迫での止血は困難なため、ドクターコール、また必要に応じて血管確保の準備を進めます。止血処置を行う際は　肛門鏡を使用し、出血部位にエピネフリン添加のリドカインにて局所注射をしたり、吸収糸で縫合したりすることがあります。

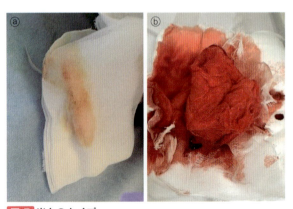

図5 出血のタイプ
ⓐ創傷治癒過程（黄色い滲出液）ⓑ術後出血時

手術による変化と食事指導

　術後の痛みが強い場合は排便困難となり、術後の初回排便が遅れて硬便となるため出血リスクが高まります。まず術後の痛みを伺い、鎮痛薬の増量を検討します。また、排便しやすいように緩下剤の内服や水分摂取、食物繊維を摂るよう指導しましょう。2日程度排便がない場合は直腸指診し、便塊貯留時には坐薬や浣腸も使用します。

　腰椎麻酔による有害事象で頭痛を発症している場合は、食事量や水分量が不足する場合もあるため、必要に応じて輸液も考慮します。便性はブリストルスケール Type4 が理想的であり、患者さんにも認識してもらいましょう。また、下痢も出血や感染のリスクが高くなるため、下剤の適正内服を指導します。下痢をしやすい刺激物（アルコール、香辛料、油分の多いもの）の摂取は創部が落ち着くまで避けてもらう必要があります。

引用・参考文献

1) 日本大腸肛門病学会編．"Ⅰ痔核：痔核の治療法選択に有用な臨床分類は". 肛門疾患（痔核・痔瘻・裂肛）・直腸脱ガイドライン2020年版. 改訂第2版. 東京, 南江堂, 2020, 13.
2) Soligher, JC. Surgery of the Anus, Rectum and Colon. 5th Ed. London, Balliere Tindall, 1984, 101.
3) 前掲書1). "Ⅱ痔瘻：診断". 34.
4) 隅越幸男ほか. 痔瘻の分類. 日本大腸肛門病学会雑誌. 25 (3), 1972, 177-84.
5) 日本消化器病学会編. 機能性消化管疾患ガイドライン2014 過敏性腸症候群（IBS）. 東京, 南江堂, 2014, 134p.

（高野正太、伊禮靖苗）

2章 下部消化管の手術 10

①大腸術後の退院指導

体力回復に合わせて徐々に活動範囲を広げる

　患者さんの体力は手術・入院によって低下しますが、退院後1〜2カ月で戻ります。軽い運動・散歩などからはじめ、身体の状態に合わせて無理のない範囲で仕事への復帰も望めるでしょう。
　重いものを持つこと・腹筋運動は傷に腹圧が掛かるため、しばらくの間は避けてもらいましょう。術後の早い時期に過度な腹圧を掛けることはヘルニア（脱腸）の原因になります。

便通に注意する

　便秘をしないように注意します。便秘のときは、あまり力を入れないように気を付けてもらいましょう。便が硬いときは緩下剤（便を軟らかくする薬）を使うと便が楽に出るようになります。術後はしばらく排便の状態が落ち着かないことが多くあります。食事や生活習慣に注意しても便秘や下痢が続く際は、受診の際に医師に相談するよう指導しましょう。

医師の指示どおり定期的な検診を受ける

　術後の体調や便通の具合については、引き続き外来でみていきます。また再発がないかも定期的にチェックします。再発の早期発見・治療のためにも、定期的な診察・検査を受けてもらうよう指導しましょう。

食生活での注意点

　食生活においては、次の点に注意するように指導しましょう。

・規則正しく食事を摂る　　　・ゆっくり噛んで食べる
・一度にたくさん食べ過ぎない　・バランスよく消化のよいものを食べる
・水分をしっかり摂る　　　　・アルコールはほどほどにする
・焼肉や揚げ物などの脂っこい料理は下痢がひどくなる恐れがあるため注意
・消化が悪いため、豆類・イモ類・根菜類など食物繊維が多い食べ物は控える

※基本的に食べてはいけないものはありません

腸閉塞に注意する

腸管の吻合部（縫い合わせたところ）が細くなったり、腸に癒着を起こしたりすると、腸閉塞を引き起こし腹部が張ってガス（おなら）も便も出なくなります。便秘に激しい腹痛や嘔気・嘔吐などを伴うときは、早めに医師の診察を受けるよう伝えましょう。

下痢や便秘になったときの対処法

下痢や便秘になったときは、次のように対処するよう指導しましょう。

下痢になった場合	便秘になった場合
・水分補給を心掛ける。脱水症状を防ぐため、常温の水かスポーツドリンクを少量ずつ飲む ・軟らかいトイレットペーパーやガーゼを使う。排便後は肛門をこすらずに優しく拭く ・冷たいもの、脂っこいもの、カレーやキムチなど刺激が強いもの、牛乳・乳製品は避ける	・毎日決まった時間に便座に座る ・腹部を温める ・水分を摂る ・適度な運動をする ・腹部をマッサージする ・便意を我慢しない ・食物繊維の多い食品を摂取する

まとめ

ここまで説明した内容について、以下4つの観点でまとめます。患者さんには、これらの点に注意して過ごしてもらうよう伝えましょう。

生活全般の自己管理が大切	食生活の工夫で体力を回復させる
・規則正しい習慣で生活にリズムをつける ・食事や運動などでできることから少しずつ始める ・焦らずゆっくり元の日常に戻していく ・定期的な検査は必ず受ける ・ストレスを溜め込まないようにする	・栄養指導を受け、食習慣を正す ・食事は段階を経て少しずつ戻していく ・慣れるまでは消化の悪い食品に注意する ・食品によっては少しずつ試しながら慣らしていく ・腹八分目で食事回数を増やし1日分の食事量を確保する ・刺激物や油脂類は控える
適度な運動で体を動かす	**排便のリズムを整える**
・弱った筋力と腸の動きを運動で回復させる ・術後の痛みがあるときは無理をしない ・無理のないペースでウォーキングをする ・運動するときは水分補給を忘れない	・ライフスタイルを改善して便通を整える ・下痢がひどい場合は保温して安静にする ・肛門周囲のただれに気を付ける ・緩下剤で調整することも大切

引用・参考文献

1) 杉原健一ほか編著. 大腸がんと言われたら…. 東京, 保健同人社, 2008, 159p.
2) 高橋慶一監. 大腸がん「手術後」の不安をなくす新しい生活術. 東京, 主婦と生活社, 2023, 176p.

（鍬田恵美、渡邊玲子）

2章 下部消化管の手術10 ① 大腸術後の退院指導

肝胆膵の手術 10　3章

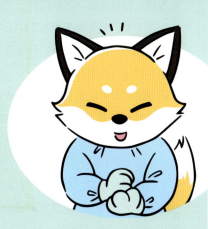

3章 肝胆膵の手術 10

① 肝部分切除術

どんな手術？

肝臓にできた病変に対して、病変に沿うかたちで周辺の肝臓を切除します。病変のみを肝臓からくり抜いて切除する場合もあります。非系統的肝切除術とも呼ばれます。悪性腫瘍（肝細胞がん、肝内胆管がん、転移性肝がんなど）や良性腫瘍（肝細胞腺腫、肝血管腫など）に対して行う手術です。病変が多発している場合には、同時に複数個所に肝部分切除術を行うこともあります。

肝硬変の症例に対しては、大きい範囲の肝切除術は困難であるため、肝部分切除が選択される場合が多いです。

ドレーンを留置しないこともありますが、ドレーンを留置する場合は肝切離面に留置します。

病変部位と切除範囲

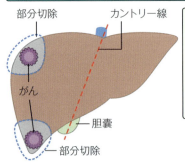

病変に沿うかたちで周辺の肝臓を切除します。病変の数によっては複数個所を部分切除する場合もあります。

術中体位

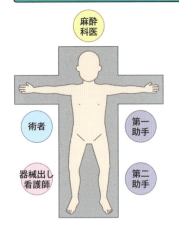

基本的には仰臥位で行いますが、病変の部位によって、手術台を左右にローテーション（傾ける）する場合があります。

術後ドレーン

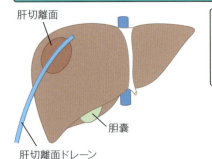

ドレーンを留置する場合は肝切離面に向けて留置します。

手術の流れと、術後ケアにつながる手術操作

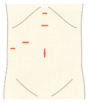
鏡視下手術

開腹手術（正中切開）

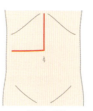
開腹手術（逆L字切開）

皮膚切開

鏡視下手術の場合、臍部や上腹部に小切開を複数個所おいて手術を行います。開腹手術を行う場合は、体の正中に近い病変に対しては上腹部正中切開、右葉の病変に対しては逆L字切開を用いる場合があります。

> 開腹術の場合、手術創が大きくなるため術後疼痛に対するケアが大切です。

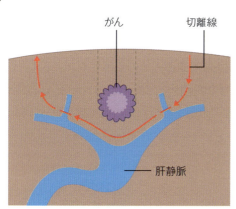

肝実質切離

電気メスや超音波手術器（▶用語解説）を用いて病変周囲の肝臓を切除します。肝切離の途中にグリソン鞘や肝静脈といった血管が露出するため、クリップあるいは結紮を行い、出血を起こさないように肝臓を切除します。病変が複数みられる場合には、切除範囲が大きくなる場合があります。

> 術中出血量が多くなった場合、術後の管理、合併症に注意が必要です。

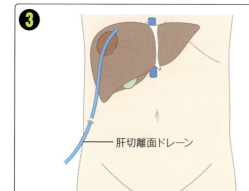

肝切離面ドレーン

ドレーン挿入、閉腹

肝部分切除の場合、再建は行いません。肝切除後、肝切離面からの出血、胆汁漏が認められない場合にはドレーンを留置しない場合もありますが、留置する場合には肝切離面に向けて留置します。

> 出血、胆汁漏など、ドレーン排液の性状を注意して観察しましょう。

> これだけ覚える！ 術後ケアの重要ポイント一覧表

起こりうる合併症	術後出血、胆汁漏、腹腔内膿瘍、術後肝不全、腹水貯留、胸水貯留、無気肺、術後肺炎、外科的糖尿病、創感染、術後腸閉塞
注意すべきドレーン排液	・血性排液（術後出血） ・胆汁性排液（胆汁漏） ・膿性排液（腹腔内膿瘍） →いずれの場合もドクターコールが必要！
注意すべき症状	発熱、腹痛、血圧低下、脈拍数の上昇、尿量低下、嘔吐、腹部膨満、冷汗、四肢の冷感、口渇の増強、意識障害
術式特有の食事指導	禁酒を勧める

> なぜ重要？ とことん解説！

ドレーン管理と観察

●ドレーン留置の3つの目的

　ドレーンを留置する目的は、①術後出血や胆汁漏を発見するための情報（インフォメーション）ドレーン、②予想される貯留体液の除去や合併症の予防を目的とした予防的ドレーン、③胆汁漏や腹腔内膿瘍が起こった場合にドレナージや洗浄による治療を行うための治療的ドレーンの3つがあります。術直後では、情報ドレーンおよび予防的ドレーンとしての役割が主体です。ドレーンは閉鎖式の低圧持続吸引バッグを用いて、排液量と性状に注意しましょう。

●ドレーントラブルによる合併症の発見遅れに注意

　低圧持続吸引式ドレーンの陰圧が掛かっているか確認しましょう（図1ⓐ、ⓑ）。ドレーン先端の位置がずれてしまうと、出血や胆汁漏などの合併症に気付くのが遅れてしまうため、術直後にドレーンと体表に位置をマーキングして経過中にドレーンが浅くなっていないか観察し（図1ⓒ）、さらにX線検査などで先端の位置を確認します。ドレーンの刺入部から排液バッグまでの間に捻じれや屈曲、閉塞（血栓やフィブリン塊など）があると、体液がうまく排出されないことになるので、これらの有無を確認します（図2）。排液量が急に減った場合は、ドレーンの先端の位置のずれや、ドレーンの捻じれ、屈曲、ドレーンの内腔閉塞の有無を確認しましょう。

●ドレーンを留置しない場合

　肝部分切除術ではドレーンを留置しない場合もあるため、患者さんのバイタルサインや腹痛、発熱といった症状の変化を見逃さないことが大切です。

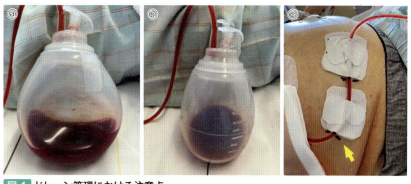

図1 ドレーン管理における注意点
ⓐ陰圧が掛かっている　ⓑ陰圧が掛かっていない　ⓒドレーン固定とマーキング（➡）

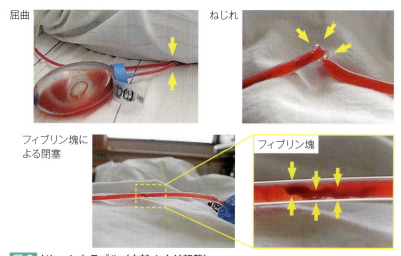

図2 ドレーントラブル（文献1より転載）

注意すべき合併症と、観察・対応

●術後出血

　肝部分切除の合併症としては、頻度は高くないものの、術後出血に最も気を付けなければなりません。術中には、肝切離面に露出する血管からの出血や、切離面からのじわじわと染み出すような出血がみられます。その出血を電気メスやシーリングデバイスによる熱凝固、あるは縫合結紮で完全に止血してから手術を終了します。肝切離面を組織接着剤（▶用語解説）で被覆する場合もあります。しかし、術後の血圧上昇や体動などにより、切離面の組織が脱落してしまったりすることで、再び出血してしまうことによって術後出血が起こります。

●術後出血時の排液変化と性状、対処のしかた

　術後出血は、術後48時間以内の早期に起こることがほとんどです。術直後のドレーン排液の性状は、術中から残っていった少量の血液を含む淡血性ですが、次第にドレーン排液の血性が強くなり、排液量が増えてきたり、排液バッグ内に凝血塊がたまったりする場合は要注意です。100mL/

時が2時間以上続いた場合（あるいはそれ以下でも）、血腫でドレーンが閉塞していることがあるため、再手術による止血の可能性を考えて管理することが必要です。

術後出血時の患者さんの症状としては、血圧低下、頻脈、尿量の減少、腹痛、腹部膨満、発熱、意識障害（不穏）などがみられる場合があります。バイタルサインの測定（モニタの装着）や、意識状態の確認を行いつつ、ドクターコールをしましょう。血圧の低下などがみられる場合には、下肢の挙上を行いましょう。出血が軽度の場合には新鮮凍結血漿（fresh frozen plasma；FFP）や止血剤の投与で止血される場合がありますが、出血量が多い場合には、手術による止血が必要になる場合があります。

●肝がん患者では特に出血に注意が必要

特に肝がんの患者さんの場合、慢性肝炎や肝硬変を合併していることが多く、血液凝固能が低下しており、出血しやすい状態にあることも多いです。そのため、より一層の注意が必要です。

術中の実写真で手技を見てみよう！

60歳代・男性【肝内胆管がん 1.6cm →腹腔鏡下肝S6部分切除術】

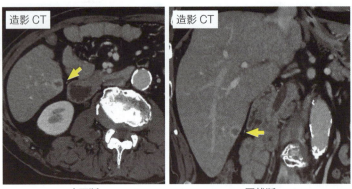

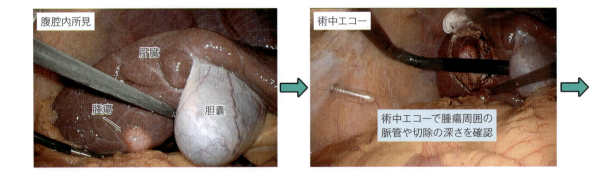

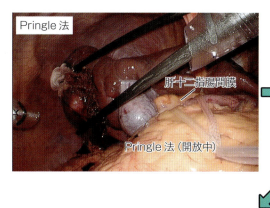
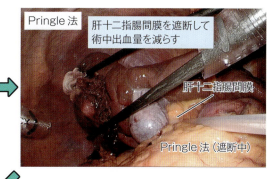
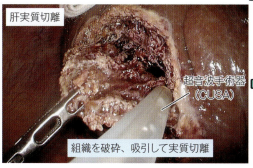
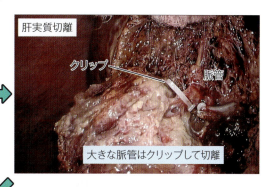
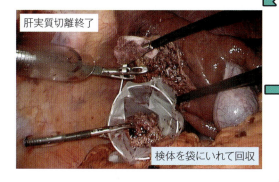
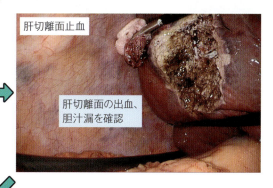
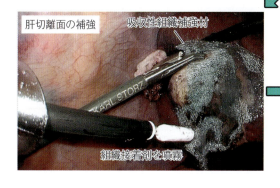
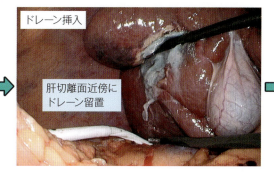

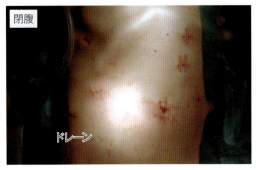
閉腹 ドレーン (終)

用語解説

【超音波手術器】
組織を超音波で破砕して、洗浄・吸引を同時に行う肝臓領域でよく用いられるデバイス。組織選択性があり、肝組織は切除されるが、血管は破砕されずに温存することが可能。CUSAと呼ばれる器械が使用されることが多い。

【組織接着剤】
液状組織接着剤とシート状組織接着剤があり、肝切離面の止血や胆汁漏予防に使用する。どちらの製剤もフィブリノゲンとトロンビンを含んでおり、肝切離面に固着する。

引用・参考文献

1) 湊雅嗣ほか. 消化器外科ドレーンの基礎知識. 消化器外科 NURSING. 21 (6), 2016, 484-97.
2) Li, A. et al. Post-hepatectomy haemorrhage: a single-centre experience. HPB. 16 (11), 2014, 965-71.
3) 横尾英樹ほか. 術後合併症への対処法 Surgical vs Non-Surgical- いつどのように判断するか？ 肝胆膵領域 肝胆道切除後出血への対処法. 臨床外科. 69 (7), 2014, 834-9.
4) 岡田尚樹ほか. 肝部分切除術. 消化器外科 NURSING 2018 年秋季増刊. 馬場秀夫監. 大阪, メディカ出版, 2018, 104-8.

（柿坂達彦、武冨紹信）

3章 肝胆膵の手術 10

❷ 系統的肝切除術

どんな手術？

肝臓の病変に対して、血流支配領域の肝臓を切除することにより、病変を取り除く術式です。主に悪性腫瘍（肝細胞がん、肝内胆管がん、転移性肝がんなど）や良性腫瘍（巨大肝血管腫など）、肝内結石症に対して行う手術です。

術中体位は基本的に仰臥位で行います。切除範囲は、病変の位置や肝機能・残肝体積によって決定します。亜区域切除（S1～8）、区域切除（後区域、前区域、内側区域、外側区域）、2区域切除（右葉、左葉、中央2区域）、3区域切除（右3区域切除、左3区域切除）といった術式があります。

ドレーンは左葉切除の場合、ウインスロー孔、右葉切除の場合、右横隔膜下にドレーンを留置します。肝切離面ドレーンを追加する場合もあります。

ドレーンは術式に応じて、肝切離面、右横隔膜下、ウインスロー孔などに留置します。

病変部位と切除範囲

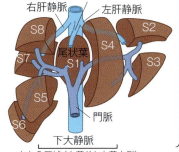

血流支配領域の肝臓を切除します。葉切除、区域切除、亜区域切除などがあります。

術中体位

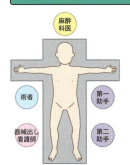

基本的には仰臥位で行いますが、病変の部位や術中の手技によって、手術台を左右にローテーション（傾ける）する場合があります。

術後ドレーン

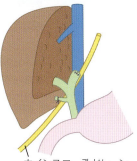
ウインスロー孔ドレーン

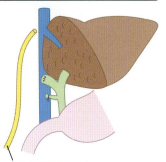
右横隔膜下ドレーン

手術の流れと、術後ケアにつながる手術操作

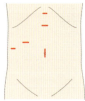
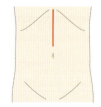
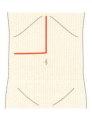

鏡視下手術　　開腹手術（正中切開）　　開腹手術（逆L字切開）

皮膚切開

鏡視下手術の場合、臍部や上腹部に小切開を複数個所おいて手術を行います。開腹手術を行う場合は、左葉系の切除に対しては上腹部正中切開、右葉系の切除に対しては逆L字切開など、術野をより広くとれる皮膚切開を用います。

> 開腹術の場合、手術創が大きくなるため術後疼痛に対するケアが大切です。

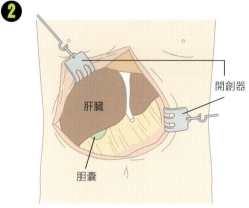

開創器による術野の拡大

開腹術の場合、術野を広く確保するために、創部を拡げる器械（開創器）を使用します。

> 肋骨が牽引されるため、術後に疼痛を訴えることがあります。

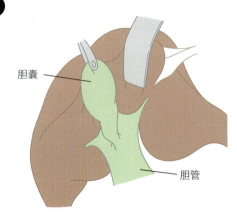

胆嚢摘出

術式によって、肝臓切除に先行して胆嚢を摘出します。胆嚢管にチューブを挿入し、そこから造影剤を注入して肝臓内の胆管の走行をX線で確認する場合もあります。

> 胆管の解剖に変異を伴う場合があり、胆管を切除する部位を決定するのに造影検査が重要となることがあります。

❹ 肝切離範囲の決定

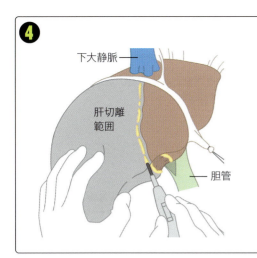

肝実質を切離する前に、切除予定の領域を栄養しているグリソン鞘（門脈・動脈・胆管がまとまっている脈管）を遮断、あるいはグリソン鞘を穿刺して色素を注入することで、切除すべき領域の肝臓の色が変わり、切除範囲がはっきりします。

> 肝臓の虚血部位を残しすぎると、膿瘍形成など術後合併症のリスクとなります。

❺ 肝実質切離

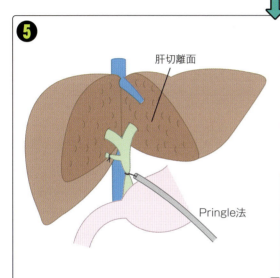

肝臓の切除範囲がはっきりしたら、電気メスや超音波手術器を用いて肝臓を切離していきます。出血を抑える目的でPringle法を行う場合があります。Pringle法の回数が増えて阻血時間が長くなると、術後肝不全のリスクとなります。

> Pringle法とは、肝臓と十二指腸の間にある門脈・肝動脈が含まれる肝十二指腸間膜を遮断することで、出血をコントロールする方法です。15分間駆血して、5分間駆血を解除することを繰り返します。

❻ ドレーン挿入、閉腹

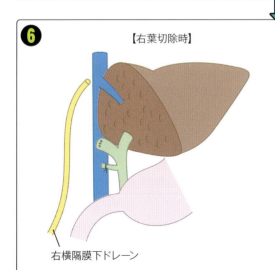

肝切離が終了した後に、生理食塩水で腹腔内を十分に洗浄します。このとき、出血や胆汁漏がないかをしっかりと確認します。切離面に組織接着剤を貼付してドレーンを留置します。右葉切除の場合、右横隔膜下に留置します。手術創下に癒着防止剤を貼付します。

> ドレーンは肝切離面近傍の液体を排出できるように適切な位置に置くことが大切です。

これだけ覚える！ 術後ケアの重要ポイント一覧表

	起こりうる合併症	術後出血、胆汁漏、腹腔内膿瘍、術後肝不全、腹水貯留、胸水貯留、無気肺、術後肺炎、外科的糖尿病、創感染、術後腸閉塞
	注意すべきドレーン排液	・血性排液（術後出血） ・胆汁性排液（胆汁漏） ・膿性排液（腹腔内膿瘍） →いずれの場合もドクターコールが必要！
	注意すべき症状	発熱、腹痛、血圧低下、脈拍数の上昇、尿量低下、嘔吐、腹部膨満、冷汗、四肢の冷感、口喝の増強、意識障害
	術式特有の食事指導	禁酒を勧める

なぜ重要？ とことん解説！

注意すべき合併症と、観察・対応

●排液やバイタルサイン・症状から術後出血に注意する

3章-1でも解説していますが、系統的肝切除後の場合にも、術後出血は注意しなければならない合併症です。肝切離面だけでなく、後腹膜、下大静脈、グリソン鞘断端など出血する可能性がある部位は部分切除術よりも多いです（図1）。ドレーン排液の量や性状だけでなく、患者さんのバイタルサインや症状に注意し、術後出血が疑われる場合にはドクターコールが必要です。

●排液が茶褐色になってきたら胆汁漏を疑う

ドレーン排液の性状が茶褐色になってきた場合には、胆汁漏を疑います（図2 ⓓ）。術後早期に起こる場合もありますが、日数が経ってから起こる場合もあります。胆汁漏には、縫合結紮した胆管断端や肝切離面の組織の脱落により、肝切離面に露出した小胆管からの胆汁の流出によって起こるものがあります。また、前区域切除や中央2区域切除など、太いグリソン鞘が露出される術式は胆汁漏の頻度が高いといわれています。術後胆汁漏は「術後3日目以降のドレーン排液中のビリルビン値が血清ビリルビン値の3倍以上、もしくは胆汁貯留や胆汁性腹膜炎のため穿刺ドレナージや再手術を要するもの」と定義されております。

症状としては、腹痛、発熱などがみられる場合があります。バイタルサインの測定と、ドクターコールが必要です。留置されているドレーンで適切に排液されていれば瘻孔化（▶用語解説）を待ってドレーンを抜去し、治癒する場合もあります。ドレーンで排液されない部位に胆汁漏の液体貯留を認める場合は、経皮的に穿刺ドレナージを行い新規のドレーンを留置したり、内視鏡的経鼻胆管ドレナージ（endoscopic nasobiliary drainage；ENBD）を行ったりする必要があります。手術的に胆汁漏を止める場合もあります。胆汁漏は感染の原因になるため、適宜ドレーンの入れ替

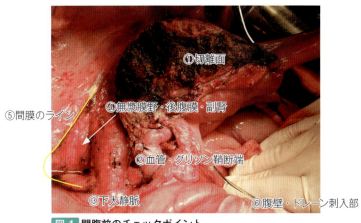

図1 閉腹前のチェックポイント

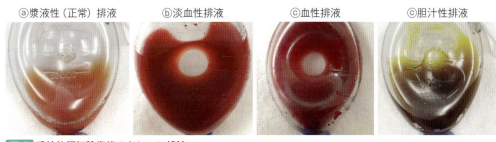

図2 系統的肝切除術後のドレーン排液

えや位置調整、定期的な培養検査の提出も重要です。

●排液が混濁してきたら、腹腔内感染・膿瘍を疑う

　出血や胆汁漏に伴い発症する場合が多いですが、ドレーン排液の性状が混濁してきた場合には、腹腔内感染・腹腔内膿瘍を疑います。嫌気性菌が起因菌の場合、悪臭がすることがあります。患者さんの症状としては、発熱や腹痛、横隔膜下に膿瘍形成をした場合には吃逆や肩関節痛を引き起こす場合もあります。腹痛が強い場合には腹膜炎を発症している可能性があるため、ドクターコールが必要です。ドレナージと抗菌薬投与によって治療が行われますが、改善が乏しい場合には手術によって腹腔内を洗浄ドレナージする必要があります。

広範囲の肝切除の場合に注意すべき合併症

　広範囲肝切除など、強い手術侵襲が体に加わると、術前に糖尿病が指摘されていない患者さんでも、術後に高血糖をきたす外科的糖尿病が起こる場合があります。侵襲時にはエネルギー消費量が亢進するため、カテコラミンやグルココルチコイドなどのホルモン分泌により肝臓や筋肉のグリコーゲンが分解し、血糖値が上昇します。さらに、インスリン感受性低下によってブドウ糖がうまく利用されないことも血糖上昇に関係しています。

　高血糖が続くと後浸透圧利尿による血管内脱水を引き起こして水分バランスが崩れたり、易感染性（▶用語解説）となり手術創部や呼吸器感染症の誘因となるため、インスリン投与による血糖コ

ントロールが必要となる場合があります。患者さんの症状としては多飲、多尿、意識障害などがみられる場合があります。インスリン使用に伴う低血糖にも注意が必要です。

> 術中の実写真で手技を見てみよう！

80歳代・男性【転移性肝がん 2.5cm → 腹腔鏡下肝後区域切除術】

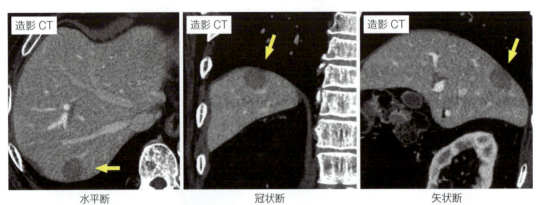

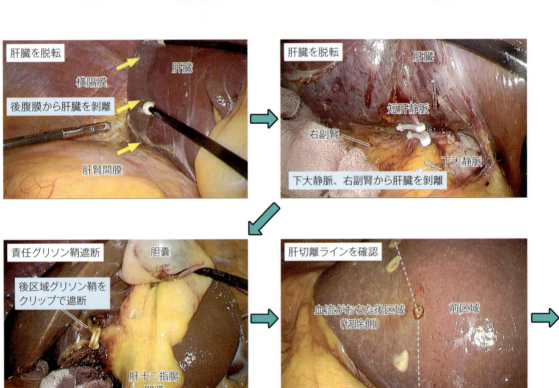

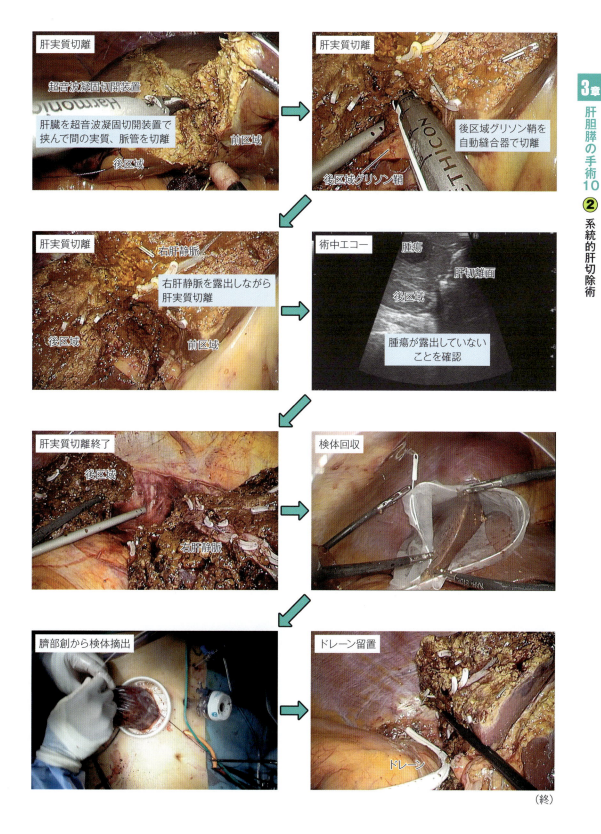

用語解説

【瘻孔化】
ドレーンの周囲に肉芽のトンネルが形成され、胆汁などの排液がトンネル内にとどまり、腹腔内に広がらなくなった状態。

【易感染性】
免疫状態が変化して生体防御能が低下し、病原体に感染しやすくなった状態。

引用・参考文献
1) 横尾英樹ほか. 術後合併症への対処法 Surgical vs Non-Surgical- いつどのように判断するか？. 肝胆膵領域 肝胆道切除後出血への対処法. 臨床外科. 69 (7), 2014, 834-9.
2) 折茂達也ほか. 難治な胆道良性疾患の対処法を考える. 術後胆道損傷・狭窄 肝切除術後胆汁漏. 肝胆膵. 71 (3), 2015, 501-7.
3) 岡田尚樹ほか. 系統的肝切除術. 消化器外科 NURSING 2018 年秋季増刊. 馬場秀夫監. 大阪, メディカ出版, 2018, 109-13.

（柿坂達彦、武冨紹信）

3章 肝胆膵の手術 10

③ 胆道再建を含む肝切除術

どんな手術？

主に肝門部領域に近接する胆道がん、肝門型の肝内胆管がんに対して行われます。肝切除と同時に肝外胆管も切除し、胆管空腸吻合で胆道を再建します。

肝臓の切除範囲により、右葉または左葉切除、右または左3区域切除、中央2区域切除、S4a＋S5切除など、病変の完全切除を目指して術式が決定されます。多くの場合、尾状葉も併せて切除されます。

胆管断端に腫瘍が残らない部位で切除し、Roux-en-Y法という再建方法で、挙上空腸と肝臓側の胆管断端を吻合し、胆道を再建します。

肝切離面、ウインスロー孔、右横隔膜下にドレーンを留置し、胆管空腸吻合部を通るように胆管チューブを留置します。

病変部位と切除範囲

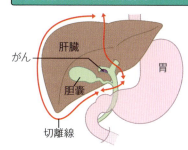

病変が存在する肝臓と、肝外胆管を切除します。肝臓は葉切除、3区域切除など、広範囲になる場合が多いです。

術中体位

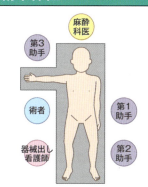

基本的には仰臥位で行いますが、病変の部位や術中の手技によって、手術台を左右にローテーション（傾ける）する場合があります。

術後ドレーン

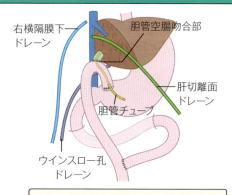

ドレーンは術式に応じて、肝切離面、右横隔膜下、ウインスロー孔などに留置します。また、胆管チューブも留置します。

手術の流れと、術後ケアにつながる手術操作

❶

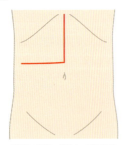
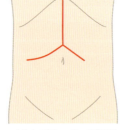

開腹手術（逆L字切開）　　メルセデス・ベンツ切開

皮膚切開

広範囲の肝切除になる場合が多いため、皮膚切開は逆L字切開、あるいはメルセデス・ベンツ切開が行われます。

> 手術創が大きくなるため術後疼痛に対するケアが大切です。

❷

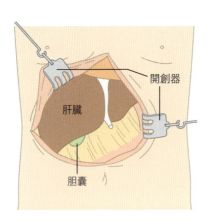

開創器／肝臓／胆囊

開創器による術野の拡大

術野を広く確保するために、創部を拡げる器械（開創器）を使用します。

> 肋骨が牽引されるため、術後に疼痛を訴えることがあります。

❸

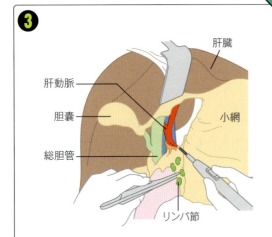

肝臓／肝動脈／胆囊／総胆管／小網／リンパ節

肝門部処理
（総胆管切離、リンパ節郭清）

通常、肝十二指腸間膜内、総肝動脈周囲、膵頭部後部のリンパ節を郭清し、肝動脈・門脈を露出します。また、十二指腸側の総胆管を切離します。膵頭部に連続する十二指腸側の胆管断端は縫合閉鎖します。

> リンパ節郭清・総胆管切離の際、温存させなくてはならない肝動脈、門脈を損傷しないように注意する必要があります。

❹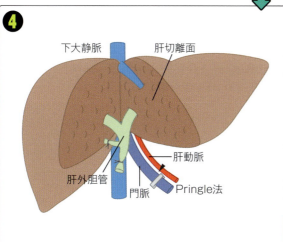

肝実質切離

切除予定側を栄養する肝動脈、門脈を結紮あるいは切離することにより、切除肝側は虚血となり、切除範囲を決定することができます。電気メスや超音波手術器を用いて肝臓を切離していきます。出血を抑える目的でPringle法を行う場合があります。Pringle法の回数が増えて阻血時間が長くなると、術後肝不全のリスクとなります。

> 肝門部リンパ節郭清後にPringle法を行う場合は、肝動脈と門脈を個別に駆血します。

❺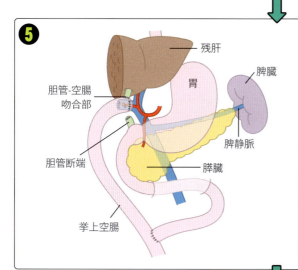

胆道再建

肝臓側の胆管断端と、途中で切離して頭側に挙上してきた小腸（空腸）を吻合します（胆管空腸吻合）。挙上空腸の肛門側で、十二指腸側の小腸と吻合することにより食事や膵液の通り道を作ります（Roux-en-Y法）。

> 肝臓側や十二指腸側の胆管断端を術中迅速病理診断に提出してがんが検出された場合、がんがないところまで追加切除をしますが、切除範囲には限界があります。

❻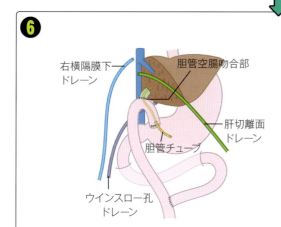

ドレーン挿入、閉腹

胆道再建が終了した後に、生理食塩水で腹腔内を十分に洗浄します。このとき、出血や胆汁漏がないかをしっかりと確認します。切離面に組織接着剤を貼付して肝切離面、ウインスロー孔、右横隔膜下などにドレーンを留置します。

> 腸管の動きが悪いと、腸内細菌が胆管空腸吻合部を通って肝臓内に入り、胆管炎を発症する場合があります。

これだけ覚える！術後ケアの重要ポイント一覧表

	起こりうる合併症	術後出血、胆汁漏、腹腔内膿瘍、術後肝不全、腹水貯留、胸水貯留、無気肺、術後肺炎、外科的糖尿病、創感染、術後腸閉塞
	注意すべきドレーン排液	・血性排液（術後出血） ・胆汁性排液（胆汁漏） ・膿性排液（腹腔内膿瘍） ・ワインレッド色排液（膵液瘻） →いずれの場合もドクターコールが必要！
	注意すべき症状	発熱、腹痛、血圧低下、脈拍数の上昇、尿量低下、嘔吐、腹部膨満、冷汗、四肢の冷感、口喝の増強、意識障害
	術式特有の食事指導	禁酒を勧める

なぜ重要？とことん解説！

注意すべき合併症と、観察・対応

●ドレーン排液の性状から、術後出血と胆汁漏に注意する

　胆道再建を含む肝切除の場合も、ドレーン排液の性状に注意し、血性が強い場合は術後出血を、茶褐色調の排液が増加すれば胆汁漏を疑う必要があり、ドクターコールが必要です。また、膵臓周囲のリンパ節を郭清する際に膵臓実質を損傷して、術後に膵液瘻を発症する場合があります。その場合、ワインレッド色のドレーン排液が観察されることがあり、ドクターコールが必要です。

●術後肝不全に注意

　胆道再建を含む肝切除術は大量肝切除になることが多く、また胆道再建のほかに血管切除再建が必要な場合もあり、手術時間が長くなることが多いです。そのため、手術侵襲がより大きくなるため、術後肝不全に注意が必要です（表1、2）。術後肝不全になると、肝臓の機能であるグリコーゲンの貯蔵、アルブミンは凝固因子といったタンパク質の合成、アンモニアなどの解毒やビリルビンの排泄といった機能が低下します。術後肝不全は「術後5日目以降でプロトロンビン時間延長かつ血清総ビリルビン高値がみられるもの」と定義されています。術後肝不全の危険因子として、術前の肝予備能が低い、残肝容積が小さい、門脈圧亢進症、術後の感染症などが挙げられます。肝不全によって、黄疸、胸腹水の貯留、肝性脳症、肝腎症候群（▶用語解説）などを引き起こし、多臓器不全に陥る場合もあります。治療として新鮮凍結血漿やアルブミン製剤の投与や、経腸栄養による栄養管理、血漿交換や血液透析ろ過といった血液浄化法を施行します。

　ドレーンの排液が漿液性であってもドレーンの腹水が減らない、あるいは増加する場合には術後肝不全を疑う必要があります。腹水貯留は、腹囲や体重の変化でも確認することができます。長時間手術の場合や出血量が多い場合、感染などの合併症を発症している場合は注意が必要です。

術後の腹水遷延は血管内の脱水を引き起こすため、患者さんの症状として口渇や尿量の低下がみられる場合があります。また、眼球結膜の黄染や、褐色尿は黄疸のサインであり、これらの有無を観察することが重要です。肝性脳症を発症すると羽ばたき振戦（▶用語解説）や意識障害をきたす場合もあります。肝性脳症は便秘を誘因にして発症する場合も多いため、排便状況にも注意が必要です。

● 門脈圧亢進症に伴う消化管出血に注意する

残肝容積が小さく門脈圧亢進症を呈すると胃食道静脈瘤（図1）や門脈圧亢進症性胃症による消化管出血をきたす場合もあります。救急内視鏡やSBチューブによる止血などICU管理が必要になる場合があります。血圧低下や脈拍上昇、それに伴う黒色便や吐血といった症状がみられたらドクターコールが必要です。

胆道再建による合併症

● 胆管空腸吻合術後の胆管炎に注意する

胆管空腸吻合後は、腸内細菌が吻合部を通って肝臓側に逆流したり、胆管空腸吻合の狭窄により胆汁がうっ滞したりすることにより、術後胆管炎を発症しやすくなります。患者さんの症状としては、急な発熱がみられます。腹痛がみられる場合もありますが、みられない場合もあります。通常、吻合部の安静や吻合部狭窄予防に、胆管チューブが胆管空腸吻合部を越えて肝内胆管に留置されます（図2）。このチューブからの排液の量や性状を観察し、チューブの閉塞や逸脱、術後胆管炎の所見の有無に注意することが大切です。

表1 術後肝不全の症状
● 黄疸　　　　　● 肝性脳症、意識障害
● 腹水増加　　　● 出血傾向
（→体重や腹囲の増加）● 吐下血（消化管出血）
● 口渇、尿量の低下

表2 術後肝不全の発症因子（原因）
● 術前の肝機能低下
● 大きな手術侵襲
（術式や手術時間、出血量など）
● 術後の合併症
（術後出血や胆汁漏、感染症など）

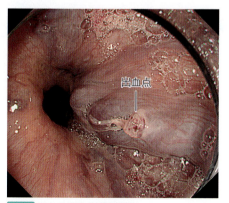

図1 出血を伴う食道静脈瘤

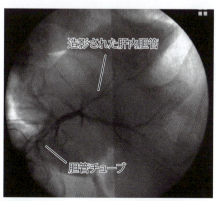

図2 胆管チューブからの術中胆道造影

術中の実写真で手技を見てみよう！

50歳代・女性【胆嚢がん → 肝右葉尾状葉切除、肝外胆管切除、門脈再建、胆管空腸吻合】

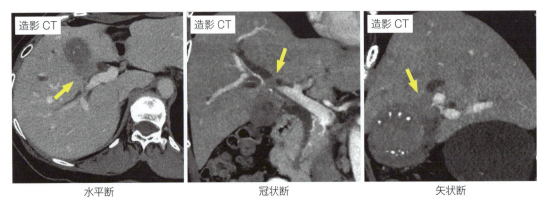

水平断　　　冠状断　　　矢状断

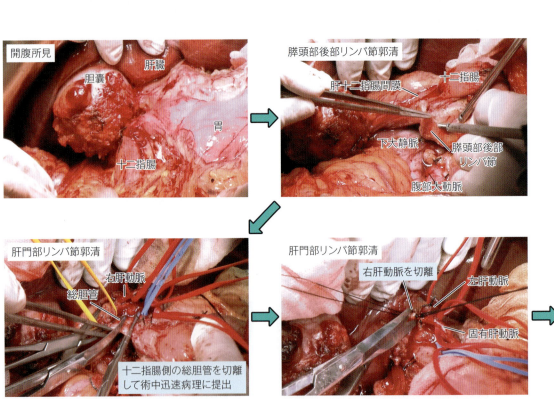

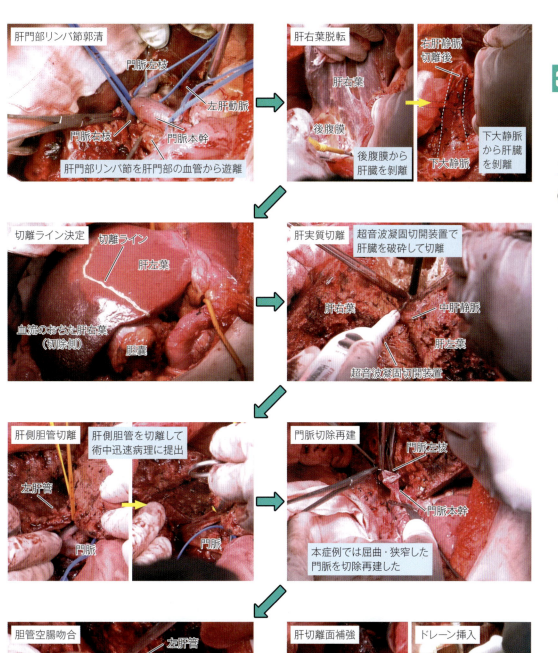

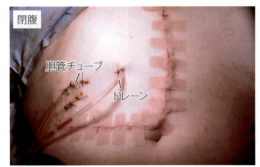

閉腹
胆管チューブ
ドレーン

（終）

用語解説

【羽ばたき振戦】
両腕を前に出して手関節を背屈させたまま保持させようとすると、筋肉の緊張が間欠的に失われ手関節が掌屈し、元の位置に戻そうとして背屈する運動のこと。

【肝腎症候群】
重症の肝疾患に起因する腎障害で、腎血管の収縮に伴う腎血流低下が主な原因。

引用・参考文献
1) 大宮康次郎ほか.【肝門部胆管癌～診断と治療の標準化へ向けて～】周術期管理 肝門部胆管癌術後合併症の早期発見のコツと発生時の対応法. 胆と膵. 45 (6), 2024, 621-6.
2) 渡邊秀一ほか.【術後重大合併症 - これだけは知っておきたい緊急処置法】肝不全. 臨床外科. 72 (6), 2017, 725-9.
3) 岡田尚樹ほか. 胆道再建を含む肝切除術. 消化器外科NURSING 2018年秋季増刊. 馬場秀夫監. 大阪, メディカ出版, 2018, 114-8.

（柿坂達彦、武冨紹信）

3章 肝胆膵の手術 10

❹ 腹腔鏡下胆嚢摘出術

どんな手術？

胆嚢結石症、急性胆嚢炎、胆嚢ポリープなどの良性疾患に対して、病変を取り除くために胆嚢を丸ごと摘出する手術です。最近では、早期の胆嚢がんに対しても行われることがあります。腹腔鏡を使って手術を行うので、開腹手術に比べ傷が小さく、痛みが少なく、回復が早いのが利点です。胆嚢の癒着や炎症が強いときは、開腹手術に切り替える場合があります。

難度の高くない手術ですが、炎症が強いときは、胆嚢管や総胆管の位置がわかりにくくなり、とても難しい手術となります。臍部の1カ所のポートのみで行う単孔式手術を行っている施設もあります。

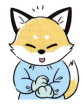

病変部位・切除範囲

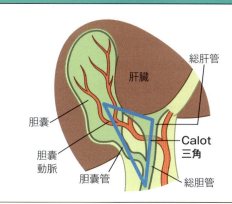

Calot三角で胆嚢動脈と胆嚢管を同定し、クリッピングして切離します。そのあと、胆嚢を肝臓より剥離し、胆嚢を摘出します。

術中体位

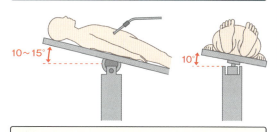

仰臥位で頭高位とし、さらに患者右側を高くします。これにより、胆嚢以外の臓器が体の左下へ移動し、胆嚢の周りの操作がしやすくなります。

ポート挿入位置

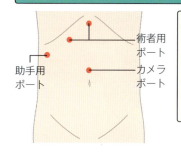

臍部よりポートを挿入し、気腹後に腹腔鏡を挿入します。その後、通常、3カ所にポートを挿入します。

手術の流れと、術後ケアにつながる手術操作

　まず、臍部よりカメラポートを挿入し、気腹したあとに腹腔鏡をお腹の中に挿入します。助手が鉗子で胆嚢を持ち、体の右上へ挙上し、術野を作ります。術者は、電気メスや超音波凝固切開装置を使って、胆嚢の漿膜を胆嚢全周に沿って剥離します。続いて、Calot三角（カローさんかく）と呼ばれる領域を、腹側、背側より剥離します。Calot三角とは、胆嚢管、総肝管、肝下面で囲まれた三角形の領域で、この領域を胆嚢動脈が走行しているため、注意深い操作が必要とされます。胆嚢頸部からCalot三角の剥離を行い、胆嚢管と胆嚢動脈を露出し、それぞれクリッピングしたのち切離します。ドレーンは、術中に過度な出血や胆汁漏がなければ必ずしも必要ではありませんが、肝下面に留置することもあります。

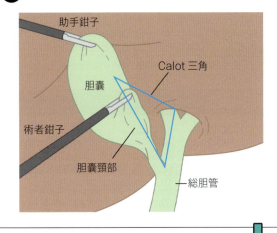

Calot三角の剥離時の視野展開

まず、助手が鉗子で胆嚢底部をもち、患者の右側上方へと牽引します。次に、胆嚢頸部を術者が左手の鉗子で持ち、Calot三角を広く展開します。この操作により良好な術野が得られます。

> 肝動脈や胆管の損傷は、Calot三角内の操作で起こります。肝臓へ流入する肝動脈を損傷すると、術後の肝梗塞や肝膿瘍をきたす可能性があります。

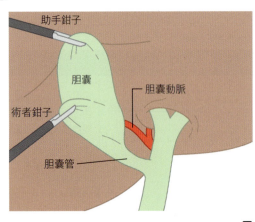

胆嚢動脈と胆嚢管の同定

Calot三角を剥離し、胆嚢管と胆嚢動脈を同定します。胆嚢管を広く露出し、総胆管との識別を行います。

> 総胆管を損傷すると、長期間にわたる胆汁漏や胆管狭窄など、難治性の合併症に発展する可能性があります。

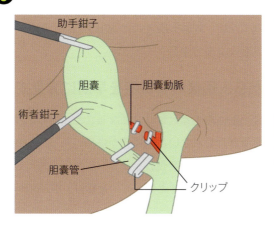

❸ 胆嚢動脈と胆嚢管の切離

胆嚢動脈と胆嚢管を剥離し、クリッピングを行った後に切離します。最後に胆嚢を肝臓より剥離します。回収バッグに胆嚢を収納し、臍部のポートより体外に摘出します。

> 肝臓を損傷すると、術後の出血や胆汁漏の原因となります。

これだけ覚える！術後ケアの重要ポイント一覧表

起こりうる合併症	出血、胆汁漏、胆管狭窄、他臓器損傷、腹腔内膿瘍、腹膜炎、創部感染、皮下気腫、全身麻酔によるもの（肺炎、肺塞栓、心筋梗塞など）	
注意すべきドレーン排液	・**血性**：出血（発見したらドクターコールが必要） ・**黄褐色**：胆汁漏 ・**白色混濁**：腹腔内膿瘍	
注意すべき症状	発熱、腹痛、黄疸、ショックや出血（発見したらドクターコールが必要）	
術式特有の創管理	術前の臍処置、臍部の創の感染徴候の観察	術式特有の食事指導：食事開始後の腹痛の出現に注意する
術式特有の栄養指導	脂肪分の摂取過多に注意する	

なぜ重要？とことん解説！

血管損傷による術後出血、胆管損傷による胆汁漏に注意する

　胆嚢摘出術では、胆嚢動脈を切離したり、肝臓より胆嚢を剥離したりするため、術後の出血に注意が必要です。ときに胆嚢の炎症が高度な場合は胆嚢の血流が豊富となり、出血しやすくなります。開腹手術の既往があったり、胆嚢の炎症により胆嚢周囲の組織が硬く肥厚すると、手術操作が格段に難しくなり、血管や胆管を損傷するリスクが高まります。

　癒着を剥離する際に胆嚢壁を損傷すると、胆汁が腹腔内に漏出するため、手術後の創感染や腹腔

内膿瘍を生じる可能性があります。腹腔内への胆石の落石による遺残結石も、術後に腹腔内膿瘍を形成する原因となります。また、胆嚢の周囲には十二指腸や大腸があり、胆嚢を剥離する際にこれらの腸管に損傷があると、遅発性に腸管に穴が開きます。腸液が腹腔内に漏出すると、腹膜炎という致命的な状態に発展する可能性があるため、注意が必要です。

バイタルサインの変化や排液の性状から、術後の合併症を早期に発見する

いずれの合併症も発症頻度は低いですが、術後出血は起こると致命的になることがあります。また胆汁漏は、腹腔内膿瘍の原因となり、適切な処置が行われないと腹膜炎が併発したり、敗血症につながる場合もあります。患者さんの訴え、バイタルサインの変化、ショック症状の出現に注意が必要です。発熱が持続したり、血液検査で白血球数やCRP値が上昇している際は、腹腔内の感染症を併発している可能性があります。

ドレーンが留置されていれば、排液の性状や量を経時的に観察することで、術後の出血や胆汁漏、腹腔内膿瘍の発生を早期に発見することができます（図1、2）。

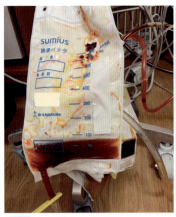
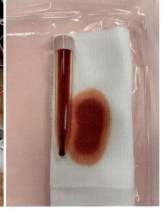

図1 胆汁が混ざった滲出液

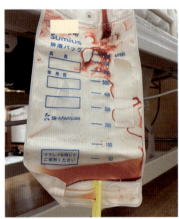
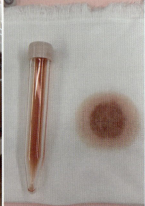

図2 正常な滲出液

発赤、腫脹など、特に臍部創の感染徴候に注意する

術前の不十分な臍処置や、術中操作による感染胆汁の創部への付着が、感染のリスクを高めます。そのため、特に臍部の創は、感染徴候（発赤、腫脹、熱感、圧痛、膿性滲出液、悪臭など）を見落とさないように注意深く観察します。

術後出血の徴候など、異常をみつけた際の対応

血性排液（50mL/時以上が目安）の持続、血圧の低下、頻脈、尿量減少、腹部の強い痛み、意識障害、呼吸状態の悪化を認めた場合には術後出血を疑い、速やかにドクターコールと、ほかのスタッフへの応援要請を行います。患者さんから目を離さずにモニタリングを継続し、循環動態や呼吸状態の安定化に努めます。同時に、血液検査、超音波検査、CT検査、血管造影検査など、必要となる検査の準備を進めます。

ドレーン排液性状の異常や発熱、腹部症状、創部の感染徴候が認められたら、ただちに担当医に報告しましょう。場合によっては、ドレナージや抗菌薬の使用が必要となることもあります。

手術による変化と栄養指導

胆嚢を摘出した後も、食事の制限はありませんが、胆汁分泌の流れの変化により、脂肪消化不良に伴う下痢や腹痛をきたすことがまれにあります。下痢が続く場合は、脂質の多い食事を控えるように指導します。

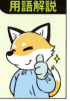

【胆管狭窄】 用語解説
損傷した胆管を縫合で修復すると、胆管が狭くなる場合があります。胆管狭窄は繰り返す胆管炎の原因になります。

引用・参考文献

1) 手嶋伸江ほか. "腹腔鏡下胆嚢摘出術". 消化器外科50の術式別術後ケア イラストブック. 消化器ナーシング2018年秋季増刊. 馬場秀夫監. 大阪, メディカ出版, 2018, 119-22.

（池永直樹、阿部俊也、渡邉雄介、井手野昇、仲田興平、中村雅史）

3章 肝胆膵の手術 10

5 胆管切開切石術

どんな手術？

胆管切開切石術は、総胆管を切開し胆管結石を除去（切石という）する目的で行う手術です。開腹下または腹腔鏡下で行い、胆嚢の摘出も併せて行います。胆管結石は通常 ERCP で切石しますが、巨大な結石や再建腸管のため ERCP で切石できない場合や、肝内結石が疑われる場合などに適応となります。切開した胆管は縫合して閉鎖します。胆汁漏を予防するため、T チューブや C チューブと呼ばれる胆管減圧チューブを総胆管内に留置します。

病変部位・切除範囲

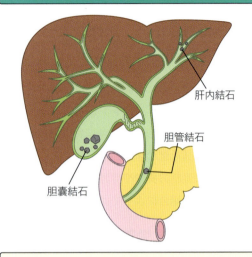

胆石とは胆道系に形成された結石で、発生部位により胆嚢結石、総胆管結石、肝内結石があります。胆嚢を摘出後、総胆管を切開して結石を除去します。

術中体位

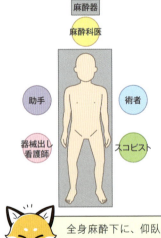

全身麻酔下に、仰臥位または開脚位で行います。

術後の状態

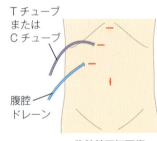
腹腔鏡下切石術

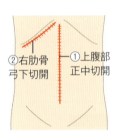
開腹下切石術

腹腔鏡下では臍部、心窩部、そのほか 2 または 3 カ所にポートを入れ手術を行います。開腹下では ①上腹部正中切開、または ②右肋骨弓下切開 で行います。腹腔ドレーンに加え、胆管を減圧するため C チューブや T チューブを留置することがあります。

手術の流れと、術後ケアにつながる手術操作

❶

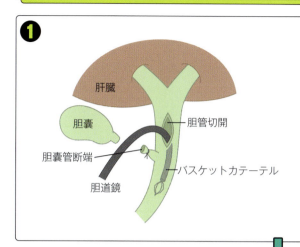

胆嚢の摘出と胆管結石の切石

まず胆嚢を摘出します。次に、胆管の前面を縦に切開します。胆道鏡（▶用語解説）を胆管切開部より挿入し、胆管内を観察します。胆道鏡からバスケットカテーテルや電気水圧砕石機を挿入し、結石を除去します。必要に応じてX線透視下に胆管造影を行い、結石の有無を確認します。

❷

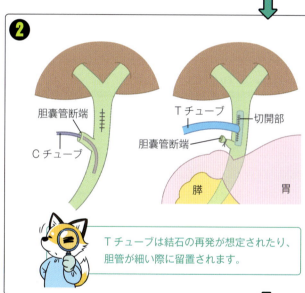

胆管減圧チューブの留置と胆管切開部の縫合閉鎖

胆汁漏を予防するため、胆管減圧チューブを胆管内に留置します。胆管減圧チューブには、その形からCチューブとTチューブと呼ばれる2種類のチューブがあります。多くはCチューブが用いられ、胆嚢管経由で総胆管内に留置し、右側腹部より体外に出します。胆管の切開部は縫合して閉鎖します。Tチューブは胆管切開部より挿入し、チューブが固定されるように胆管を縫合閉鎖します。

Tチューブは結石の再発が想定されたり、胆管が細い際に留置されます。

❸

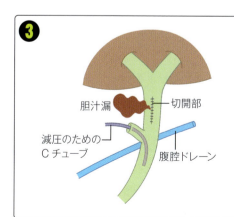

腹腔ドレーン留置

ウインスロー孔と呼ばれる胆管背側から肝左葉背側に抜ける領域にドレーンを留置して手術を終了します。

胆管減圧チューブからの胆汁流出が不十分だと、切開縫合部から胆汁が漏れる可能性があります（胆汁漏）。胆汁漏は、腹腔内膿瘍や腹膜炎に発展し急変する可能性があるため、チューブの固定や排液の状態には注意が必要です。

これだけ覚える！ 術後ケアの重要ポイント一覧表

起こりうる合併症	胆汁漏、胆管炎、閉塞性黄疸、創感染、腹腔内膿瘍、出血、他臓器損傷、腹膜炎、創部感染、全身麻酔によるもの（肺炎、肺塞栓、心筋梗塞など）
注意すべきドレーン排液	・血性：出血（発見したらドクターコールが必要） ・黄褐色：胆汁漏 ・白色混濁：腹腔内膿瘍 ・緑色：胆管炎（感染した胆汁）
注意すべき症状	発熱、腹痛、黄疸、ショックや出血（発見したらドクターコールが必要）、発熱、腹痛、黄疸
術式特有の創管理	Cチューブ・Tチューブ刺入部の観察
術式特有の食事指導	食事開始後の腹痛の出現に注意する
術式特有の栄養指導	脂肪分の摂取過多に注意する

なぜ重要？ とことん解説！

縫合・結紮部からの胆汁漏や、胆管炎に注意する（図1）

胆管を縫合した部分や胆管減圧チューブ（Cチューブ・Tチューブ）を挿入した部分から、胆汁が腹腔内に漏出すること（胆汁漏）があります。腹腔ドレーンの排液が黄褐色になったときは、胆汁が腹腔内に漏出しているサインです。瘻孔ができる前にCチューブ・Tチューブが抜けると胆汁性腹膜炎を併発する可能性があります。また、術後の胆管の狭窄などがあると、胆汁の流れが悪くなり、感染を起こし、胆管炎を発症する可能性があります。

排液が緑色になったり、混濁・浮遊物を含む場合は胆管炎を疑う

胆管減圧チューブ（Cチューブ・Tチューブ）からの排液が緑色になったり、混濁や浮遊物を多く含むようになったりした場合は、胆管炎が疑われます（図2）。胆管炎は、敗血症や播種性血管内血液凝固症候群（disseminated intravascular coagulation；DIC）、ショックに陥りやすいため、バイタルサインや腹部症状などの自覚症状に注意する必要があります。

胆汁が排出できているか、チューブの管理に注意する

胆管減圧チューブ（Cチューブ・Tチューブ）から胆汁の排出が停止したときは、屈曲などによる閉塞がないか、チューブの刺入部から排液バッグまでくまなく確認します。通常、Cチューブは2〜5日程度（場合により1カ月程度）で抜去され、Tチューブは1カ月程度で抜去されます。Tチューブは長期間留置するため、自然脱落にも注意が必要です。浮遊物などでチューブが閉塞され

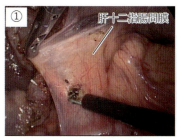
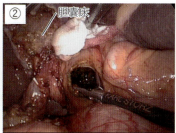
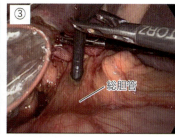
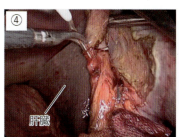

① 総胆管を電気メスで切開する。
② 総胆管内の結石を除去する（切石）。
③ 胆道鏡を総胆管の中に入れ、結石を全て除去したか確認する。
④ 胆嚢管からCチューブを挿入し、チューブの先端を総胆管内に置く。
⑤ 総胆管を縫合して閉鎖する。

図1 胆管切開切石術の実際の様子

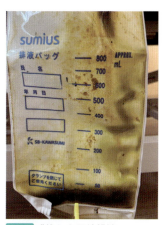

図2 感染した胆汁排液

胆汁の排出が悪い場合は、ミルキングなどを行って排出を促します。

発赤・腫脹など、創の感染徴候に注意する

術前の不十分な臍処置や、術中操作により感染胆汁が創部へ付着すると、感染のリスクが高まります。そのため、感染徴候（発赤、腫脹、熱感、圧痛、膿性滲出液、悪臭など）を見落とさないように注意深い観察が必要です。

胆汁性腹膜炎の徴候と、異常をみつけた際の対応

　血圧低下、頻脈、尿量減少、腹部の強い痛み、意識障害（せん妄を含む）、呼吸状態の悪化などがみられた際は、胆汁性腹膜炎の可能性を考慮し、速やかにドクターコールと、ほかのスタッフの応援要請を行います。モニタリングを継続し、循環動態・呼吸状態の安定化に努めます。抗菌薬の使用や手術が必要となることもあります。

手術による変化と栄養指導

　消化管への胆汁の排出が減ると、脂肪の消化機能が低減し下痢を起こすことがあります。そのため、脂肪分の摂取過多に注意が必要です。

用語解説
【胆道鏡】
胆管の中を観察するために使う細い内視鏡。カメラの横に鉗子口があり、鉗子を使って結石を砕いたり、除去することができる。

引用・参考文献

1) 下條暢子ほか．"胆管切開切石術"．消化器外科50の術式別術後ケア イラストブック．消化器ナーシング2018年秋季増刊．馬場秀夫監．大阪，メディカ出版，2018，123-6．

（池永直樹、阿部俊也、渡邉雄介、井手野昇、仲田興平、中村雅史）

3章 肝胆膵の手術 10

6 膵頭十二指腸切除術

どんな手術？

膵頭部がんや胆管がん、十二指腸乳頭部（ファーター乳頭部）がん、膵管内乳頭粘液性腫瘍（IPMN）、内分泌腫瘍などの腫瘍に対して行われます。胃を切除する範囲に応じて手術名が異なります。胃を約3分の2切除すると膵頭十二指腸切除術（PD）、幽門輪から4～5cm口側で胃を切離すると亜全胃温存膵頭十二指腸切除術（SSPPD）、幽門輪すぐ口側で切離すると幽門輪切除膵頭十二指腸切除術（PrPD）といいます。

近年は開腹手術だけではなく、低侵襲手術（腹腔鏡下やDa Vinciなどの手術支援ロボット）で行われることが増えています。開腹手術では仰臥位で、低侵襲手術では開脚位、頭高位で行います。膵頭部および十二指腸を後腹膜や周囲組織より剝離し、膵・胆管・胃・空腸を切離します。再建は、①膵-空腸吻合、②胆管-空腸吻合、③胃-空腸吻合の順で行います（Child変法という）。膵-空腸吻合ではなく、膵-胃吻合を行う施設もあります。筆者の施設では、ドレーンは1本のみ留置します。

病変部位・切除範囲

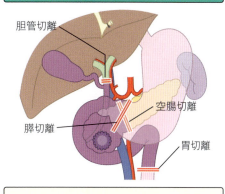

膵頭部や胆管の病変に対し、膵頭部・十二指腸・胆管・胆嚢を切離する術式で、侵襲の大きな手術のひとつです。

術後の状態

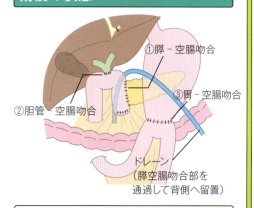

Child変法の再建図です。挙上空腸の先から、①膵-空腸吻合、②胆管-空腸吻合、③胃-空腸吻合の順となります。ドレーンは施設により1～3本留置します。

術中体位

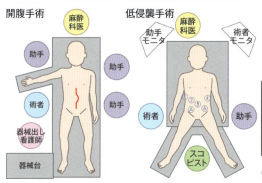

開腹手術では鳩尾（みぞおち）から臍の下までの正中切開、低侵襲手術では10mmまでの孔を5～6カ所開けて手術を行います。

Ⓐ：アシスタント（助手）用のポート

手術の流れと、術後ケアにつながる手術操作

❶

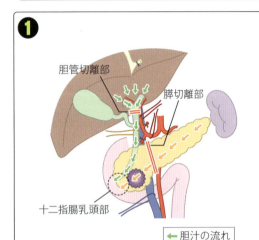

胆管切離、膵切離

胆嚢を摘出し、胆管を切離します。胆管は肝臓から出て膵頭部を通り、十二指腸へとつながり、中には胆汁が流れます。十二指腸につながる部位を十二指腸乳頭部（ファーター乳頭部）といいます。胆管が閉塞すると「閉塞性黄疸」を発症します。
膵臓は頭部と体部の間で切離します（背側に門脈-上腸間膜静脈が走行します。膵臓で作られた膵液は膵管を通って、十二指腸乳頭部より十二指腸へ分泌されます）。

> 膵臓、胆管を切った後、再建を行って膵液、胆汁の通り道を作ります。縫合不全が起こると、膵液瘻、胆汁漏となります。

❷

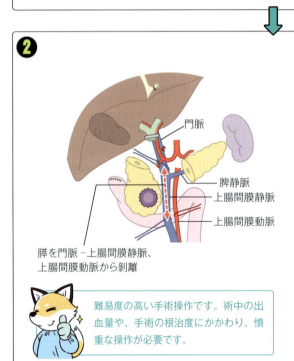

膵頭部を門脈-上腸間膜静脈、上腸間膜動脈から剝離・切離

膵液、胆汁はどちらも消化酵素であり、食事中のタンパク質や脂質を吸収する役割があります。吸収した栄養素は血中へ入り、「上腸間膜静脈」へ流れます。上腸間膜静脈は、脾臓からの静脈である「脾静脈」と合流し、「門脈」と名前が変わります。膵頭部はこの門脈-上腸間膜静脈とぴったりくっついており、膵がんなどがこの血管に浸潤している場合、門脈合併切除が必要です。また、膵頭部は、膵頭神経叢と呼ばれる神経の束で、「上腸間膜動脈」とくっついています。この神経叢を切離する際に出血することが多く、慎重な操作が必要です。

> 難易度の高い手術操作です。術中の出血量や、手術の根治度にかかわり、慎重な操作が必要です。

❸

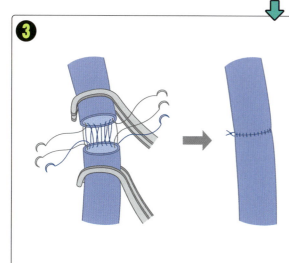

門脈合併切除、再建

膵がんなどが上腸間膜静脈あるいは門脈に浸潤している場合、一部合併切除を行います。肝臓に血液を送る非常に重要な血管であり、再建に時間が掛かり過ぎると肝不全を引き起こすこともあるため、短時間で正確な操作が必要な高難度手技です。

> 術後に門脈吻合部が狭窄したり、門脈に血栓ができると、循環不全となり生命に危険を及ぼしかねない重篤な状態となることがあります。

❹

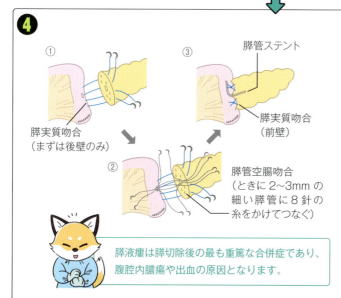

膵空腸吻合

膵臓と挙上空腸を吻合します。近年はBlumgart（ブルンガルト）法という方法を一部改良して行われることが多くなっています。膵管と、空腸に開けた小さな孔を細い糸で吻合し（膵管空腸吻合）、次いで膵実質と空腸の壁（漿膜筋層という）をつなぎます。膵液の流れを助けるために、膵管ステントを留置します。膵管ステントは、5cmくらいに切って留置する方法（ロストステント）と体外へ出す方法（外ステント）があります。

> 膵液瘻は膵切除後の最も重篤な合併症であり、腹腔内膿瘍や出血の原因となります。

❺

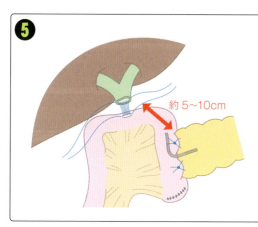

胆管空腸吻合

胆管と空腸を吻合します。膵空腸吻合部から約5〜10cm肛門側で吻合します。胆管空腸吻合部にも減圧目的にステントを留置することがあります。

> 術後胆汁瘻が起こると腹膜炎の原因となります。多くはドレナージで治癒しますが、再手術が必要となることもあります。

❻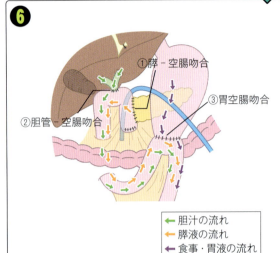

①膵-空腸吻合
②胆管-空腸吻合
③胃空腸吻合

← 胆汁の流れ
← 膵液の流れ
← 食事・胃液の流れ

再建終了（ドレーン留置、閉創）

幽門切除膵頭十二指腸切除術、Child 変法再建の終了図です。膵液、胆汁、食事・胃液の流れを示しています。ドレーンは当科では膵頭部を腹側から背側へ回り込むように 1 本だけ留置します。施設によっては 2〜3 本留置します。また、膵管ステントを外ステントとする場合は、これも体外へ出します（ドレーンと比べて非常に細いチューブです）。

吻合部の多い複雑な手術であることがわかります。ドレーン排液の性状、量の観察は術後ケアの重要なポイントの一つです。

これだけ覚える！ 術後ケアの重要ポイント一覧表

	起こりうる合併症	膵液瘻、胆汁漏、腹腔内膿瘍、腹腔内出血、胃内容排泄遅延、乳び腹水、下痢など
	注意すべきドレーン排液	・**赤色（血液）**：出血を発見次第、ドクターコール！ ・**ワインレッド（暗赤色）**：膵液瘻を疑う ・**赤褐色、黄白色、灰色、緑色など**：膵液瘻から感染を起こし、腹腔内膿瘍となるとワインレッドから多彩に色が変わる ・**黄金色、茶色**：胆汁瘻を疑う ・**乳白色**：乳び漏（乳び腹水）を疑う（3 章 -8 で詳しく解説）
	注意すべき術後症状	ドレーン排液に鮮血が見られれば術後出血の可能性があるため、ドクターコールが必要。そのほか、突然の腹痛や発熱などは、膵液瘻や胆汁漏の可能性がある
	術式特有の食事指導	ダンピング症状が起こることがある。胃内容排泄遅延が起これば絶食期間が長くなったり、食事形態を通常よりゆっくり上げる必要がある
	術式特有の栄養指導	膵液の分泌量が減るため、高力価膵消化酵素補充剤（リパクレオン®）を内服する

なぜ重要？とことん解説！

膵液瘻

●どのような危険があるか

　膵液瘻は膵空腸吻合部の縫合不全により起こり、膵切除術において最も大きな問題です。膵頭十二指腸切除術では 10～30% の発生率とされています。純粋な膵液は無色透明（図1ⓐ）であり、このままでは消化能力がありません。腸液と混ざったり、感染をきたすと活性型に変化し、タンパク質を消化します。人の体もタンパク質でできているため、自己組織の消化を起こします。血管壁を障害すると仮性動脈瘤ができ、腹腔内出血の原因となります（腹腔内出血については、次項3章7で解説します）。

●排液の特徴

　術後のドレーン排液は、異常がなければ透明な黄色～橙色（図1ⓑ）ですが、膵液瘻のドレーン排液はワインレッド（図1ⓒ）となることが知られています。膵液中のアミラーゼ値を測定し、診断します。膵液瘻は感染をきたすことが多く、腹腔内膿瘍の原因となります。そうなればドレーン排液は赤褐色や黄白色、灰色、緑色などの多彩な色調を呈します（図1ⓓ）。適宜培養検査を行い、原因菌にあった抗菌薬を選択することが重要です。

●その他の重要な観察点

　膵液瘻の観察において、ドレーン排液の性状や量の観察は重要ですが、発熱や頻脈といったバイタルサインにも留意します。また、急な腹痛は膵液瘻が原因であることも多いです。膵液が腹膜に触れると激痛を訴えることがあります。

●ドレーン管理における注意点

　膵液瘻がみられれば、ドレーンを長期に留置したり、ドレーン交換を行うことがあります。また、追加で経皮的なドレナージを行うことがありますので、どのドレーンがどこに留置されているかを確認することも大切です。

　ドレーンが複数本留置されている場合でも、周術期リハビリテーションは術後早期回復に向けて

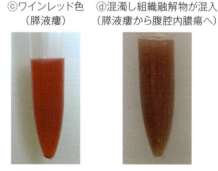

ⓐ無色透明（純粋な膵液）　ⓑ漿液性（異常所見なし）　ⓒワインレッド色（膵液瘻）　ⓓ混濁し組織融解物が混入（膵液瘻から腹腔内膿瘍へ）　ⓔ黄金色（胆汁漏）

図1　膵頭十二指腸切除後のドレーン排液

非常に有効であるため、積極的に歩行することが大切です。ただし、ドレーンが抜けてしまわないようにしっかりと固定したり、引っ張ることがないように指導することも重要です。

胆汁漏

胆管-空腸吻合部の縫合不全が原因ですが、約3〜5%の発症率と、膵液瘻に比べれば頻度は低いです。ドレーン排液は黄金色〜茶色を呈し（図1 ⓔ）、ドレーン排液のビリルビン値を測定して診断します。胆汁も腹膜と触れると腹膜刺激症状（急な腹痛）がみられます。ドレナージで治癒することが多いですが、場合により再手術を要することがあります。

胃内容排泄遅延

術後に胃の蠕動運動が弱くなり、食事や胃液が吻合部を通過せず、胃内で停滞してしまう状態です（図2）。術後の約10〜30%にみられます。嘔気、食欲不振、腹部膨満感、胸やけなどの症状が出現し、嘔吐することもあり、このような場合には絶飲食、経鼻胃管留置が必要になることがあります。時間とともに軽快することがほとんどですが、栄養不良や入院期間延長の原因となります。胃の蠕動を促進する漢方薬（六君子湯）が有効なことがあります。

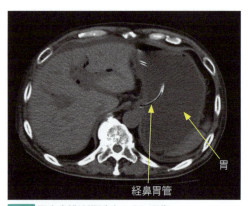

図2 胃内容排泄遅延時のCT画像
胃内容物が多量に貯留し、胃が拡張している。経鼻胃管が留置されている。

用語解説

【POPF】
膵液瘻（postoperative pancreatic fistula）は、頭文字をとってPOPFと略される。重症度によって、グレードA（biochemical leak；BL）、B、Cに分類される。

【DGE】
胃内容排泄遅延（delayed gastric empty）は、頭文字をとってDGEと略される。こちらも重症度によってグレードA、B、Cに分類される。

※どちらの用語も医師のカルテでは「POPF」「DGE」と記載されることがある

引用・参考文献
1) 清水敦史ほか. 膵頭十二指腸切除術. 消化器外科NURSING. 21 (11), 2016, 1001-9.
2) 小林良平ほか. 膵頭十二指腸切除術. 消化器外科NURSING 2018年秋季増刊. 2018, 127-32.
3) 川井学ほか. 膵頭十二指腸切除術. 消化器外科NURSING. 22 (10). 2017, 898-903.

（清水敦史、川井 学）

3章 肝胆膵の手術 10

7 膵体尾部切除術

どんな手術？

　膵体尾部の腫瘍に対して行う手術です。膵臓がんや膵管内乳頭粘液性腫瘍（IPMN）、膵内分泌腫瘍、粘液性囊胞性腫瘍（MCN）などがあります。近年は低侵襲手術（腹腔鏡下やDa Vinciなどの手術支援ロボット）で行われることが増えており、開腹手術では仰臥位で、低侵襲手術では開脚位、頭高位で行います。一般的には隣接する脾臓を切除しますが、一部のIPMNや膵内分泌腫瘍のような低悪性度の腫瘍の場合には、脾臓を温存することがあります（脾温存膵体尾部切除術）。膵臓がんの場合は根治度を高めるために、背中側の脂肪組織や左副腎を合併切除することがあります。

　特殊な例を除き、再建はありません。ドレーンは膵切離断端を通過して左横隔膜下へ留置します。

　本項では腹腔鏡下膵体尾部切除術について解説します。

病変部位・切除範囲

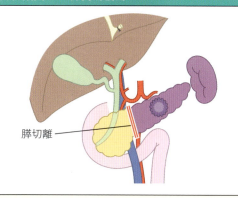

門脈-上腸間膜静脈のレベルより左側の膵体尾部を切除します。通常は脾臓も合併切除しますが、脾臓を温存する術式もあります。

術中体位

開腹手術　　　低侵襲手術

開腹術では鳩尾（みぞおち）から臍の下までの正中切開、低侵襲手術では10mmまでの孔を5〜6カ所開けて手術を行います。

Ⓐ：アシスタント（助手）用のポート

膵臓は自動縫合器での切離がよく行われています。再建はありません。通常、ドレーンは1本留置します。

術後の状態

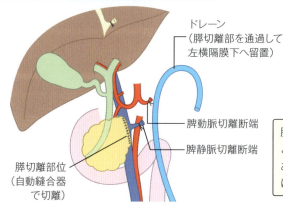

手術の流れと、術後ケアにつながる手術操作

❶

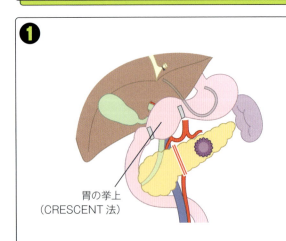

胃の挙上
(CRESCENT法)

胃の挙上、膵臓の露出

腹腔鏡下あるいはロボット支援下膵体尾部切除術では、膵体尾部の腹側に存在する胃をうまく除ける必要があります。筆者の施設ではCRESCENT法という方法を用いて、胃を腹壁に吊り上げて視野を展開します。

> 胃に直接針を刺して腹壁に吊り上げることもありますが、術後、特に問題となることはありません。

❷

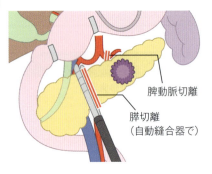

脾動脈切離
膵切離
（自動縫合器で）

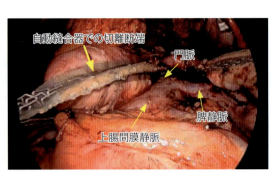

自動縫合器での切離断端
門脈
脾静脈
上腸間膜静脈

膵切離

門脈-上腸間膜静脈のレベルで（「門脈直上で」と表現する）自動縫合器を用いて膵を切離します。膵臓の厚みは10〜20mm程度ありますが、自動縫合器によって3mmほどに圧縮し、切離します。切離時には膵臓が裂けないように、10〜15分かけてゆっくりと圧挫、切離します。

> 術後の膵液瘻の有無に直結する操作であり、慎重に行います。

❸

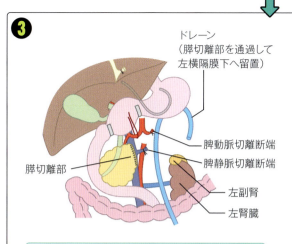

ドレーン
（膵切離部を通過して左横隔膜下へ留置）
脾動脈切離断端
脾静脈切離断端
膵切離部
左副腎
左腎臓

液体の貯留する部位をドレーンが通過していないと、ドレナージ不良となり、膵液瘻の原因となります。ドレーン排液の性状や量に加え、バイタルサインや腹部症状にも注意が必要です。

切除終了、ドレーン留置

膵切離後、膵体尾部および脾臓を後腹膜から剥離し、摘出します。膵臓がんの場合、膵体尾部を後腹膜ごと切離し、腫瘍からの切離距離を十分保つことでがんを取り残さないようにします。膵体尾部の背側には左副腎や左腎臓があり、がんが近接あるいは浸潤している場合にはこれらを合併切除することがあります（図では左副腎や左腎臓を温存している）。膵体尾部切除後は、膵切離断端付近と左横隔膜下に液体貯留しやすいため、ドレーンは膵切離断端近くを経由して左横隔膜下へ留置します。==膵頭十二指腸切除術と異なり、胆汁、膵液、食事・胃液の流れは保たれているため、再建は不要==です。

❹

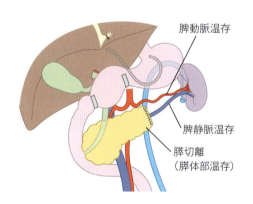

脾動脈温存
脾静脈温存
膵切離（膵体部温存）

脾臓が温存できた患者さんには不要ですが、脾臓を合併切除した患者さんには肺炎球菌ワクチンの接種歴を聴取し、未接種であれば接種してもらいましょう。

脾温存膵体尾部切除術について

一部のIPMNや膵内分泌腫瘍などの低悪性度腫瘍に対しては、脾臓を温存する場合があります。脾臓に出入りする脾動脈、脾静脈は膵臓にぴったりくっついて走行するため、これらの血管を膵臓から剥離する操作が必要となり、脾臓を合併切除する場合に比べ難易度が高くなります。図は、膵尾部の低悪性度腫瘍に対する脾温存膵尾部切除術の終了図です。脾臓に加え、膵体部もできるだけ残し、臓器機能の温存に努めています。

脾臓を摘出した場合、脾臓摘出後症候群（OPSI）に注意が必要です。肺炎球菌などによる重症敗血症をきたし、感冒様症状が現れてから急速に状態が悪化し、24時間以内に死亡することがある重症感染症です。これを予防するために、脾臓を摘出する膵体尾部切除術の際には肺炎球菌ワクチンを接種します。脾臓を温存することで、このOPSIを起こさないというメリットがあります。

これだけ覚える！術後ケアの重要ポイント一覧表

起こりうる合併症	膵液瘻、腹腔内膿瘍、腹腔内出血、胃内容排泄遅延、乳び腹水、下痢、血糖値異常など
注意すべきドレーン排液	・赤色（血液）：出血を発見次第、ドクターコール！ ・ワインレッド（暗赤色）：膵液瘻を疑う ・赤褐色、黄白色、灰色、緑色など：腹腔内膿瘍 ・乳白色：乳び漏（乳び腹水）を疑う
注意すべき術後症状	ドレーン排液に鮮血が見られれば術後出血の可能性があるため、ドクターコールが必要。そのほか、突然の腹痛や発熱などは膵液瘻の可能性がある
術式特有の食事指導	胃内容排泄遅延が起これば、絶食期間が長くなったり食事形態を通常よりゆっくり上げる必要がある
そのほか注意すべき事項	膵液の分泌量が減るため、高力価膵消化酵素補充剤（リパクレオン®）を内服する。下痢のある患者さんには、回数・程度・量を聴取する（電解質異常に注意）

なぜ重要？とことん解説！

膵液瘻

　膵体尾部切除術後の10〜40％に発生するとされ、膵頭十二指腸切除より頻度は多いとされています。ただし、膵頭十二指腸切除と異なり、膵液瘻による液体や膿汁の貯留は胃の背側から左横隔膜下にみられます。この部位に液体が貯留すると、胃や肋骨が邪魔をすることで腹壁からドレーンを留置するのが困難になることが多く、最近では超音波内視鏡を用いて経胃的にドレナージチューブを留置することが行われるようになっています（超音波内視鏡下経胃膿瘍ドレナージ［図1］）。経胃的に留置したチューブを鼻から体外へドレナージし、7〜10日後にCT検査にて十分なドレナージが行われていることを確認した後、チューブを切断し胃の中に落とし込みます。そうすることで患者さんからはチューブがフリーとなり、炎症も落ち着いていれば退院が可能となります。体外からの穿刺に比べてチューブがフリーとなるまでの期間が短く、有用な方法です。

腹腔内出血（術後出血）

　膵切除術後において、最も注意すべき合併症です。出血が多くなり出血性ショックとなると、血圧低下や意識レベル低下をきたし、心停止に至ることもあります。手術当日〜翌日で生じる出血と、術後7日〜20日程度で生じる膵液瘻が原因となる出血があります。

●手術当日〜翌日で生じる出血
　術中の不完全な止血や凝固能の破綻などが原因と考えられます。ドレーン排液は手術後から帰室後すぐは血性ですが、時間とともに淡血性〜漿液性となります。血性排液の持続または増加

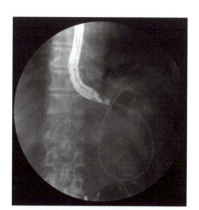
超音波内視鏡下経胃膿瘍ドレナージ

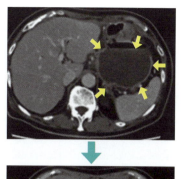

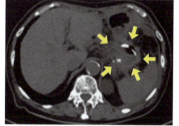
胃背側の膿瘍のスペースが小さくなっている。

図1 超音波内視鏡下経胃膿瘍ドレナージ留置後のCT画像

（100mL/時以上）、意識レベル低下、血圧低下（収縮期血圧90mmHg以下）、頻脈（100回/分以上）がみられたら、担当医へ連絡のうえ医療スタッフの応援を要請し、モニタリングを継続します。補液、輸血の準備を行い、循環・呼吸動態の安定に努め、ただちに必要な治療室や手術室に移動するために点滴ルートやカテーテル、モニタのコードなどを整理しておくことも重要です。

● 術後7日〜20日で生じる出血

■ どのような対応が必要か

　膵液瘻が原因となっていることが多く、膵液瘻により動脈の血管壁が脆弱となり、破綻することで出血をきたします。腹腔内での大量出血が出現する少し前に予兆出血（センチネルブリーディング）を認めることがあります。ドレーンが留置されていれば、ドレーン排液に突如、微量の出血が混じります。このようなときには、大量出血の予兆の可能性がありますので、自覚症状がなくバイタルサインに異常がなくとも、即時ドクターコールしましょう。

　迅速に適切な処置が行われれば大量出血を防止することができます。また、ドレーンが留置されていないときでも出血を起こすことはあり得ます。その場合、「突然の強い腹痛」がその予兆とも考えられるため、強い腹痛を訴えた場合には漫然と鎮痛薬を使用するのではなく、ドクターへの迅速な報告をしてください。

■ どのような治療を行うか

　出血に対する治療の第一選択はIVR（interventional radiology）といって、血管造影下に治療を行います。鼠径部あるいは手首や肘の動脈よりカテーテルを挿入し、出血部位をコイルや塞栓

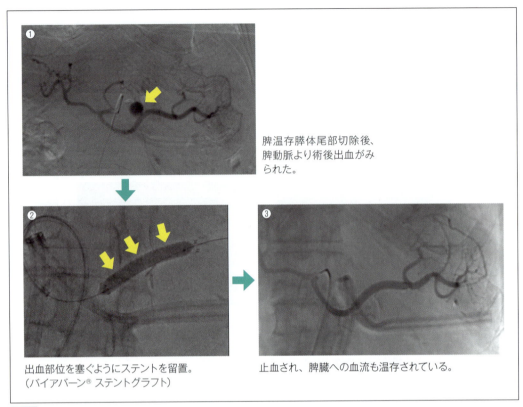

図2 ステント留置による止血

物質を使用して血管を閉塞させることで止血します。最近は、血管を閉塞させずにステント（バイアバーン® ステントグラフト）を留置することで臓器血流を温存し、止血できることもあります（図2）。

用語解説

【DP】
膵体尾部切除術（distal pancreatectomy）は、頭文字を略してDPと記載される。

【SPDP】
脾臓温存膵体尾部切除（spleen preserving distal pancreatectomy）は、頭文字を略してSPDPと記載される。

引用・参考文献
1) 小林良平ほか. 膵体尾部切除術. 消化器外科NURSING 2018年秋季増刊. 2018, 133-6.
2) 北畑裕司ほか. 膵体尾部切除術. 消化器外科NURSING. 22（8）. 2017, 720-4.

（清水敦史、川井 学）

3章 肝胆膵の手術 10

8 膵全摘術

どんな手術?

　主膵管型の膵管内乳頭粘液性腫瘍（IPMN）や、膵臓がんが膵全体に広がっている場合に行われます。ときに、膵頭十二指腸切除術や膵体尾部切除術を予定されていた術中に、膵臓の切離した断端に迅速病理検査でがんがみられた場合、そのままではがんを取り残してしまうため膵全摘術に術式が変更となることがあります。膵臓を全て摘出するので、==膵臓の内分泌機能、外分泌機能が全て失われます==。具体的には、糖代謝異常、消化吸収障害が起こるため、術後のインスリン導入や高力価膵消化酵素補充剤（リパクレオン®）の内服が必要となります。

　膵全摘術は開腹下、仰臥位で行います。膵頭部および十二指腸を後腹膜や周囲組織より剥離した後、胆管・胃を切離します。膵臓は切離しないため、膵体尾部および脾臓を後腹膜より剥離した後に、膵頭部を門脈-上腸間膜静脈、上腸間膜動脈より剥離して摘出します。再建は、①胆管-空腸吻合、②胃-空腸吻合の順で行います。ドレーンは筆者の施設では基本的には留置していませんが、胆管空腸吻合部背側に1本留置する場合もあります。

病変部位・切除範囲

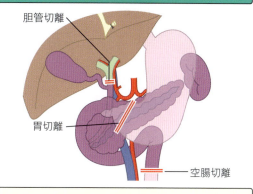

膵頭十二指腸切除と膵体尾部切除を同時に行う侵襲の大きな手術です。

術中体位

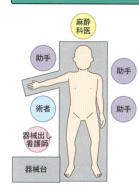

鳩尾（みぞおち）から臍の下までの正中切開で手術を行います。

術後の状態

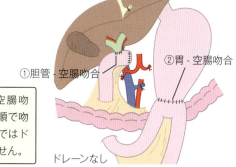

挙上空腸に①胆管-空腸吻合、②胃-空腸吻合の順で吻合します。筆者の施設ではドレーンを留置していません。

手術の流れと、術後ケアにつながる手術操作

❶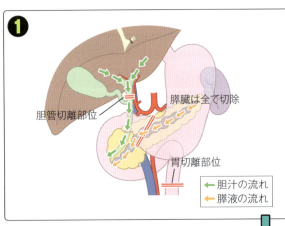

胆管切離

膵頭部を後腹膜より剝離した後、胆嚢を摘出、胆管を切離します。膵頭十二指腸切除と異なり、膵臓は切離しません。

> 胆管を切離し、再建を行って胆汁の通り道を作ります。縫合不全が起こると胆汁瘻となります。

❷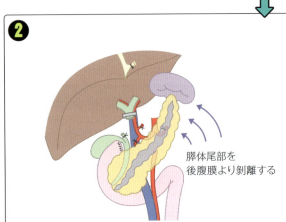

膵体尾部および脾臓を後腹膜より剝離

膵体尾部および脾臓を後腹膜より剝離します。膵体尾部切除術と異なり、膵臓を切離せずに剝離をするため視野が狭く、出血をきたしやすい操作です。

> 特に術後ケアに関わる操作ではありませんが、術中出血が多いと術後のバイタルサインが不安定になったり、輸血を行わなければならなくなることがあります。

❸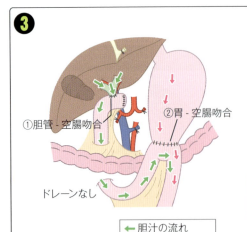

再建終了図

胆管-空腸吻合、胃-空腸吻合は膵頭十二指腸切除術と同様に行います。胆汁、食事・胃液の流れを示しています。膵臓は全て切除しているため、膵液の流れはないことがわかります。ドレーンは筆者の施設では留置していませんが、胆管-空腸吻合部背側に1本留置することもあります。

> ドレーンを留置していない場合、まれに術後腹水が貯留し、腹部膨満の原因となることがあります。また、ドレーンによる情報がないため、血圧低下や意識障害の際には術後出血を念頭に置く必要があります。

これだけ覚える！術後ケアの重要ポイント一覧表

⚠️	起こりうる合併症	糖代謝異常（高血糖、低血糖）、乳び腹水、胆汁漏、腹腔内膿瘍、胃内容排泄遅延、下痢など
🧪	注意すべきドレーン排液	ドレーンを入れた際には以下のドレーン性状に留意！ ・黄金色、茶色：胆汁瘻を疑う ・乳白色：乳び漏（乳び腹水）を疑う ※ドレーンを留置せず、腹水が増加した際に腹水穿刺をすることで上記の性状を確認することがある
〰️	注意すべき術後症状	・高血糖症状：喉の渇きや疲労感を呈する。重度になると嘔気や意識混濁をきたす ・低血糖症状：手足のふるえ、冷や汗を呈する。重度になると意識障害が現れる ・突然の腹痛：胆汁漏や術後出血の可能性がある ・腹部膨満：腹水貯留、乳び漏（乳び腹水）の可能性がある
🍴	術式特有の食事指導	ダンピング症状が起こることがある。胃内容排泄遅延が起こった場合は、絶食期間が長くなったり食事形態を通常よりゆっくり上げる必要がある
🥕	術式特有の栄養指導	・血糖値異常が出現するため、適切な血糖測定、インスリン製剤の使用が重要 ・低血糖症状（手足のふるえ、冷や汗）が出現すれば速やかに糖分を摂取 ・膵液の分泌がなくなるため、高力価膵消化酵素補充剤（リパクレオン®）を内服

なぜ重要？ とことん解説！

糖代謝異常

●膵全摘術では血糖値を調整する機能をすべて失う

　膵臓の内分泌機能はさまざまありますが（表1）、インスリンやグルカゴンといった血糖値を調節する機能が特に重要です。膵全摘術ではこの機能が全てなくなります。したがって、食事や糖分の摂取（点滴でも！）により容易に高血糖となるため、インスリン投与が必須です。血糖値を上昇させるホルモンであるグルカゴンも膵臓でのみ作られており、この作用もなくなるため、容易に低血糖にもなってしまいます。

表1 膵臓のさまざまな内分泌機能

ホルモン	作用
インスリン	血糖値を低下させる
グルカゴン	血糖値を上昇させる
ソマトスタチン	胆汁・膵液分泌を抑制する
VIP	胃酸・膵液分泌を刺激する

●低血糖は進行すると心停止にも至る

　高血糖はその状態が長く続くことで後々に症状が出現してくるのに対し、低血糖ではすぐに症状が出現します。しかし、低血糖にもかかわらず手足のふるえや冷や汗といった典型的な症状が出現しにくいこともあるため、膵全摘術後の患者さんには注意が必要です。低血糖が疑われる場合はすぐに血糖値を測定し、糖分の摂取をすすめます。特に未明の低血糖には注意が必要です。眠っている間に低血糖が進行すると、冷や汗などに気付かずに意識障害を発症し、心停止に至ることがあります。

　最近は「Free Style リブレ」という血糖測定センサーを腕の裏に装着することで、24時間血糖値をモニタリングできるようになっています。急激な高血糖や低血糖時にアラートで知らせてくれる機能があり、有用です。CTやMRI撮影時には取り外す必要があります。

外分泌機能不全

　膵外分泌機能とは、膵臓でさまざまな消化酵素を作り、膵液として分泌されて食事中の脂質やタンパク質を分解することで、消化・吸収を行う機能のことです（表2）。膵全摘術では膵液を作れなくなるため、消化不良や脂肪便（下痢）、栄養不良、体重減少の原因となります。そのため、高力価膵消化酵素補充剤（リパクレオン®）を内服します。この薬は食事とともに摂取することで消化・吸収を助けますので、食後すぐに内服します。場合により、食事中に内服することも有効と考えられます。

乳び漏（乳び腹水）

　膵切除術、特に膵全摘術では剥離範囲が広くなるため、術後乳び漏（乳び腹水ともいう）となることがあります。乳びとは脂肪を多く含んだリンパ液のことで、腸管から吸収された脂肪がリンパ系を通じて運ばれます。ドレーン排液が乳白色となり（図1）、排液中の中性脂肪濃度を測定することで診断します。

　手術によりリンパ管を損傷することで発症します。通常は自然に治まることが多く、問題となる

表2　膵液中に含まれる消化酵素

消化酵素	作用
アミラーゼ	糖質を分解する
リパーゼ	脂肪を分解する
トリプシン・キモトリプシン	タンパク質を分解する

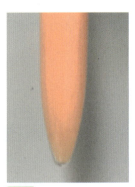

図1　乳び腹水時の排液（白色〜薄ピンク）

ことは少ないですが、まれに難治性となることがあります。ドレーンが留置されている場合には1日あたりの排液量が多くなり、ドレーンがない場合は腹部膨満感が出現します。保存的治療としては絶食や低脂肪食としたり、オクトレオチド（サンドスタチン®）を投与することがあります。

【TP】
膵全摘術（total pancreatectomy）は、頭文字を略してTPと記載される。

用語解説

引用・参考文献

1）小林良平ほか. 膵全摘術. 消化器外科 NURSING. 2018年秋季増刊. 2018, 137-40.

（清水敦史、川井 学）

3章 肝胆膵の手術 10

⑨ 膵中央切除術

どんな手術？

主に膵体部にできた低悪性度腫瘍に対する術式です。内分泌腫瘍や前がん病変にとどまるIPMN、SPN（solid pseudopapillary neoplasm：充実性偽乳頭状腫瘍）などの疾患に適応があります。

膵体部のみをくり抜くような術式であり、膵の切離面が2カ所できることが特徴です。左側の切離は膵体尾部切除と同様に自動縫合器で切離し、右側の切離は膵頭十二指腸のように空腸と吻合を行います。そのため、膵液瘻の頻度は膵頭十二指腸切除術、膵体尾部切除術に比べて高率（約30～40％）とされています。最近ようやく、膵中央切除術も低侵襲手術（腹腔鏡下膵中央切除術）が保険適用となり、症例が蓄積されています。開腹手術では仰臥位で、腹腔鏡下手術では開脚位、頭高位で行います。ドレーンは膵空腸吻合部に1本留置します。

病変部位・切除範囲

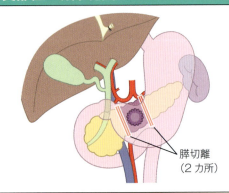

膵体部のみをくり抜くような術式です。一部脾動脈、脾静脈と膵体部の間を剥離する必要があります。

術中体位

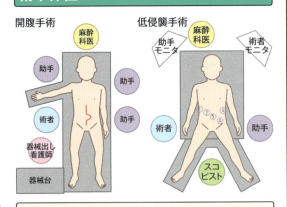

開腹手術では鳩尾（みぞおち）から臍の下までの正中切開、低侵襲手術では10mmまでの孔を5～6カ所開けて手術を行います。

Ⓐ：アシスタント（助手）用のポート

膵尾部と空腸を吻合します。空腸は胃切除術におけるR-Y吻合のように、一旦切離した肛門側空腸を挙上して膵空腸吻合を行い、肛門側でY脚吻合を行います。

術後の状態

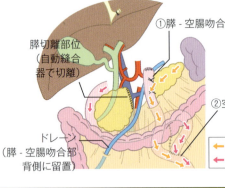

手術の流れと、術後ケアにつながる手術操作

❶

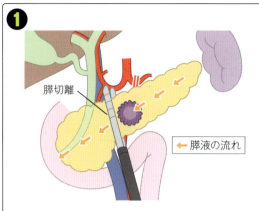
膵切離
←膵液の流れ

膵切離（左側）

膵体尾部切除と同様に、門脈 - 上腸間膜静脈直上で膵を自動縫合器で切離します。10～20mm程度の厚みがある膵を、自動縫合器によって3mmほどに圧縮、切離します。切離時には膵臓が裂けないように、10～15分かけてゆっくりと圧挫、切離します。

> 術後の膵液瘻の発生に直結する操作であるため、慎重に行います。

❷

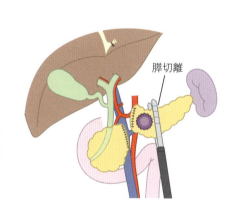
膵切離

膵切離（右側）

膵体部を後方より剝離します。膵尾部と脾臓は温存するため、脾動脈、脾静脈も温存する必要があります。図では右側も自動縫合器で切離しています。後に主膵管の部位のみ自動後縫合器のステープル（ホッチキスのような針）を外し、膵 - 空腸吻合を行います（方法は3章 -6の頁を参照）。

> これも術後の膵液瘻の発生に直結する操作です。膵中央切除術は膵頭十二指腸切除、膵体尾部切除術の両方の膵液瘻リスクを合算したリスクがあることがわかります。

❸

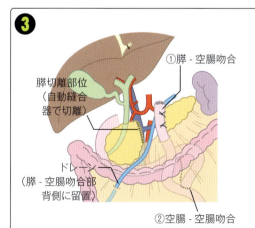
膵切離部位（自動縫合器で切離）
ドレーン（膵 - 空腸吻合部背側に留置）
①膵 - 空腸吻合
②空腸 - 空腸吻合

再建終了図

膵吻合は膵頭十二指腸切除術と同様に行います。空腸の挙上は、胃切除術のようにR-Y法で行います。施設によっては膵頭部と膵尾部の両方を吻合する、いわゆる「ステッキ吻合」を行うこともあります。ドレーンは膵空腸吻合部背側に1本留置します。

> 膵中央切除術後の膵液瘻発生率は30～40％と高率です。ドレーン排液の性状・量の観察は術後ケアの重要なポイントの一つです。

	これだけ覚える！術後ケアの重要ポイント一覧表	
	起こりうる **合併症**	膵液瘻、腹腔内膿瘍、腹腔内出血など
	注意すべき **ドレーン排液**	・**ワインレッド（暗赤色）**：膵液瘻を疑う ・**赤褐色、黄白色、灰色、緑色など**：膵液瘻から感染を起こし、腹腔内膿瘍となるとワインレッドから多彩に色が変わる
	注意すべき **術後症状**	ドレーン排液に鮮血が見られれば、術後出血の可能性があり、ドクターコールが必要。そのほか、突然の腹痛や発熱などは膵液瘻の可能性がある

なぜ重要？ とことん解説！

膵液瘻

　膵中央切除術では、膵の切離面が2カ所となり、膵頭十二指腸切除術や膵体尾部切除術と比べて膵液瘻の発生率が高いことが知られています。そのため、ドレーン排液の性状・量の観察は非常に重要です。膵液瘻により腹腔内膿瘍や腹腔内出血をきたすことがあります。

術式の目的

　膵中央切除術の最大の目的は、膵内分泌機能および膵外分泌機能をできるだけ温存することです。残った膵臓が多ければ多いほど、内分泌機能温存による血糖調節機能や外分泌機能温存による消化吸収能力が温存されます。特に、インスリンを分泌するβ細胞は膵尾部に多く存在することが知られており、膵尾部を温存する意義は大きいと考えられます。長期的な糖尿病発生率の低下や体重減少の効果、また低栄養が起こりにくくなることが見込まれます。

> **用語解説**
>
> 【CP】
> 膵中央切除術（central pancreatectom）は、頭文字を略してCPと記載される。

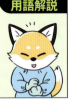

引用・参考文献
1) 小林良平ほか. 膵中央切除術. 消化器外科 NURSING. 2018 年秋季増刊. 2018, 141-3.

（清水敦史、川井 学）

3章 肝胆膵の手術 10

10 肝移植術

どんな手術？

　肝移植手術は、重篤な肝機能障害患者に新たな肝臓を移植し、生命予後を維持することを目的とします。適応は、終末期肝疾患（例：肝硬変、劇症肝炎、肝細胞がん）や先天性肝胆道疾患などです。

　術中体位は仰臥位で行います。病変部位である患者さん（レシピエント）の肝臓全体を摘出し、提供者（ドナー）の健康な肝臓を移植します。提供者には脳死ドナーと生体ドナーの2通りがあり、脳死では全肝グラフトであることが多く、生体では部分肝グラフトを用います。

　再建法としては、肝動脈、門脈、胆管、肝静脈の吻合が行われます。術後は腹腔ドレーンや胆汁ドレーンが挿入される場合があり、創部はメルセデス・ベンツ切開を行うことが多いです。術後管理は感染予防、拒絶反応の早期発見が重要です。

病変部位・切除範囲

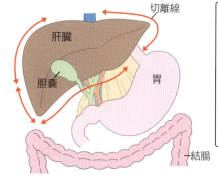

肝臓を固定している間膜や靱帯を剝離・切開し、肝動脈、肝静脈、門脈、胆管を切離して全肝を摘出します。

術中体位

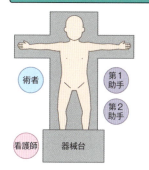

仰臥位両腕開きで手術を行います。

術後の状態

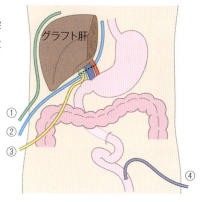

右横隔膜下・肝離断面に腹腔ドレーン（①、②）、そのほかにも胆管チューブ（③）や、術後の栄養用の腸瘻チューブ（④）を留置することもあります。

手術の流れと、術後ケアにつながる手術操作

❶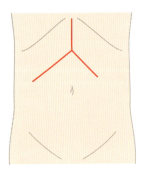

開腹

胸骨の剣状突起からの上腹部正中切開に加え、左右の肋骨弓下に沿ってメルセデス・ベンツ切開を行い、開腹します。開腹時に開創器で創部を広げるため、術後に肋骨部分の痛みを訴えることがあります。

> 肝移植術では全肝を摘出した後にグラフト（全肝または部分肝）を移植するため、ほかの手術の場合よりも大きな手術創が必要になります。

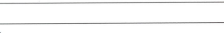

❷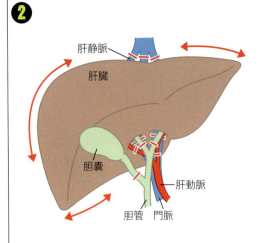

全肝摘出

肝鎌状間膜を切開し左右の冠状間膜、三角間膜を切開して肝臓を横隔膜・後腹膜から剝離します。肝臓の背側では肝臓から下大静脈へ流入する複数の短肝静脈を結紮・切離します。肝門部で肝動脈、胆管、門脈を順に切離し、最後に肝静脈を肝上部で切離して肝臓を摘出します。この際に、後にグラフト肝との吻合に必要な長さの肝動脈、胆管、門脈をレシピエント側に残しておきます。

> 肝移植を受けられる患者さんは肝不全により血液凝固能が低下しているかたが多いため、術後の出血に注意が必要です。

❸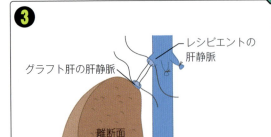

肝静脈吻合

ドナーから摘出したグラフトの肝臓をレシピエントの体内に移植します。生体肝移植術では部分肝グラフトを用いるため、グラフト肝の肝静脈とレシピエントの肝静脈もしくは下大静脈を吻合します。それに対し脳死肝移植では、全肝グラフトを用いることが多く、グラフト肝とレシピエントの下大静脈を吻合します。

> 部分肝グラフトの場合は肝静脈吻合部に狭窄を起こすことがあるため注意が必要です。

❹ 門脈・肝動脈吻合

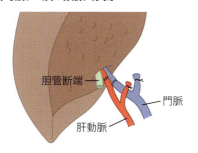

グラフト肝の門脈とレシピエントの門脈を吻合し、血流を再開（再灌流）します。再灌流後は術中の肝エコー検査で門脈の血流が良好であるかを確認します。門脈を吻合した後に肝動脈の吻合を行います。肝動脈はとても細いため、顕微鏡を用いて吻合を行います。

> 肝静脈と同様に術後狭窄や血栓形成などに注意が必要です。また肝動脈は術後に解離を起こすことや、動脈瘤の形成をきたすこともあるため注意が必要です。

❺ 胆道再建

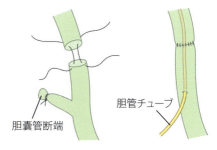

グラフト肝の胆管とレシピエントの胆管（もしくは空腸）を吻合します。この際に術後の吻合部狭窄予防のため、逆行性に胆管チューブ（スプリントチューブ）をレシピエントの胆管壁もしくは空腸壁から通して、吻合部の肝側まで挿入して留置します。

> 術後の胆汁排泄量は肝機能の指標となります。また胆管狭窄や胆汁漏を疑った際にはこのチューブから胆道造影を行うことができます。

❻ 脾臓摘出

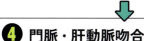

重度の血小板減少やグラフト肝の再灌流後も門脈圧が高値である場合は、脾臓摘出を行うことがあります。脾臓周囲の間膜（胃脾間膜など）を切離して脾臓を受動した後に、自動縫合器を用いて脾動静脈を一括切離します。

> 脾臓を摘出すると術後に重篤な感染症（overwhelming post-splenectomy infection；OPSI）を引き起こすことがあります。原因菌の多くは肺炎球菌であり、術後は肺炎球菌ワクチンの予防接種が必要です。また脾門部と膵臓が近い場合には、術後に膵液瘻が生じる可能性もあるため注意が必要です。

❼ 腸瘻造設

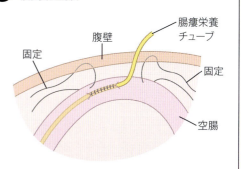

術後早期の経口摂取が困難と予想される症例では、術後の経腸栄養目的に腸瘻チューブを挿入します。腸瘻チューブはトライツ靱帯から30〜40cm肛門側の空腸に挿入します。腸瘻チューブ挿入部の空腸は瘻孔形成目的に腹壁に固定を行います。

> 腸瘻チューブは術後の栄養管理目的のほかにも、ここから内服薬を注入したりすることにも使うことができます。

❽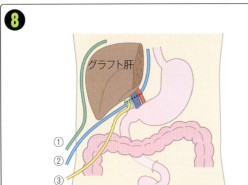

ドレーン留置・閉腹

ドレーンを右側腹部から右横隔膜下（①）に、部分肝グラフトの場合は肝離断面（②）に留置します。胆管チューブ（③）、腸瘻栄養チューブ（④）も留置されている場合があります。最後に肝離断面や横隔膜、後腹膜などから出血がないかを確認してから閉腹を行います。

> 術後のドレーン排液からは、その排液の正常から出血や胆汁漏の判断ができるため、注意深く観察する必要があります。

これだけ覚える！術後ケアの重要ポイント一覧表

	起こりうる合併症	出血、胆汁漏、創感染、腹腔内膿瘍、肝膿瘍、移植肝に対する拒絶反応、肝動脈血栓、門脈血栓、肝静脈血栓、胆管狭窄、感染症（細菌、真菌、ウイルスなど）
	注意すべきドレーン排液	・腹腔ドレーンからの出血や胆汁漏 ・胆汁排泄量
	注意すべき術後症状	ドレーン排液の性状変化、胆管排泄量の急な減少、発熱など
	術式特有の食事指導	生ものや柑橘類（グレープフルーツなど）の摂取を避ける
	術式特有の栄養指導	低栄養状態が遷延しやすいため、比較的早期から経腸栄養を開始する。経口摂取の状況にあわせて経腸栄養の投与量を調整し併用を行う
	そのほか注意すべき事項	肝移植後は免疫抑制状態の使用に伴い免疫不全状態であることから、感染症などをきっかけに急激に全身状態が悪化することがあるため、小さなことであっても早期から主治医に報告することが重要である

なぜ重要？とことん解説！

注意すべき合併症と、観察・対応

●血管の吻合再建による血管の狭窄・血栓や胆管狭窄に注意する

　肝移植術では、通常の肝切除術で起こり得る出血、胆汁漏、創感染、腹腔内膿瘍、肝膿瘍などの合併症に加え、肝動脈・門脈および肝静脈の吻合再建を行っていることから、血管内の血栓形成や

血管吻合部の狭窄などが起こることがあります。また胆管吻合部に狭窄を起こすと、肝機能障害や閉塞性黄疸をきたすことがあります。

●急激な腹水の増加、胆汁排出量の減少に注意する

腹腔ドレーンからの腹水の増加は低栄養のみならず、肝臓への血流がうっ滞することでも起こり得るため、腹水の急激な増加には注意が必要です。また胆管チューブからの排液（図1）の量が減少した場合には胆管チューブの閉塞の可能性があり、胆管内圧が上昇して胆汁が逆流することで胆管炎などを引き起こすことがあります。

●肝移植患者は術後出血リスクが高い

肝移植を受ける患者さんは術前に肝不全状態であることが多く、凝固能の低下や血小板の低下を認めることも少なくありません。また肝移植後は凝固能が十分に回復するまでに時間がかかるため、通常の消化器手術に比べて術後出血の頻度が高く、再開腹での止血術が必要となることが多くあります。

このように肝移植患者さんの合併症は多岐にわたっており、ときに致死的となるためドレーン排液の性状や胆汁の流出状況（量）、またバイタルサインの変化に気付いた際には早急に主治医へ報告してください。

手術後の変化と患者さんへの指導

●免疫抑制状態に関する指導（感染予防）を行う

レシピエントは肝移植後から拒絶反応を抑えるために、免疫抑制薬を原則として一生涯内服し続ける必要があります。そのために術後から免疫抑制状態となるため、感染症などをきっかけに急激に全身状態が悪化することがあります。したがって、手洗いやうがいの励行、人混みでのマスクの着用などの感染予防を指導するとともに、発熱などの症状を認めた場合はすぐに主治医に報告してください。

●経腸栄養・食事の調節とチューブ管理について指導する

肝移植術直後は集中治療室で人工呼吸器管理となり、術後早期から経口摂取を再開することが困難です。また、低栄養状態が遷延しやすいため、比較的早期から経腸栄養を開始します（図2ⓐ）。

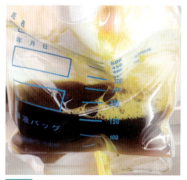

図1 胆管チューブからの排液

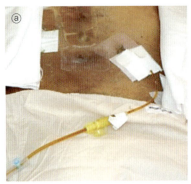
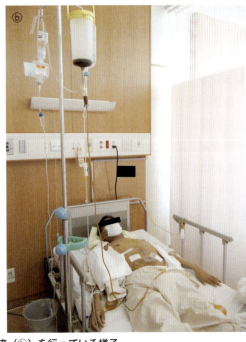

図2 経腸栄養チューブ（ⓐ）と胆汁還流（ⓑ）を行っている様子

経口摂取状況にあわせて、経腸栄養の投与量を調整しながら併用します。

　胆管チューブからの胆汁排出量が多い場合は、経腸チューブから胆汁を灌流します（図2ⓑ）。これは、胆汁が枯渇すると脂溶性ビタミンなどの吸収が低下してしまうためです。

　食事においては生ものの摂取を避けます。また、タクロリムスなどの免疫抑制薬と相互作用があるとされている柑橘類（グレープフルーツなど）の摂取も避けるよう指導を行います。

　胆管チューブ・経腸チューブは術後3カ月以降に抜去を行うため、退院までに自己管理ができるように指導も行います。

用語解説

【拒絶反応】
移植された臓器を異物として認識し、リンパ球やリンパ球から産生された抗体が移植した臓器を排除しようと攻撃する免疫反応。

（右田一成、江口 晋、足立智彦、曽山明彦）

3章 肝胆膵の手術 10

①肝臓術後の退院指導

食事

特に食事制限はなく、バランスのよい食事を心掛けること、また、肝臓の安静を保つために食後2時間程度は肝臓が活発にはたらいている時間帯のため、ゆっくり過ごすように指導しましょう。

運動・仕事

退院後は筋力が低下している可能性があり、散歩などの軽い運動からはじめて、急に腹筋を使う運動などは控えるように指導しましょう。

仕事に関しては、デスクワークの場合だと退院後から復帰するのは可能ですが、重いものを運んだりとお腹に負担が掛かるような力仕事は腹壁瘢痕ヘルニアの原因にもなるため、しばらくは控えるように指導しましょう。復帰の目安は、外来受診の際に医師に確認するように伝えましょう。

禁酒・禁煙

禁酒・禁煙に努めるように指導しましょう。回復には個人差がありますので、外来受診の際に医師の許可を確認するように伝えましょう。

創部管理

創部状態を観察するように指導しましょう。発赤や腫脹、疼痛、発熱、腹痛などがある際は病院へ相談するように伝えましょう。

内服管理

手術前からの内服薬の継続について、また手術後から開始となった内服薬に関しては退院後も継続するかどうかを医師に確認のうえ、服薬指導を行いましょう。

体重管理

手術前より肝機能が低下している場合や切除範囲が大きい場合は、手術後の肝機能に影響しやすく、腹水貯留や下肢浮腫などが起こる可能性があります。その場合は、利尿薬などを使用することがあり、体重管理が重要になります。定期的に測定し、記録するように指導しましょう。

引用・参考文献
1) 熊本大学病院消化器外科．『肝臓の手術を受ける患者様へ』．パンフレットより
2) 松田明子ほか編著．成人看護学5（消化器）．第13版．東京，医学書院，2014年，480p．
3) 国立研究開発法人国立がん研究センター．肝がんの療養について．https://www.ncc.go.jp/jp/information/knowledge/liver/004/index.html（2024年12月6日最終閲覧）

（西山春佳、渡邊玲子）

3章 肝胆膵の手術 10

②胆道・膵臓術後の退院指導

胆嚢摘出術の特徴と退院時指導

食事

　油分の多い食事を摂ると胆汁の生成が促進されますが、胆嚢摘出後ではそのはたらきが失われるため、脂肪やビタミンの吸収が不安定になり、下痢をしやすくなります。したがって、油分の多い食事は控えるよう説明しましょう。

日常生活・就業

　特に制限はありませんが、他疾患と同様に一般的な感冒症状や、その他感染症状の場合は一旦かかりつけ医を受診してもよいことを説明し、その際は受けた手術について医療従事者に伝えるよう説明を加えてください。職場復帰の場合も、医師の指示のもと無理のない範囲で行うよう指導しましょう。

膵十二指腸切除の特徴と退院時指導

食事

　術式により、胃内容排泄遅延やダンピング症候群を引き起こしやすい傾向にあります。食事は健常時の3食の量を、5～6回に分割して摂取するように指導しましょう（早期ダンピング・後期ダンピングの症状を伝えておく）。 また退院前に、管理栄養士からの栄養指導を受けることが望ましいでしょう。
　消化不良・下痢の予防のために動物性脂肪は少なめにして、良質なタンパク質（大豆製品や魚、鶏肉など）を摂ってもらうようにします。胃もたれ、嘔気などで食事ができない場合は、適宜消化酵素薬や漢方薬などを検討しましょう。
　また、香辛料・コーヒー、紅茶など、刺激の強いものやカフェインは控えてもらいます。アルコール（飲酒）についてはできるだけ避け、どうしても飲みたいという場合は医師に相談する必要があります。

血糖コントロール

　膵切除によりインスリン分泌障害が生じるため、血糖測定・インスリン治療を指示された患者さんは、入院中と同じように血糖測定・インスリン注射を継続する必要があります。
　低血糖に備えて、飴玉やブドウ糖を携帯しておくように説明します。食事時間はできるかぎり一

定となるように指導しましょう。また、高血糖症状（喉の渇き・水分の過剰摂取・排尿回数の増加）についても説明し、高血糖が増強すると意識消失を起こすリスクがあることも伝えておきましょう。

ドレーンの自己管理

●排液バッグの位置、持ち運びかた[1]

胆管・膵管チューブの自己管理が必要な場合があります。排液バッグは、逆行性感染を防ぐために刺入部よりもできるだけ低い位置に置くように指導しましょう。肩掛けのバッグに収納したり、ズボンのベルトに固定する方法なども説明し、就寝時は落差をつけて下げるなどの具体的な工夫についても教えましょう。

●事故抜去を防ぐために

ドレーンの事故抜去予防のために、チューブにテンションが掛からないように指導することも大切です。ドレーンの位置ずれを確認するためのマーキングを入院中から行い、刺入部からの長さを確認します。また、固定糸が外れていないかも確認しましょう。

●入浴時の注意点

入浴時は、逆行性感染を避けるため、浴槽には浸からないよう指導します。シャワー浴はできるだけ実施し、ドレーン挿入部を清潔に保ち、異常がないか観察します。挿入部は石けん・ボディソープをよく泡立てて優しく洗浄し、よく流すように伝えましょう。

●ドレーンの固定法

ドレーンの固定テープを交換するときは、挿入部から5～10cm程度離れた部位に布テープを貼り、その上にドレーンを置いて、さらにその上から布テープを隙間がないように貼るように指導しましょう。

●排液の観察・管理[1]

毎日同じ時間に排液を実施し、1日の排液量とその性状を記載したものを外来受診したときに提出してもらいます。出血、極端な量の変化、浮遊物の増加、色調変化、悪臭などの異常があれば、病院に連絡してもらうように説明します。正常な場合、胆管ドレーンはネバネバしたコーヒー様色、膵管ドレーンは無色透明を呈しています。排液を排出するときは、使い捨て紙コップなどを使用するとよいでしょう。また排液口は、排出の前後に除菌ティッシュなどで払拭するように指導します。

胆管炎

小腸と胆管を吻合するため、胆管炎を起こすリスクがあります。発熱、腹痛、黄疸の出現や、尿の色が濃い、便の色が薄くなったなどの変化は具体的な胆管炎の症状です。症状が出現したら直ちに病院に連絡してもらいましょう。また、排便コントロールも重要です。宿便は胆管炎を引き起こしやすいため、適宜内服薬などで調整する必要があります。

日常生活・就業

一般的な消化器外科手術後は、（特に開腹術後に生じやすい）腹壁瘢痕ヘルニアを防ぐためにも、

術後2〜3カ月は重い物を持たないようにし、激しい運動も避けるように指導します。一方で、術後の体力・筋力を回復するために、散歩などの軽い運動は行うように伝えてください。

　一般的な感冒症状などの場合は、一旦かかりつけ医を受診してもよいことを説明し、その際は受けた手術について医療従事者に伝えるよう説明を加えてください。

　職場復帰する場合、その時期や業務量の調整を行う必要があります。業務によっては医師の指示のもと、無理をしない程度から開始するよう伝えましょう。

引用・参考文献

1) 猪股雅史. 気になるポイント "即" チェック！キーワード45でサクッと理解 消化器ドレーン・チューブ事典. 消化器ナーシング. 28 (9), 2023, 821-73.
2) 医療情報科学研究所編. 病気が見える① 消化器. 第6版. 東京, メディックメディア, 432.

（谷川徹也、松尾 愛）

その他の部位の手術 3　4章

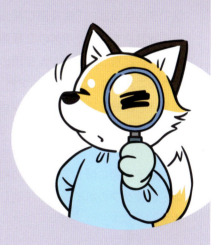

4章 その他の部位の手術 3

1 鼠径ヘルニア手術

どんな手術?

鼠経ヘルニアとは、腹腔内から腸管や脂肪などが鼠径部（脚の付け根）に脱出している状態です。鼠径部が膨隆するほかに鼠径部の疼痛の原因になることもあります。

鼠経ヘルニアは自然治癒が期待できないため、手術が唯一の治療法です。手術は、①鼠径部切開法と②腹腔鏡を用いた手術の2種類があり、どちらもメッシュを用いてヘルニアの脱出口（ヘルニア門）を塞ぎ、組織を補強することが目的です。

本項では、①鼠径部切開法と②腹腔鏡下手術に関して、手術の概要と術後ケアのポイントを説明します。

病変部位

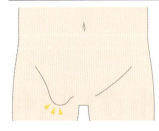

鼠経ヘルニアは、外鼠経ヘルニア・内鼠経ヘルニア・大腿ヘルニアの総称です。いずれも鼠経靱帯付近に膨隆を認めることが多いです。

術式① 鼠径部切開法

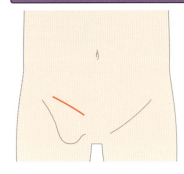

鼠径部に5cm程度の皮膚切開を加え、メッシュを留置します。

術式② 腹腔鏡下手術

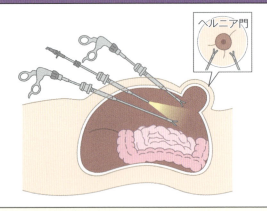

TAPP法（腹腔内アプローチ）、TEP法（腹膜外腔アプローチ）の2種類がありますが、メッシュ挿入部位は①鼠径部切開法と同様です。

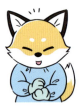

手術の流れと、術後ケアにつながる手術操作

❶【鼠径部切開法①】皮膚切開、ヘルニア嚢の処理

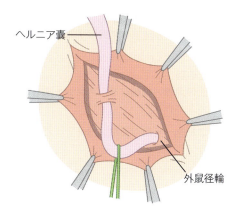

鼠径部の皮膚を切開し、ヘルニア嚢（腹膜が袋状に伸びたもの。この中を腸管などが出入りする）を同定します。

> ヘルニア嚢は結紮して切ります。

❷【鼠径部切開法②】メッシュ留置

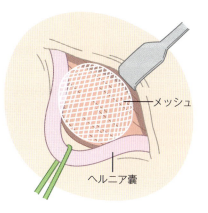

ヘルニア門を覆うようにメッシュを留置し、閉創します。

> メッシュを留置する層（深さ）は手術によって異なりますが、いずれもヘルニア門を覆うように留置します。

❶【腹腔鏡手術（TAPP法 or TEP法）①】ポート挿入

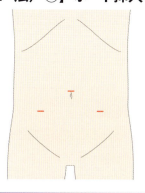

通常の腹腔鏡下手術と同様にポート留置部位に皮膚切開を加え、ポートを挿入します。臍付近にカメラ用ポート、そのほか2カ所の鉗子用ポートの計3ポートで行うことが多いです。

❷【腹腔鏡手術（TAPP法）②】腹膜切開、メッシュ留置

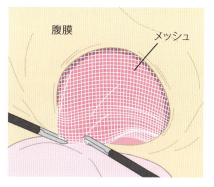

TAPP法ではヘルニア門を視認できます。腹膜を切開し、メッシュを留置した後に腹膜を閉鎖します。

> TEP法では腹膜は切開しませんが、メッシュを留置するのは鼠径部切開法と同様です。

これだけ覚える！ 術後ケアの重要ポイント一覧表

起こりうる合併症	血腫・漿液腫、メッシュ感染、疼痛、創感染、鼠径ヘルニア再発、腸管損傷
注意すべきドレーン排液	通常、ドレーンは留置しない。ヘルニア嵌頓（腸管が脱出してはまり込んでしまった状態）で緊急手術となった場合にはドレーン留置が行われることがある。その場合は排液が混濁（腸液様）していないか注意して観察する。 →見つけたらドクターコールが必要
注意すべき術後症状	・鼠径部の膨隆：血腫や漿液腫、再発の疑い ・発熱を伴う鼠径部の強い疼痛や創部の発赤・腫脹など：メッシュ感染の疑い →いずれも見つけたらドクターコールが必要
そのほか注意すべき事項	メッシュや神経損傷による鼠径部の違和感・疼痛が長期間持続することがある

なぜ重要？ とことん解説！

手術による変化と患者指導

通常の鼠経ヘルニアの手術では、手術の翌日以降で日常生活動作や食事に関して制限はありません。問題なければ術後1〜3日程度で退院することができます。術後の創部痛は皆さん訴えられますが、適切に鎮痛薬を使用することで普段の生活への早期復帰につながります。仕事や運動の制限も基本的にはありませんが、術後しばらく（1カ月程度）は重いものを頻繁に持ち運んだり、過度な運動をすることは避けるように指導します。これらのことを患者さんに丁寧に説明し、疼痛や腫脹に対する不安をケアしましょう。

注意すべき合併症と、観察・対応

●高熱や強い創部痛、創部の発赤や腫脹はメッシュ感染を疑う

ヘルニアの手術ではメッシュを体内に留置しますが、ひとたびメッシュ感染を起こしてしまうと抗菌薬投与だけでは治療が難しく、再手術でメッシュを取り出す必要が出てきます。メッシュ感染を疑う所見としては、高熱や強い創部痛の訴え、創部の発赤や滲出液の排出などがあります。創部を観察し、そのような所見が見られた際には医師への報告が必要です。

●創部だけでなく鼠径部の観察も重要

術後の患者さんの訴えの一つとして、鼠径部の違和感があります。メッシュを留置した影響によるものであることもありますが、鼠径部の膨隆を違和感として訴えられることもありますので、創部だけでなく鼠径部の観察も重要です。

術後に鼠径部が膨隆する原因としては、漿液腫や血腫が考えられます。漿液腫とは創部に滲出液

が貯留している状態であり、術直後よりは翌日以降に認めます。経過観察となることが多く、数週間から数カ月程度で徐々に消退していきます。血腫は皮下に血液が貯留している状態ですが、術後すぐから膨隆してくるときは血腫の可能性を考えます。特に抗凝固薬・抗血小板薬を内服している患者さんでは注意が必要です。まれですが、術後にヘルニアが再発していることもあるため、鼠径部に膨隆を認めた際には医師へ報告するようにしましょう。

●ドレーンが留置されている場合は排液性状に注意する

通常の鼠径ヘルニアの手術では、術後にドレーンを留置することはほとんどありません。もしドレーンが留置されている場合には、その理由を確認してみたほうがよいでしょう。ヘルニア嵌頓による腹膜炎や創感染に対するドレナージのために留置されたドレーンでは、いずれも排液が混濁した性状に変化していないか注意して観察する必要があります。

●腹腔鏡下手術におけるメリットとデメリット

鼠径ヘルニアに対する腹腔鏡下手術は、近年多くの施設で行われるようになってきています。傷が小さく、早期の疼痛軽減が望めるといったメリットの一方で、全身麻酔が必須で手術時間が長くなってしまうといったデメリットもあります。

また、鼠径部に切開創はできませんが、腹腔鏡下手術でも鼠径部直下にメッシュを留置しているため鼠径部の違和感など、前述のポイントに注意しながら観察することが重要です。

引用・参考文献

1) 大徳暢哉ほか. "鼠径ヘルニア手術". 消化器外科 NURSING 2018 秋季増刊. 馬場秀夫監. 大阪, メディカ出版, 2018, 160-4.

（中村 尋、大内繭子）

4章 その他の部位の手術 3

❷ 急性汎発性腹膜炎手術

どんな手術?

急性汎発性腹膜炎手術は、主に消化器系の異常によって起こる腹部全体の腹膜炎状態に対して、救命を目的に行われる手術の総称です。原因疾患は、上下部消化管穿孔や壊死性胆嚢炎、絞扼性腸閉塞などが挙げられます[1]。

汎発性腹膜炎に対する外科的治療の目的は、病変部位の切除や閉鎖および汚染した腹腔内の洗浄ドレナージです。特に消化管穿孔では、消化液や糞便が腹腔内に広がるため大量の生理食塩水で腹腔内を洗浄し、術後もドレーンを留置し継続的にドレナージを行う必要があります。下部消化管穿孔の場合はストーマ造設も行うことが多いです。

病変部位[2]

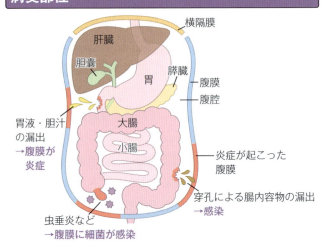

術中体位[2]

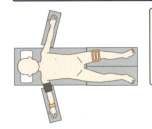

仰臥位で行うことが多いですが、上部消化管穿孔の場合は開脚位、下部消化管穿孔の場合は砕石位で行うこともあります。

術後ドレーン・チューブ・創の位置

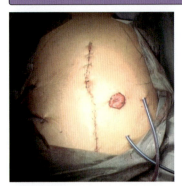

創は穿孔部や術式によってさまざまです。ドレーンは左右横隔膜下、モリソン窩、ダグラス窩に挿入します。

手術の流れと、術後ケアにつながる手術操作

❶ 開腹

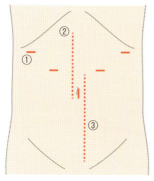

①腹腔鏡下
②上中腹部正中切開
③中下腹部正中切開

上部消化管穿孔では腹腔鏡もしくは上中腹部正中切開で行います。下部消化管穿孔では臍の上下で中下腹部正中切開を行います。

❷ 大網被覆

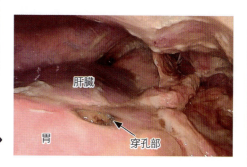

肝臓　胃　穿孔部

上部消化管穿孔の場合は病変部の切除ではなく、穿孔部に大網を充填したり、被覆することで穿孔部を閉鎖します。

> 閉鎖が不十分な場合は、術後にドレーンから胃液や胆汁様排液が出てくることがあります。

❸ 穿孔部の処置

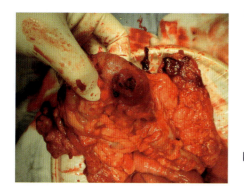

下部消化管穿孔に対して、穿孔部の腸間膜の血管を処理して腸管切除している場面です。切除断端は単孔式ストーマにします。

> 血管処理が不十分な場合は術後再出血が起こることがあります。ストーマ造設を行った場合は、ストーマ管理が必要です。

❹ 閉創、ドレーン留置[2]

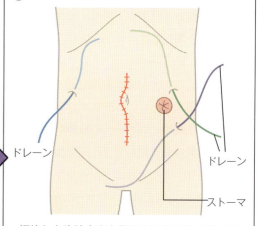

ドレーン　ドレーン　ストーマ

汚染した腹腔内を大量の生理食塩水（10L 程度）で洗浄したのち、ドレーンを留置します。

> 洗浄が不十分な場合は術後に腹腔内膿瘍を形成することがあり、ドレーンから膿性排液が出ることがあります。

これだけ覚える！術後ケアの重要ポイント一覧表

	起こりうる合併症	麻痺性イレウス、腹腔内膿瘍、ストーマ関連合併症（ストーマ壊死・脱落など）、DIC・多臓器不全
	注意すべきドレーン排液	膿性排液、消化液様排液、胆汁様排液、血性排液 →いずれもドクターコールが必要
	注意すべき術後症状	・血圧低下、頻脈、頻呼吸 ・腹部膨満、腸蠕動音低下 ・嘔気・嘔吐、腹痛
	術式特有の創管理	・手術部位感染のリスクが高い ・ストーマ管理が必要	術式特有の食事指導	点滴や経管栄養の適切な投与が必要
	そのほか注意すべき事項	・敗血症性ショックなどに注意する ・経鼻胃管やCVカテーテルが入っていることが多い

なぜ重要？とことん解説！

注意すべき合併症と、観察・対応

●術後のバイタルサイン異常
　消化管穿孔による急性汎発性腹膜炎の場合は、腹腔内に消化液や便汁が漏出することで高度な炎症や感染状態となります。術後、敗血症性ショック（▶用語解説）や多臓器不全のため昇圧剤や人工呼吸器を使用した集中管理になることが多く、術後のバイタルサインの異常には注意が必要です。

●麻痺性イレウス
　腹腔内の炎症のため術後麻痺性イレウス（▶用語解説）が起こることもあり、嘔気や腹部膨満、腸蠕動音低下などがないか観察が必要です。

●消化液の漏出、ストーマ粘膜の色調不良
　上部消化管穿孔に対して穿孔部閉鎖を行った場合は、閉鎖が不十分なときに消化液が漏出することがあります。そのときはドレーンから胃液や胆汁様の排液が見られるため、ドレーン排液の異常（図1）があった場合は、ドクターコールが必要です。

　下部消化管穿孔の際は多くの場合はストーマが造設されます。ストーマの血流が不良なときは、ストーマの粘膜が黒色に変化し壊死したり、ストーマが脱落することがあります。その際は緊急手術が必要になるため、ストーマの粘膜の色調不良があった際はドクターコールすべきです。

●術後創の感染
　腹膜炎手術後の創部は消化液などで汚染されているため、術後手術部位感染（SSI）を引き起こすことが多くあります。連日、創部に発赤や熱感などの感染徴候がないかを確認し、創部を清潔に

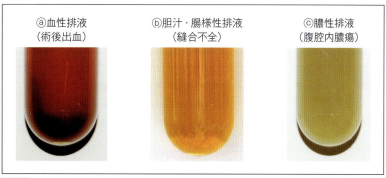

図1 術後ドレーン排液の異常所見（文献2より転載）

保つことが重要です。

●**術後の発熱、食事での注意点**

　術後に発熱が見られた場合は肺炎や尿路感染などのほか、ドレナージ不良による腹腔内膿瘍の存在が疑われるため、腹部 CT 検査などが必要になることがあります。周術期は絶食期間が長期に及ぶことも多く、食事摂取を開始する場合は、嚥下機能が低下していることがあります。したがって、食事を開始する際は誤嚥や食事形態には十分注意が必要です。

用語解説

【敗血症性ショック】
感染症によって重篤な臓器障害が引き起こされる状態[3]。

【術後麻痺性イレウス】
腹部手術後に起こる、腸管の蠕動が低下し腸液の移動が障害された状態。

引用・参考文献

1) 北順二ほか. 汎発性腹膜炎に対するドレナージ. 日本腹部救急医学会雑誌. 23 (7), 2003, 1027-32.
2) 滝沢一泰ほか. ドレーン排液まるわかりノート. 消化器外科 NURSING. 21 (6). 2016, 510-20.
3) 大德暢哉ほか. 急性汎発性腹膜炎手術. 消化器外科 NURSING 2018 年秋季増刊. 大阪, 馬場秀夫監. メディカ出版, 2018, 165-9.
4) 日本版敗血症診療ガイドライン 2020 特別委員会編. 敗血症診療ガイドライン 2020. 日本集中治療医学会雑誌. 第 28 巻, 東京, 一般社団法人日本集中治療医学会, 2021, 414p.

（椿原拡樹、小川克大）

4章 その他の部位の手術 3

3 脾臓摘出術

> どんな手術？

■脾臓摘出術の適応

脾臓の主なはたらきは、老化した赤血球の濾過・除去、血球（主に血小板）の貯蔵、抗体産生、リンパ球の成熟などであり、脾臓の役割に関連した以下のような疾患が脾臓摘出術の主な適応となります。

- **脾腫・脾機能亢進**（▶用語解説）……巨脾による疼痛や圧迫などの症状が著しい場合や、脾機能亢進症による高度の血球減少（血小板 $5×10^4/\mu L$ 以下、白血球 $3,000/\mu L$ 以下、赤血球 $300×10^4/\mu L$ 以下のいずれか1項目）を認める場合が適応となる。
- **難治性食道胃静脈瘤**
- **特発性血小板減少性紫斑病**……脾臓により血小板破壊が亢進し、血小板減少をきたす。
- **遺伝性球状赤血球症、自己免疫性溶血性貧血、サラセミア**……脾臓により赤血球破壊が亢進し溶血をきたす。
- **脾腫瘍**（診断と治療を兼ねて）

術式の手順としては、脾臓を周囲組織より完全に切離・遊離した後、脾動静脈を脾門部で一括処理して摘出します。

脾臓の解剖学的位置

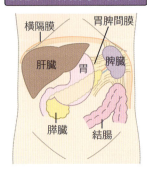

脾臓は左横隔膜下に位置するため、開腹手術では脾臓の上極や外側の視野が不良となりやすく、特に巨脾症例などでは手術が困難となります。したがって、腹腔鏡下手術のほうが良好な視野で手術を行うことができるため、現在ほとんどの脾臓摘出術が腹腔鏡下に行われています。本項では、腹腔鏡下脾臓摘出術について解説します。

術中体位

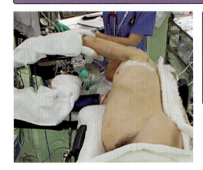

右側臥位～半側臥位で行いますが、脾臓の外側や上極の視野が良好となります。

術後ドレーンの位置

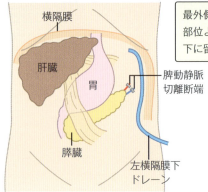

最外側のポート挿入部位より、左横隔膜下に留置します。

手術の流れと、術後ケアにつながる手術操作

❶

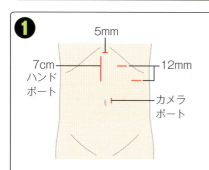

ポートの位置

臍左にカメラポート、操作用ポートとして心窩部に5mm、脾の下極のレベルで左肋弓下鎖骨中線上に12mm、左肋骨弓下前腋窩線上に12mmのポートを挿入します。また、用手補助を行う際には、上腹部正中線上に約7cmの切開をおき、ハンドポートを挿入します。

❷

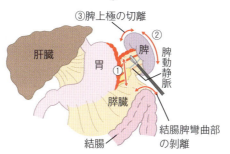

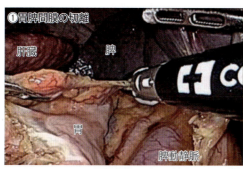

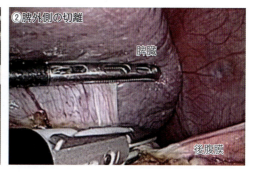

脾周囲の切離

LigaSure™あるいはENSEAL®などのvessel sealing device(ベッセル シーリング デバイス)を用いて、結腸脾彎曲部を剥離した後、胃脾間膜および脾外側の切離を進め、脾上極を横隔膜から切離し、脾周囲を完全に遊離します。

❸ 脾門部における脾動静脈の一括切離

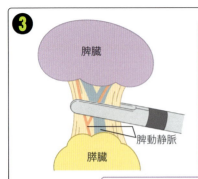
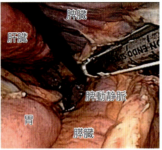

脾門部で脾動静脈を自動縫合器にて一括切離します。この際、膵液瘻の予防のために、膵組織を切離しないよう注意が必要です。脾を回収袋に収納し細片化した後、カメラポートより袋ごと取り出します。

> 膵液瘻や切離断端からの出血の予防のため、ネオベール®シートおよびフィブリン糊を使用しています。

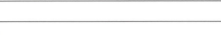

❹ ドレーン留置

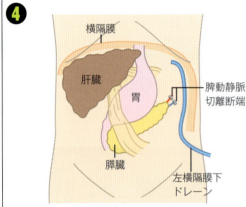

最外側のポート挿入部位より、左横隔膜下に留置します。

これだけ覚える！術後ケアの重要ポイント一覧表

起こりうる合併症	・肺合併症　・術後出血　・膵液瘻 ・腹水貯留　・門脈血栓　・血小板数増多 ・脾摘術後重症感染症（overwhelming postsplenecomty infection；OPSI）	
注意すべきドレーン排液	左横隔膜下ドレーンからの血性排液は術後出血、淡茶色あるいは粘液様排液は膵液瘻を疑う	
注意すべき術後症状	・**肺合併症**：胸水貯留による無気肺や術中横隔膜損傷による気胸に注意する ・**腹部膨満**：肝硬変症の場合は腹水貯留に注意する ・**発熱**：感染徴候がないのに38℃前後の発熱がある場合は、門脈血栓が原因のことが多い	
術式特有の食事指導	肝硬変症例では腹水貯留を起こしやすいため、水分、ナトリウムを制限し、適宜利尿薬やアルブミン製剤を投与する	

なぜ重要？ とことん解説！

注意すべき合併症と、観察・対応

●術後出血

　特発性血小板減少性紫斑病や自己免疫性溶血性貧血症例において、術前ステロイド投与に反応しなかった症例では術後に血小板数が上昇せず、術後出血をきたすことがあります。また肝硬変や門脈圧亢進症例では元々出血傾向があり、門脈圧が高く側副血行路が発達しているため、止血操作が不十分だと術後出血をきたしやすい状態です。少量の出血であれば止血剤の投与や血小板輸血などの保存的治療を行いますが、短時間に大量の出血を認める際には再手術を行います。

　1時間で100mL以上の血性ドレーン排液を認めた場合は、ドクターコールが必要です。

●膵液瘻

　ドレーン排液が淡茶色、粘液様であれば、術中膵損傷による膵液瘻を疑います。術翌日よりドレーン排液のアミラーゼ値を測定し、血清アミラーゼの3倍以下の数値が確認できればドレーンを抜去します。膵液瘻が疑われた場合は、絶食、タンパク分解酵素阻害薬投与、ソマトスタチンアナログ投与などで経過を観察します。ドレナージが不良の場合は、横隔下膿瘍、仮性動脈瘤、腹腔内出血などをきたす可能性があるため注意しましょう。

　膵液瘻を認める症例でドレーン排液に血液が混じり始めた場合は、仮性動脈瘤や腹腔内出血の前兆のことがあるため、ドクターコールが必要です。

●門脈血栓

　巨脾症例や肝硬変症例では、約20～30%に門脈血栓を生じることがあり、放置すれば門脈閉塞、静脈瘤出血、腸管虚血など重篤な症状を引き起こす可能性があります。門脈血栓の評価のためには、頻回の超音波検査や術後7日目には腹部造影CTにて門脈血栓の有無を確認しなければなりません。門脈血栓が確認された場合、アンチトロンビンⅢ補充療法や抗凝固療法を開始します。

●血小板数増多

　脾摘出後、血小板数は増加し、2～3週間でピークに達して約1カ月で正常域になることが多いです。しかし、血小板数が60～80×10^4/μL以上になると血栓塞栓症を生じやすくなるため、アスピリンの投与を行います。

●脾摘術後重症感染症（overwhelming postsplenecomty infection；OPSI）

　発生頻度は小児で～8%、成人で～4%とされ、成人例では少ない一方で、小児例（特に5歳未満）で頻度が高い傾向にあります。約半数が術後2年以内に発症するとされ、ひとたび発症するときわめて致死率の高い疾患です。OPSIの原因菌として最多菌種である「肺炎球菌」に対するワクチンによる予防を術前2週前まで、術後であれば2週間以降に接種し、追加接種は5年ごとに行います。最初は軽い感冒様症状などであることから治療開始が遅れやすいため、抗生物質（ニューキノロン系）を常備薬として処方しています。患者教育が最も重要であり、発熱など感冒様症状があれば、抗菌薬内服後に医療機関を受診するように指導することが大切です。

消化器ナーシング 2025 春季増刊　**189**

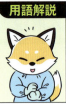

【脾腫・脾機能亢進】
肝硬変、門脈圧亢進症、白血病などにより脾臓が腫大した状態が脾腫であり、脾機能亢進による血球減少を伴う。

引用・参考文献
1) 川中博文ほか．"脾臓摘出術"．消化器外科NURSING 2018 秋季増刊．馬場秀夫監．大阪，メディカ出版，2018，170-3．

（川中博文、吉田大輔、中野光司、中島秀仁、大津亘留、石田俊介、矢田一宏、松本敏文）

内視鏡・その他の治療 15　5章

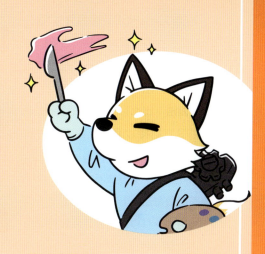

5章 内視鏡・その他の治療 15

内視鏡的消化管止血術

どんな手術？

内視鏡的消化管止血術にはいくつかの方法があります。

- **機械的止血法**：出血している血管や露出血管を直接把持し止血させる「クリップ法」が代表的です。
- **局注法**：出血している血管の周囲に純エタノールや高張食塩水エピネフリン（HSE）を局注することで、血管を収縮させ、さらに血管内に血栓を形成することで止血を得る方法です。
- **凝固法**：出血している血管を止血鉗子で把持し凝固止血する方法や、アルゴンガスによる熱凝固により止血する方法です。
- **薬剤散布法**：トロンビンやアルギン酸ナトリウム粉末、吸収性局所止血剤（ピュアスタット®）などの薬剤を散布し、粘膜を覆って止血する方法です。

機械的止血法

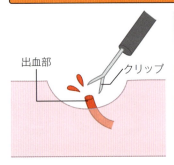

クリップで出血している血管を把持し止血をします。掴み直しができるクリップで把持し、出血がないことを確認して止血することもできます。

局注法

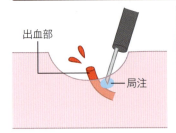

出血している血管や出血点の周囲に局注することで止血させます。局注液の量に注意しながら行います。

凝固法

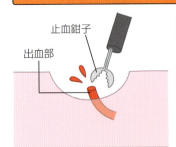

出血している露出血管に対して、直接止血鉗子などで熱凝固することで止血します。

手術の流れと、術後ケアにつながる手術操作

❶ 治療前の確認

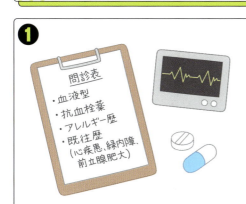

血圧、脈拍や呼吸状態など処置前のバイタルサインを測定します。既往歴や抗血栓薬（抗血小板薬や抗凝固薬）の内服状況を問診します。内視鏡検査で使用する鎮痙薬は心疾患、緑内障や前立腺肥大がある場合は使用できません。また、ショックバイタルの場合は、バイタルサインが安定してから検査を開始します。

> 止血処置に高周波装置を使用することがあるため、義歯や金属類を外しているかを検査前に確認します。

❷ 治療中のモニタリング

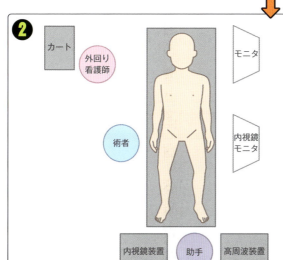

鎮静薬の使用や処置中の再出血などでバイタルサインが変動する可能性があるので、経皮的動脈酸素飽和度（SpO_2）、脈拍、血圧、心電図のモニタリングを行います。また処置中に全身状態の悪化のリスクがあるため、救急カートを準備し、医師・看護師・内視鏡技師など複数人のチームで治療します。

> 全身状態が悪化した場合は、輸液を早めたり輸血を検討します。呼吸抑制がある場合は、鎮静薬や鎮痛薬に対する拮抗薬を使用します。それでも全身状態が改善しない場合はドクターハートで人を呼びます。

❸ 止血術〜処置終了後

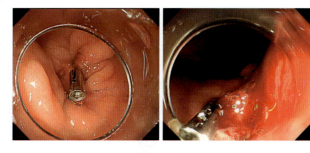

出血部位を確認し止血処置を行います。外回りの看護師は処置について看護記録に記載します。高周波装置を使用する場合は、対極板を適切な場所に貼ります。止血が得られたことを確認して終了しますが、内視鏡的に止血処置が困難な場合はカテーテル治療や手術に移行することがあります。

> 対極板の貼りかたが悪いと、やけどを起こすことがあります。

これだけ覚える！ 術後ケアの重要ポイント一覧表

	起こり得る合併症	呼吸・循環動態の悪化、誤嚥性肺炎、再出血、消化管穿孔
	注意すべきドレーン排液	内視鏡処置後に経鼻胃管を留置した場合は、排液量の確認や色調が血性でないかを確認する（血性排液が続くときはドクターコールが必要）
	注意すべき術後症状	・再出血に伴う吐下血（鮮血の吐血や血圧低下を伴う場合はドクターコールが必要） ・消化管穿孔が疑われるような発熱や腹痛（鎮痛薬を投与しても痛みが治まらない場合はドクターコールが必要）
	術式特有の食事指導	術後は原則絶飲食だが、下部消化管出血の時は絶食のみの場合もある。出血徴候がないことを確認してから食事再開となる
	術式特有の栄養指導	アルコールや香辛料などの刺激物は避けるように指導する。また術後初期には、食物繊維が少なく消化のよい軟らかい食事を勧める
	その他注意すべき事項	上部消化管出血の場合は制酸薬（H_2ブロッカー、PPIやP-CAB）の投与を行う場合がある

なぜ重要？ とことん解説！

注意すべき合併症

　合併症には内視鏡検査によるものと止血術によるものがあります。内視鏡検査による合併症には、検査時に使用する鎮静薬や鎮痛薬による呼吸抑制や血圧低下があり、SpO_2のモニタリングやバイタルサインの変化に注意が必要です。止血術による合併症としては、唾液や血液の逆流により誤嚥し、誤嚥性肺炎を起こすことがあります。止血術後一旦止血が得られても、再出血をきたしたり、止血処置により遅発性の消化管穿孔を起こす可能性があります。

帰室後に観察すべきこと

　帰室後は血圧、脈拍のモニタリングが必要です。また、処置中に酸素化の低下があった場合は、覚醒するまではSpO_2のモニタリングも行ったほうがよいです。吐血や下血（▶用語解説）がある場合は頻脈や血圧低下をきたしますので、そのときは医師に報告し輸液や採血などの指示を仰ぎます。また、排液性状（血液の色調）や量を確認します（図1、2）。

　上部消化管出血の場合の再出血の予兆として、気分不良や嘔気症状がありますので、処置後にそのような症状がないかを観察するとよいです。経鼻胃管が留置されている場合は、胃管からの排液の量や性状を確認し、新鮮血が確認されたり、排液量が多いときは出血が持続していたり再出血の可能性があります。下部消化管出血の場合は残った血液が排出される場合もあるので、便の色調を確認し判断できない場合は写真に撮っておくとよいでしょう。色がだんだん赤くなってきたり、ト

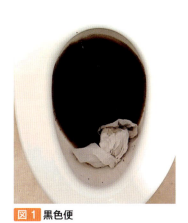
図1 黒色便

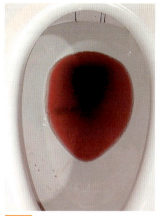
図2 血便

イレに行く頻度が多くなってきた場合は医師への報告が必要です。

術後の食事に関する注意と退院指導

　治療後は、血液検査で貧血の進行がないことや2nd lookの内視鏡検査で止血が確認できるまでは、再出血の可能性があるため絶食で消化管を安静に保ちます。食事に関しては食物繊維が少なく、消化のよい軟らかい食事から開始します。香辛料や炭酸飲料は胃酸の分泌を促進させたり、極端に熱いものは消化管の粘膜を荒れやすくするため、控えるように指導します。

　退院後は、吐血や黒色便が出る場合は再出血の可能性があるため、早期の病院受診を指導します。消化性潰瘍の場合は制酸薬の内服が必須なので、退院後も医師の指示があるまでは継続して内服していただきます。

用語解説

【吐血】
血性もしくはコーヒー残渣様のものを口腔より吐出することを指し、上部消化管からの出血が疑われる。

【下血】
肛門から黒色もしくは赤色の血液が排出されることをいい、黒色便（タール便）だと上部消化管から、鮮血便だと下部消化管からの出血が疑われる。

引用・参考文献
1) 藤城光弘ほか. 非静脈瘤性上部消化管出血における内視鏡診療ガイドライン. 日本消化器内視鏡学会雑誌. 57 (8), 2015, 1648-66.

（具嶋亮介）

5章 内視鏡・その他の治療 15

❷ 内視鏡的消化管ステント留置術

どんな手術?

消化管がんや膵がんの進行に伴い、食べ物や消化液が通過することができなくなり、嘔吐や排便困難などさまざまな症状をきたすことになります（閉塞）。閉塞症状が起こったら全身麻酔下での狭窄部の切除やバイパス手術を行うことが多いですが、切除が難しい場合や予後が短い場合、全身麻酔に耐えられない全身状態の場合などは、内視鏡的にステントを留置し狭窄部を解除します。このような処置は透視室で行われます。

上部消化管狭窄

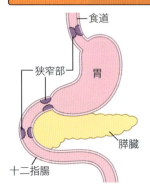

経口的に内視鏡を挿入して留置します。食道の場合は食道入口部に近い部位では留置できないことがあります。十二指腸の場合はファーター乳頭にステントがかかると、胆管炎や膵炎を起こすことがあるため、留置には注意が必要です。

下部消化管狭窄

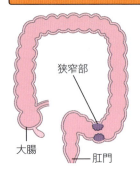

経肛門的に内視鏡を挿入して留置します。肛門に近い部位では留置できないことがあります。大腸がんによる閉塞では、症状緩和目的で永久的に留置する場合と、手術前に一時的に留置する場合があります。

消化管ステント

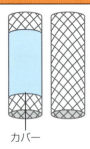

消化管ステントは、ステントの格子部分を被覆したcovered stentと、被覆しないuncovered stentに分けられます。留置する部位やステントを挿入する目的によって、ステントの種類を選択しています。

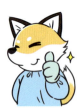

手術の流れと、術後ケアにつながる手術操作

❶ 内視鏡の挿入と狭窄部の確認

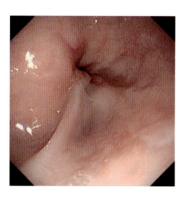

内視鏡を挿入した後に造影剤（ガストログラフィン®）を用いて、狭窄部の位置や長さを確認します。狭窄の上端、下端にあたる部位にマーキングを行います（未開封の注射針などをテープで体に貼り付けます）。

❷ ガイドワイヤーの挿入

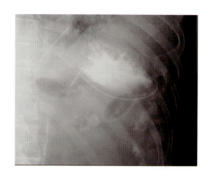

狭窄部にガイドワイヤーを通過させ、肛門側まで十分に留置し狭窄部の長さを測ります。食道ステントの場合はガイドワイヤーを留置して、内視鏡を抜去します。

> ガイドワイヤー操作で穿孔させることがあるため、透視を見ながら慎重に操作します。

❸ ステントの挿入と展開

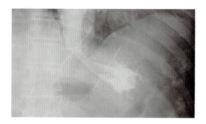

狭窄部にステントを通し、位置を確認しながらステントを展開します。

> 一度展開すると位置を変えることができないため、透視を見ながら慎重に行います。

❹ 内視鏡の抜去

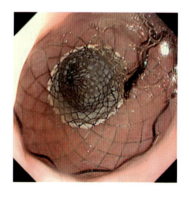

内視鏡で展開されたステントを確認し、内視鏡を抜去します。

> 完全にステントが展開するのは48時間後以降なので、ステント留置してから2日後にX線を撮影し、ステントの位置とステントが展開されているかを確認します。

> これだけ覚える！術後ケアの重要ポイント一覧表

起こり得る合併症	出血、穿孔、誤嚥性肺炎
注意すべき術後症状	発熱、疼痛、嘔吐、黄疸（発熱と疼痛を伴う場合はドクターコール）
術式特有の食事指導	48時間は基本的には絶食
術式特有の栄養指導	最初は流動食や粥食から開始し、食物繊維の多い食事は控える
その他注意すべき事項	穿孔した場合はバイタルサインの変化が起こり、緊急手術になる場合がある

> なぜ重要？とことん解説！

注意すべき合併症

　内視鏡的消化管ステント留置術で注意すべき合併症は穿孔です。穿孔はステント留置の処置中とステント留置後に起こることがあります。ステント留置中の穿孔は、ガイドワイヤー操作で腫瘍を貫通させることで起こります。ただ、微小な穿孔が多く、保存的に改善することが多いです。ステント留置後の穿孔には、①腫瘍自体の穿孔と②ステントの端部による穿孔があります。ステントは留置後48時間程度かけて最大径まで拡張します。X線でちゃんと拡張しているか、ステントの位置がずれていないかを確認します。そのため、食事開始は留置後2～3日後からになることが多いです。上部消化管ステントの場合は、誤嚥性肺炎を起こすことがあります。発熱、酸素化低下や咳嗽を認める場合は積極的に疑いましょう。

　長期的な合併症としては腫瘍がステント内に増殖することで再閉塞をきたしたり（図1）、ステントが逸脱（抜ける）することがあります（図2）。ステントが肛門から自然に排出されるとよいのですが、消化管内にとどまると消化管穿孔をきたすことがあります。

帰室後に注意すべきこと

　上部消化管ステント留置の場合は、処置後に誤嚥性肺炎を起こすことがあるため、処置中に経皮的動脈酸素飽和度（SpO_2）が低下していた場合は、覚醒するまではモニタリングが必要です。また、咳嗽や聴診で肺音に異常がないか確認が必要です。

　十二指腸にステントを留置した場合は、ステントが十二指腸乳頭部にかかることがあり、急性膵炎や急性胆管炎をきたすことがあるため、発熱や腹痛、黄疸に注意が必要です。

　大腸ステントの場合は下血をきたすことがあります。下血量が多い場合は主治医への報告をしま

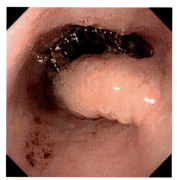

図1 腫瘍の増殖による消化管の再閉塞

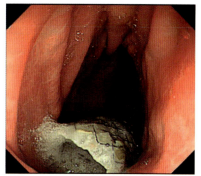

図2 ステントの逸脱

しょう。

　ステント留置でいちばん注意すべき合併症は穿孔です。穿孔時には発熱、腹膜刺激症状（▶用語解説）を伴う疼痛を認めます。鎮痛薬でも痛みが改善しない場合や、高熱と腹痛を伴う場合は主治医への報告が必要です。穿孔を疑った場合にはCTを撮影し、free airの有無を確認します。穿孔をきたした場合は腹膜炎や縦隔炎を起こし、致命的になることがあります。抗菌薬の投与を行い、外科的治療ができるか相談しますが、元々手術が難しい全身状態の患者さんが多いため、保存的加療になる場合もあります。

術後の食事に関する注意と退院指導

　ステントに食物残渣が詰まることがあるため、食事を細かく刻んだり、よく噛んで食べるように指導します。また食物繊維が多い食事はなるべく避けるように指導しましょう。ご飯が食べられなくなり嘔吐したり、便が全く出なくなった場合はステント閉塞が疑われますので、病院を受診するように指導しましょう。

【腹膜刺激症状】　用語解説
腹膜に炎症が起こる特有の症状をいう。筋性防御と反跳痛などが代表的なものである。筋性防御は腹膜が緊張し硬くなっている症状で、反跳痛は腹部を手掌で圧迫し、急に離したときに起こる痛みをいう。

引用・参考文献
1) 水本吉則ほか. 悪性食道狭窄に対するステント治療－放射線化学療法後も含む. 臨床消化器内科. 31 (8), 2016, 1119-25.
2) 高原楠昊ほか. 悪性十二指腸閉塞に対する内視鏡的ステント留置術の現状と将来展望. 日本消化器内視鏡学会誌. 61 (7), 2019, 1376-87.
3) 斉田芳久ほか. 大腸ステントの適応と課題. 日本消化器内視鏡学会誌. 63 (7), 2021, 1389-96.

（具嶋亮介）

5章 内視鏡・その他の治療 15

3 内視鏡的な食道胃静脈瘤治療（EIS・EVL・B-RTO）

どんな手術？

食道胃静脈瘤の治療には内視鏡的硬化療法（endoscopic injection sclerotherapy；EIS）、内視鏡的静脈瘤結紮術（endoscopic variceal ligation；EVL）とバルーン下逆行性経静脈的塞栓術（balloon occluded retrograde transvenous obliteration；B-RTO）があります。EIS と EVL は内視鏡を用いて食道胃静脈瘤の破裂予防で治療する場合と、出血後に緊急で処置する場合があります。B-RTO はカテーテルを用いて、食道胃静脈瘤の破裂予防として行います。

血行動態

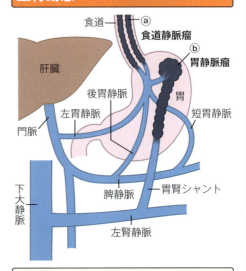

門脈圧が亢進すると側副血行路が発達します。食道静脈瘤の場合は、左胃静脈、後胃静脈、短胃静脈から供血を受けて静脈瘤が発達します。

EIS

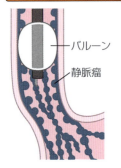

静脈瘤に穿刺し、硬化剤を注入します。

EVL

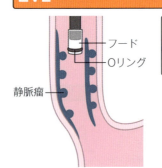

Oリングにより静脈瘤を結紮します。

手術の流れと、術後ケアにつながる手術操作

EIS

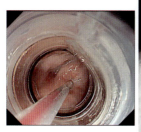
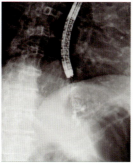

透視室で検査を行います。内視鏡を挿入した後に局注針で静脈瘤を穿刺し、造影剤が静脈瘤内に注入されたことを確認してから硬化剤を注入します。その後、静脈瘤を血栓化して閉塞させます。

> バルーンを膨らませることで、硬化剤が食道静脈瘤の上流へ流れるのを防ぎます。

EVL

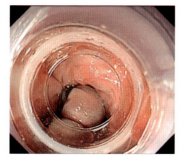

内視鏡先端にゴム製のOリングを装着し、静脈瘤を吸引した後にOリングで結紮する方法です。結紮により血流を遮断し、静脈瘤を消失させます。通常、1条の静脈瘤に対して複数箇所結紮します。

> 複数回Oリングで結紮するため、オーバーチューブを挿入します。

B-RTO

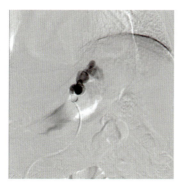

血管造影室で行います。鼠径部の血管を穿刺し、左腎静脈までカテーテルを挿入して、胃腎シャント（▶用語解説）にバルーンを膨らまし、血流を遮断した後に硬化剤を注入することで、静脈瘤を血栓化し閉塞させ静脈瘤を消失させます。

5章 内視鏡・その他の治療 15 ❸ 内視鏡的な食道胃静脈瘤治療（EIS・EVL・B-RTO）

これだけ覚える！術後ケアの重要ポイント一覧表

起こり得る合併症	・EIS：出血、発熱、胸痛、肝機能低下、塞栓症（肺塞栓、脳梗塞など）、溶血 ・EVL：出血、発熱、胸痛、咽頭通 ・B-RTO：カテーテル穿刺部の出血、発熱、心窩部痛、腎機能障害、塞栓症		
注意すべき術後症状	・EIS：呼吸苦、手足の麻痺、肝性脳症（意識障害、手の震え）、赤い尿、吐血が出現したときはドクターコール ・EVL：吐血、黒色便、肝性脳症が出現したときはドクターコール ・B-RTO：呼吸苦、穿刺部の出血があるときはドクターコール		
術式特有の創管理	B-RTOでは穿刺部から出血していないか確認する	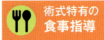術式特有の食事指導	治療日は絶食、翌日より流動食から粥食から開始する
術式特有の栄養指導	肝機能が悪い患者さんも多く、塩分制限等の肝疾患に合わせた食事指導が必要		
その他注意すべき事項	静脈瘤治療後に肝機能が悪化することがあるので、採血データを必ずチェックする。また、処置後に腹水が増えることがあるので体重の増加がないかも確認する		

なぜ重要？ とことん解説！

注意すべき合併症

　食道胃静脈瘤は、肝硬変などで門脈圧が亢進している病態の患者さんに起こります。合併症には、治療により門脈圧がさらに亢進し肝予備能が低下することで起こるものと、手技そのものによる合併症があります。

●EISの場合

　EISでは静脈瘤に硬化剤を注入しますが、硬化剤がほかの血管に流れ込むことで塞栓症を起こしたり、溶血をきたして腎機能障害を起こすことがあります。予防でハプトグロビン製剤を投与することがあります。

●EVLの場合

　EVLでは何回も内視鏡を挿入するために、オーバーチューブを挿入しますが、その挿入時に咽頭や食道の粘膜を損傷したり、場合によっては穿孔をきたすことがあるため注意が必要です。また結紮をすることで、疼痛や食事が通りにくいような症状が出ることもあります。

●B-RTOの場合

　B-RTOでは、EISと同様に塞栓症のリスクがあります。また胃と腎臓のシャントを閉塞させることで、ほかの側副血行路が発達し食道静脈瘤や直腸静脈瘤などが増悪することがあります。

帰室後に観察すべきこと

●EIS・B-RTOの場合

EISやB-RTOでは硬化剤の影響で溶血が生じることがあるため、尿の色調を観察しヘモグロビン尿でないか観察が必要です。また、造影剤を使用することから、補液を十分に行い尿量が少なくないかも確認しましょう。硬化剤がほかの血管に流出することで塞栓症をきたすことがあるため、SpO_2モニタで酸素化をモニタリングし、呼吸状態の確認や麻痺症状などが現れないか定期的に観察します。

●EVLの場合

EVLでは結紮により胸部痛や発熱をきたすことがあり、血圧などバイタルサインの測定を定期的に行います。疼痛が強いときは穿孔の可能性もあるので医師に相談し、CT検査を行うこともあります。また、内視鏡処置により誤嚥性肺炎を起こすこともあり、治療中に酸素化が低下しているときは、適宜酸素投与を行いながらSpO_2をモニタリングし、熱があったり酸素化が上がらない場合は胸部X線やCTを撮影することがあります。

食道静脈瘤の治療では、治療後に門脈圧が上昇し、腹水が増加したり、肝機能が悪化することで肝性脳症をきたすことがあります。採血結果をはじめ、お腹の張りや浮腫などの身体所見も確認する必要があります。

術後の食事に関する注意と退院指導

術後の食事は食道の粘膜を傷付けないように、軟らかいものを摂取するようにします。香辛料などの刺激物を摂取したり、飲酒するのもダメです。食道静脈瘤破裂の引き金としては、嘔吐や便秘によるいきみ、腹圧を掛ける動作などがあります。

また治療後に肝機能が悪化し、腹水増加による体重増加、お腹の張りや手足のむくみなどが生じることもあるため、そのような症状が続くときは早めに受診するよう患者さんに指導します。

【胃腎シャント】 用語解説
胃静脈瘤への供血路は短胃静脈や後胃静脈が多く、胃静脈瘤から左腎静脈に戻る排血路を胃腎シャントと呼ぶ。

引用・参考文献

1) 日本消化器内視鏡学会監. "食道・胃静脈瘤に対する治療". 消化器内視鏡ハンドブック. 改訂第3版. 医学図書出版. 東京, 2024, 225-40.
2) 小原勝敏. 食道静脈瘤の治療戦略. 日本消化器内視鏡学会雑誌. 57 (6), 2015, 1347-60.
3) 豊永純ほか編著. "バルーン下逆流性経静脈的塞栓術（B-RTO）". 食道・胃静脈瘤. 改訂第2版. 鈴木博昭監. 日本メディカルセンター. 東京, 2001, 205-11.

（具嶋亮介）

5章 内視鏡・その他の治療 15

❹ 内視鏡的切除術（ポリペクトミー・EMR・ESD）

どんな手術？

消化管に発生した良性の腫瘍や、転移のない初期の悪性腫瘍（がんなど）を内視鏡下に切除する方法です。治療法にはポリペクトミー、内視鏡的粘膜切除術（endoscopic mucosal resection；EMR）、内視鏡的粘膜下層剝離術（endoscopic submucosal dissection；ESD）などがありますが、近年コールドポリペクトミーや水浸下でのEMR（underwater emr；UEMR）など新たな治療法も考案されています。それぞれの治療には適応があり、腫瘍の大きさ、予想深達度や肉眼型を考慮して治療方針を決定します。

ポリペクトミー

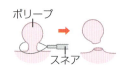

隆起性ポリープの茎にスネアをかけて切除する方法です。高周波を使用せずに切除する方法を「コールドポリペクトミー」といいます。

内視鏡的粘膜切除術（EMR）

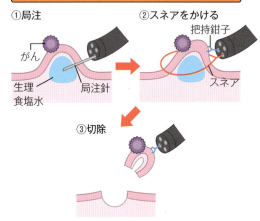

粘膜下層に生理食塩水などを局注して、スネアをかけて切除する方法です。近年、水浸下でのUEMR（underwater emr）を行うことも増えています。

内視鏡的粘膜下層剝離術（ESD）

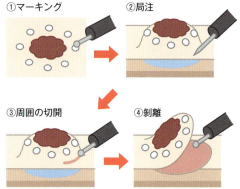

粘膜下層にヒアルロン酸ナトリウムを局注し、ナイフで切開・剝離する方法です。EMRで一括切除できない病変や早期がんの治療で行われています。

手術の流れと、術後ケアにつながる手術操作

A　ポリペクトミー・コールドポリペクトミー

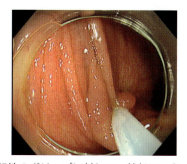

①隆起性のポリープに対して、基部にスネアをかけて絞扼します。その後、高周波を使用して通電して切除しますが、良性の腺腫であったり、10mm以下で有茎性ポリープでない場合は、通電せずに切除するcold snare polypectomy（CSP）を選択する場合もあります。

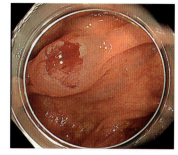

②ポリペクトミー後の切除断面は小さいものの、有茎性ポリープの場合は後出血のリスクがあるためクリップで縫縮します。CSPの場合は後出血や穿孔のリスクが非常に低いため、クリップでの縫縮はほとんど行いません。

B　EMR・UEMR

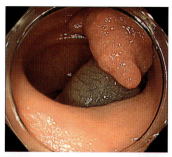

①粘膜下層に生理食塩水を局注して、病変を挙上させます。

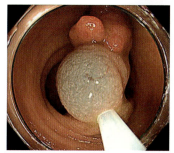

②病変のサイズに合わせてスネアのサイズを選択し、正常粘膜も含めてスネアで絞扼し、通電して切除します。UEMRの場合は局注せずに、浸水下での浮力を利用してそのままスネアで絞扼して切除します。

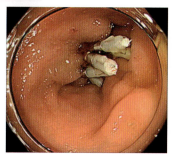

③ポリペクトミーと比べると切除断面は大きくなります。切除時に出血したり、後出血することがあるため、クリップで創部を完全縫縮したりすることがあります。

ESD

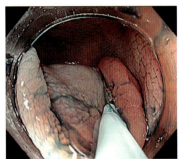

①腫瘍周囲の正常粘膜下にヒアルロン酸ナトリウムを局注し、病変を挙上させます。

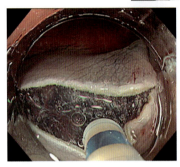

②腫瘍周囲を電気メスで切開し、病変直下の粘膜下層を剝離していきます。粘膜下層には血管があり、出血しないように慎重に剝離します。粘膜下層の下には筋層があるので、筋層直上の粘膜下層を剝離し、穿孔しないように注意します。

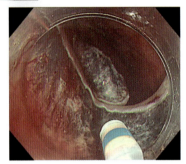

③潰瘍面が大きく、ほかの手技と比較して出血のリスクが高くなります。そのため、電気メスや止血鉗子などで血管を焼灼し後出血の予防を行います。また、筋層を穿通する血管もあり、クリップで止血を行うこともあります。

これだけ覚える！術後ケアの重要ポイント一覧表

	起こり得る合併症	出血、穿孔、誤嚥性肺炎
	注意すべきドレーン排液	胃管を留置している場合は排液の色調（血性でないか）に注意
	注意すべき術後症状	吐血、黒色便（タール便）、血便、血圧低下、頻脈、発熱、腹痛、SpO_2低下
	術式特有の食事指導	治療日は絶食、食事開始の時期は治療法による
	術式特有の栄養指導	治療後約2週間程度は出血のリスクがあるため、アルコールや刺激物は避ける
	その他注意すべき事項	退院後も出血のリスクがあり、出血徴候（吐血・下血）があるときは病院へ連絡してもらう

なぜ重要？とことん解説！

注意すべき合併症

内視鏡的切除術の合併症は①出血、②穿孔、③誤嚥性肺炎です。

● ①出血

出血に関しては、抗血栓薬（抗血小板薬、抗凝固薬）を内服している患者さんが多いため、治療前の服薬状況と休薬・再開について「抗血小板薬服用者に対する消化器内視鏡診療ガイドライン」を参考に医師・薬剤師とともに確認しましょう。

出血は術中出血と術後出血に分かれます。術中出血は内視鏡手技に伴うものがほとんどです。治療時はモニタリングしていますので、血圧が低下するなどバイタルサインの変化がないか注意が必要です。術後出血は治療日から治療の翌々日までに多く、約2週間以内に起こることがほとんどです。抗血栓薬を内服している患者さんは、1週間後以降に出血をきたすことがあります。

● ②穿孔

穿孔には、術中穿孔と遅発性穿孔があります。術中穿孔は内視鏡手技によって起こり（図1、2）、穿孔した場合はクリップで縫縮します。治療終了後に胃管を留置して帰室することもあります。遅発性穿孔は、内視鏡治療時に筋層への過通電や筋層の損傷があった場合に起こります。治療後に高熱が出たり、鎮痛薬を使用しても消失しない腹痛が起こった場合は注意が必要です。

● ③誤嚥性肺炎

誤嚥性肺炎は上部消化管の治療時に起こる合併症です。左側臥位で治療するため、左側の肺に肺炎が起こりやすいです（図3）。治療時もしくは帰室時に酸素投与しても酸素化が改善しない場合は誤嚥性肺炎を疑います。

帰室後に観察すべきことと、異常があった場合にどう行動すべきか

● 出血が起こった場合

食道・胃での出血は、胃内に血液が貯留することで嘔気が出現したり、吐血や黒色便が見られま

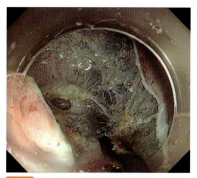

図1 内視鏡的切除術時の術中穿孔

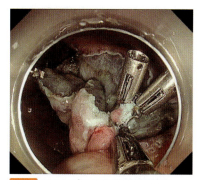

図2 クリップによる穿孔部の縫縮

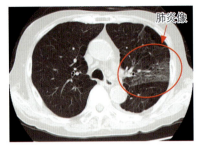

図3 誤嚥性肺炎時のCT画像

す。小腸や大腸からの出血は暗赤～赤色の血便をきたします。バイタルサインの変化としては頻脈や血圧低下が起こります。頻脈や吐下血をきたしたときは医師への報告が必要です。出血が多いときやショックバイタルの場合は血管確保をし、輸血の準備と輸液を行い、緊急内視鏡を行うためにバイタルサインを安定させる必要があります。

● 穿孔が起こった場合

発熱や腹膜刺激症状を伴う疼痛の症状が出現します。鎮痛薬を使用しても痛みがとれない場合は医師への報告が必要です。穿孔が疑われた場合は採血で炎症反応が上昇していないか確認し、緊急でCTを撮影しfree air（▶用語解説）を認めた場合は緊急外科手術の適応になります。

誤嚥性肺炎が起こった場合は、治療中からSpO₂が低下し、発熱や咳嗽の症状が出現します。胸部X線や胸部CTで左肺優位の肺炎像を認めた場合は、抗菌薬の投与が必要です。

術後の食事に関する注意と退院指導

胃の内視鏡治療の場合は術後に潰瘍ができるため、制酸薬（H₂ブロッカー、PPIやP-CAB）の投与が必要です。食事に関しては、術後2週間程度は軟らかく消化のよい食べ物を食べるように指導し、アルコールや香辛料などの刺激物の摂取は控えるように指導しましょう。退院後も後出血の可能性があるため、吐血や下血があった場合は病院へ連絡するように指導が必要です。

【free air】 用語解説
内視鏡治療時に消化管に孔が開くと、空気が腹腔内に漏れ出す。この際にX線やCTでみえる遊離ガスのことを「free air」という。

引用・参考文献
1) 浦岡俊夫ほか. 大腸cold polypectomyガイドライン（大腸ESD/EMRガイドライン追補）. 日本消化器内視鏡学会誌. 63 (5), 2021, 1147-58.
2) 田中信二ほか. 大腸ESD/EMRガイドライン（第2版）. 日本消化器内視鏡学会誌. 61 (6), 2019, 1321-44.
3) 加藤元嗣ほか. 抗血栓薬服用者に対する消化器内視鏡診療ガイドライン 直接経口抗凝固薬（DOAC）を含めた抗凝固薬に関する追補2017. 日本消化器内視鏡学会誌. 59 (7), 2017, 1547-58.

（具嶋亮介）

5 内視鏡的消化管異物除去

どんな手術?

本項でいう「異物」とは、消化管内に入ってきた、あるいは発生した異質なものの総称です。小児では玩具や硬貨、ボタン電池などの誤飲が多く、成人では魚や鶏の骨、高齢者や認知症患者では義歯や薬の包装（press through pack；PTP）などがあります。精神疾患がある患者さんの場合、時計や金属スプーン、靴下など、嚥下が不可能と思われるような消化管異物にも遭遇することがあります。

消化管異物の大部分は自然に排出されますが、消化管穿孔や閉塞をきたす可能性があるもの、毒性のあるものは緊急内視鏡の適応となります。重篤な合併症のリスクを抑えるには、異物摂取から24時間以内の摘出が望ましいとされています[1]。

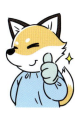

処置の適応例

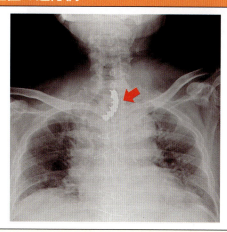

胸部X線写真で食道に誤飲された義歯（➡）を認めます。鋭利な部分が多く、処置が必要です。

消化管異物の分類

緊急性があるもの
A. 消化管壁を損傷する可能性があるもの 有鈎義歯、PTP、魚骨、針、ガラス片、歯科処置具、複数個の磁石、アニサキスなど
B. 消化管を閉塞する可能性があるもの 食物塊、胃石、硬貨、ビニール袋、回虫など
C. 毒性のある内容物を含有するもの 乾電池、ボタン電池など
緊急性のないもの（上記以外）
パチンコ玉、ボタン、ビー玉、碁石、体温計内の水銀

（文献2より引用・一部改変）

手術の流れと、術後ケアにつながる手術操作

❶ 異物の位置確認

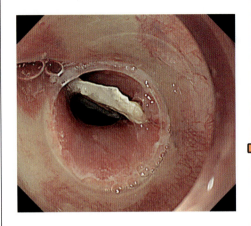

内視鏡で異物（魚骨）を確認します。

> 回収時に異物が食道や咽頭の粘膜を傷付けないように、内視鏡の先端に透明なフードを装着します。

❷ 異物の回収

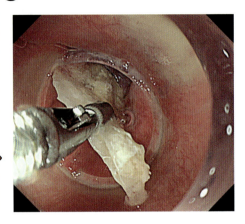

鰐口鉗子を用いて、異物をフード内に引き込み回収します。

> 鋭利な部分をフードの中に引き込むことで、粘膜の裂傷や穿孔のリスクを減らすことができます。

❸ 異物の状態確認

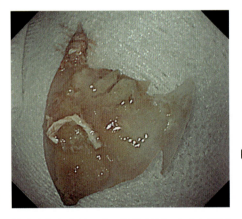

摘出された魚骨です。異物がどのような形状か、完全な状態で回収されたかを確認します。

> 異物の破片が残ると、消化管を損傷する可能性があります。

❹ 創部の確認

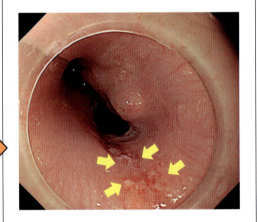

内視鏡を再挿入し、創部を確認します。創部の状態から、穿孔の有無を推し測ります。

> 写真の症例は粘膜に軽い損傷がありますが、穿孔はありませんでした。

これだけ覚える！ 術後ケアの重要ポイント一覧表

⚠ 起こり得る合併症		🌀 注意すべき処置後症状
穿孔	皮下気腫（縦隔気腫）、縦隔炎	握雪感、胸部痛、発熱
	腹膜炎	腹痛、腹膜刺激症状、発熱、頻脈
出血		吐血、黒色便、血便、頻脈、血圧低下、意識レベル低下、血清 Hb 値の低下、BUN/Cr 比（血中尿素窒素 / クレアチニン比）の上昇
誤嚥性肺炎		酸素化の低下、発熱

なぜ重要？ とことん解説！

消化管異物は危険であるという認識を持つ

●異物による消化管穿孔はときに致命的になる

異物によって消化管穿孔をきたした場合、食道では縦隔気腫や縦隔炎（▶用語解説）、縦隔膿瘍、小腸や大腸では汎発性腹膜炎（▶用語解説）を引き起こす可能性があります。発見が遅れると、ときに致命的となるため、早めの診断と異物の摘出が必要です。

異物誤飲に早く気付くには問診が重要で、自覚症状としては、咽頭部異物感、急な嚥下障害、胸痛、腹痛などがあります。小児や高齢者（特に認知症患者）では、問診ができないことや自覚症状が乏しいことがあるため、注意が必要です。

●消化管異物が疑われた場合、早急に画像診断を行う（図1）

X 線不透過性の異物の摂取が疑われる場合、または異物の種類が不明な場合は、まず腹部の単純X 線撮影を行い、摂取された異物の存在、位置、大きさ、形状、数を把握する必要があります。しかし、魚や鶏の骨、木材、プラスチック、ガラス、薄い金属などは容易に確認することができません。穿孔やそのほかの合併症が疑われる場合には、CT 検査が有用です。CT 検査は解剖学的な情報だけではなく、膿瘍の形成や縦隔炎、腹膜炎、腸閉塞などの評価も可能です。

注意すべき合併症と観察・対応

●握雪感とは？

皮下気腫は、咽頭や食道の穿孔により皮下に空気が漏れ、皮下組織の腫脹をきたした状態です。皮下気腫を生じた組織を軽く押すと、雪を握ったときのようなギシギシとした感覚があり、これを握雪感と呼びます。咽頭や食道の穿孔の可能性がある処置の後は、頸部から胸部にかけて腫脹や握雪感がないかどうか確認するようにしましょう（図2）。腹部では、腹膜炎や腸閉塞の徴候に注意

消化器ナーシング 2025 春季増刊　**211**

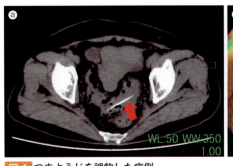
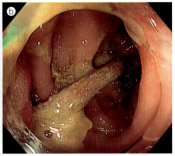

図1 つまようじを誤飲した症例
ⓐ腹部X線には映らなかった異物（➡）がCT検査で確認できる。
ⓑ内視鏡にて観察した大腸粘膜に刺入したつまようじ

し、これらがみられた場合には外科的治療を検討する必要があります。

●内視鏡的な異物除去が成功した後

異物除去に成功した後は、通常は外来で経過観察できます。異物除去後の入院の適応には以下のような場合があります。
- 合併症のリスクが高い異物（尖った物体、電池、複数の磁石など）を誤飲した場合
- 異物の誤飲や内視鏡的摘出による広範囲または深い粘膜損傷

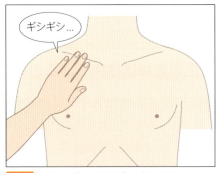

図2 頸部〜胸部の握雪感の確認方法

●内視鏡的な異物除去が不可能な場合

直径が2〜2.5cmを超える物体は幽門輪や回盲弁を通過せず、長さが5〜6cmを超える物体は十二指腸の彎曲部を通過できないとされています。内視鏡で異物を除去できなかった場合は、異物が消化管を通過したかどうかを確認するために、毎日、X線による経過観察を行う必要があります。X線で3日以上同じ場所から異物が動かない場合は、手術を検討します。

●偶発症とその対応

■穿孔

まず、消化管減圧のために経鼻胃管（NGチューブ）を挿入し、絶飲食、輸液、抗菌薬投与を開始します。その後、手術の適応について外科医に相談しながら厳重に経過観察します。

■出血

内視鏡で止血可能であれば止血術を行います。抗血栓薬を服用中であれば、一時的な休薬が必要かどうかを処方医に相談し、外科的な処置が必要であれば外科医にコンサルトします。

> **用語解説**
>
> 【縦隔炎】
> 胸腔の中央で、左右の肺に挟まれた部分（縦隔）に起こる炎症のこと。心臓、大血管、気管など重要な臓器が存在する。
>
> 【汎発性腹膜炎】
> 腹腔内に広く炎症が起こった状態。適切な処置がなされなければ命にかかわる。

引用・参考文献

1) Eisen, GM. et al. Guideline for the management of ingested foreign bodies. Gastrointest. Endosc. 55 (7), 2002, 802-6.
2) 岡村誠介. "異物除去". 消化器内視鏡ハンドブック. 改訂第3版. 日本消化器内視鏡学会監. 東京, 医学図書出版, 2024. 382-7.

（直江秀昭）

5章 内視鏡・その他の治療 15

⑥ 内視鏡的膵胆管造影（ERCP）関連治療（EST・内視鏡的胆管結石除去術）

どんな手術？

■内視鏡的逆行性膵胆管造影検査（endoscopic retrograde chorangio-pancreatography；ERCP）

　十二指腸スコープと透視を用いて、ファーター乳頭開口部から胆管や膵管にカテーテルを挿入し造影することにより、胆管・膵管の検査を行うものです。その目的は診断と治療の2つに大きく分けられます（表1）。

　腹部超音波検査、CT検査、MRI画像検査の進歩や、超音波内視鏡（endoscopic ultrasound；EUS）の普及によって、画像診断のみの目的でのERCPの頻度は減っていますが、細胞診や生検などの良悪性鑑別診断や、小膵がんに対する細胞診、胆管がんやファーター乳頭部がんの進展度診断による術式の決定などに用いられます。

　ERCPは現在、胆・膵疾患に対する治療目的に施行されることが多いです。胆管結石に対する治療や、胆管閉塞に対する胆道ドレナージなどが主として行われます。また、膵石に対する治療や、膵管狭窄に対する膵管ドレナージが行われることもあります。

■内視鏡的乳頭括約筋切開術（endoscopic sphincterotomy；EST）

　ERCPに続いて行われる手技の一つで、十二指腸乳頭開口部から胆管にパピロトミーナイフを挿入し、乳頭括約筋を切開する方法です。ERCP関連治療において、胆管結石除去術やドレナージ術の施行前に行われる中心的な手技の一つです。

■胆管結石除去術

　総胆管結石に対して、乳頭処置を行った後、バスケットカテーテルやバルーンカテーテルを用いて結石を取り除く手技です。

　ERCP関連治療は、高度な精密検査や治療まで目的が多岐にわたるため、処置による偶発症のリスクもあります。十分な説明を行い、患者さんの理解と同意を得たうえで検査・

表1 ERCPの適応と禁忌 [1]

適応	①診断	・胆管・膵管の生検や細胞診が必要な症例 ・鑑別診断や進展診断目的に、管腔内超音波検査や胆道鏡・膵管鏡を要する症例　など	・膵液・胆汁細胞診が必要な症例
	②治療	・胆管結石（総胆管結石、肝内胆管結石）除去 ・胆管閉塞によるドレナージ ・急性胆嚢炎の胆嚢ドレナージ ・膵管閉塞によるドレナージ	・膵石除去 ・乳頭部狭窄の解除　など
禁忌		・内視鏡検査が困難なほどの全身状態不良例 ・スコープ通過が困難な消化管狭窄がある症例　など	

214　消化器ナーシング 2025 春季増刊

治療を実施しますが、説明後、患者さんは不安を抱いていることも多いので、傾聴したうえで不安を軽減させてあげてください。

適応範囲

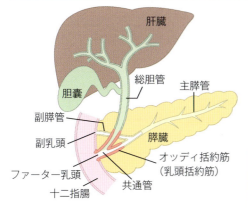
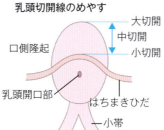

胆・膵管周囲臓器の解剖です。手技を理解するためには、解剖をしっかり理解することが大切です。

術中体位

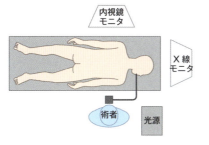

手技は腹臥位で行います。治療開始前にどこかに痛みがないか、腕に負担がかかっていたりしないか、確認することが必要です。

手術環境

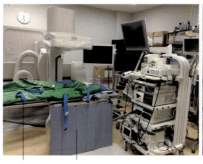
透視台　遮蔽カーテン
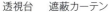

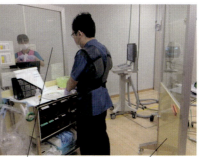
遮蔽板

筆者の施設のERCPを行う透視室です。スタッフの被曝軽減のため、遮蔽カーテンや遮蔽板を使っています。

手術の流れと、術後ケアにつながる手術操作

❶

鎮静・前処置
血圧・脈拍（心拍）・経皮的動脈血酸素飽和度（SpO₂）をモニタリングしながら、鎮静薬（ベンゾジアゼピン系など）や鎮痛薬（オピオイドであるペチジンやペンタゾシンなど）を投与します。また、鎮痙薬としてブチルスコポラミンを用いることもあります。

> 処置時間は30分〜1時間と、長時間に及ぶこともあり、鎮静による呼吸状態の低下などのリスクがあります。SpO₂の低下や、誤嚥性肺炎、またブチルスコポラミンの使用による頻脈や尿閉などの症状に注意が必要です。

❷

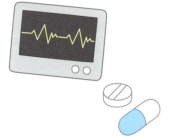

胆管開口部

スコープの挿入、胆管挿管
十二指腸スコープを挿入し、十二指腸乳頭を正面視します。カニューラを用いて胆管挿管し、ガイドワイヤーの挿入・胆管造影を行います。

> ERCPに関連する手技は、どんな手技であってもERCP後膵炎を発症するリスクがあります。膵炎は死亡のリスクもあり、腹痛や嘔吐などの症状に注意が必要です。

❸

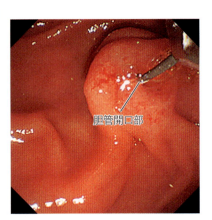

パピロトミーナイフ

EST
パピロトミーナイフをガイドワイヤーに沿わせて乳頭部まで進め、乳頭切開を行います。切開する距離は、その長さによって大・中・小切開に分類され、その後に行う手技の内容によって決定します。

> EST（乳頭切開）後は出血のリスクがあります。血圧や脈拍などのバイタルサインの確認をし、バイタルサインに変動がなくても、黒色便など便の性状に変化があるときには医師に報告しましょう。

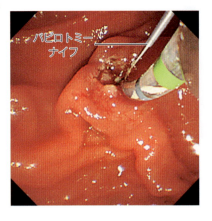

結石の除去

胆管造影を行い、結石の大きさや個数を確認し、乳頭部に近いほうから順に結石の除去を行います。バスケットカテーテルやバルーンカテーテルを用いて、透視下で結石を捕捉し、十二指腸内に取り出します。

一方、乳頭から排石されないような大きな結石は、機械的砕石具を用いて結石を砕いてから排石します。写真（下）は、機械的砕石具を用いている症例です。

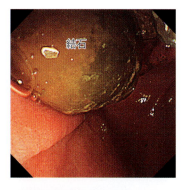
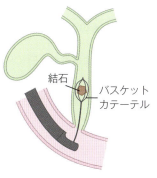
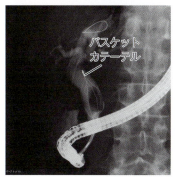
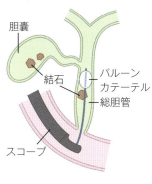

> 処置による穿孔や出血、膵炎のリスクがあるので、処置後の腹痛や嘔吐などの消化器症状、便の性状に注意しましょう。

遺残結石の確認

結石除去後はバルーンカテーテルを用いて胆管造影を行い、遺残結石がないことを確認し、手技を終了します。

> 乳頭浮腫や遺残結石により、処置後に胆管炎や黄疸をきたすこともあります。

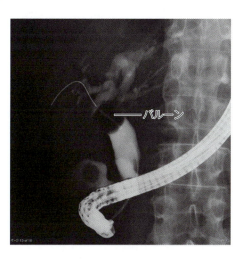

これだけ覚える！術後ケアの重要ポイント一覧表

起こりうる合併症	・内視鏡検査によるもの：呼吸抑制、誤嚥性肺炎、薬剤アレルギー、消化管穿孔など ・ERCPやESTによるもの：ERCP後膵炎、出血、消化管穿孔、後腹膜穿孔、胆道感染など
注意すべき術後症状	バイタルサインの変動、腹痛・嘔吐などの消化器症状、発熱、黒色便など →特にバイタルサインの変動や、冷汗を伴うような激しい腹痛を認めたときには、ドクターコールが必要 ※処置翌日以降に出血をきたし、黒色便が出ることもある。便の性状に異常があるときもドクターコールする
食事指導	・処置当日は禁食とし、輸液を行う ・筆者の施設では、処置翌日に血液検査を行い、偶発症の有無を確認し、問題がなければ翌日の昼食より食事を開始している

なぜ重要？ とことん解説！

注意すべき合併症と、観察・対応

●ERCPの偶発症として最も頻度が高いのは、急性膵炎

　ERCPの偶発症には急性膵炎、消化管穿孔、急性胆道炎、出血、誤嚥性肺炎などがあります。わが国の消化器内視鏡関連の偶発症に関する2008～2012年までの5年間の全国調査報告では、ERCP関連治療手技による偶発症の頻度は0.974％であり、最も頻度が高いのが急性膵炎で、死亡例も報告されています[2]。

　ERCP後膵炎（図1）は、挿管刺激による乳頭浮腫や、乳頭括約筋の攣縮による膵液流出障害、造影剤の膵管内注入などが発端となり、膵管内圧上昇や血流障害をきたし、発症すると考えられています[3]。手技関連因子としては、検査時間、膵管への造影剤流入や圧の上昇、膵管口切開などが挙げられており、患者因子としては、女性、若年、乳頭括約筋機能不全、膵炎の既往などが考えられています。

●ERCP後の強い腹痛は、急性膵炎を念頭に置いて対応する

　ERCP後に強い腹痛がある場合、急性膵炎を念頭に置き、腹部の診察を十分に行うことが重要です。通常、検査による消化管ガスの影響や、胆膵管への造影剤の充満、ステントによる拡張痛、処置による機械的刺激などでも腹痛は生じますし、鎮静薬の影響で悪心が出現することもありますが、このような場合は時間経過とともに改善することが一般的です。しかしながら、冷汗をかくような強い腹痛や、鎮痛薬を使用しても改善しないような訴えがある場合には、ドクターコールをしましょう。

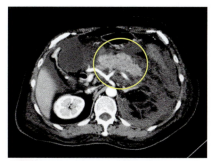

図1 ERCP後膵炎（CT像）
膵臓の腫大と、周囲の脂肪織の毛羽立ちを認めている（〇）。

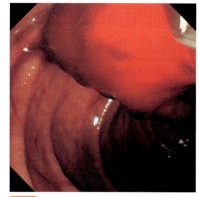

図2 EST後出血（内視鏡像）
EST後の十二指腸乳頭に、活動性の出血を認めている。この後、止血処置を行った。

●ERCP後の強い腹痛と腹膜炎所見は、消化管穿孔を疑う

穿孔の場合も同様で、強い腹痛をきたします。冷汗を伴ったり、腹部が硬くなり腹膜炎の所見を呈すので、十分な診察を行うことが重要です。

●EST後、バイタルサインに変動がなくとも、黒色便があれば出血を疑う

EST後に出血をきたした場合（図2）、出血性ショックになることは通常はまれです。しかし、バイタルサインに変動がなくても、黒色便が持続したりします。便の性状や色の変化については、医療者側から尋ねることも大切です。バイタルサインに変動があるときはもちろんですが、黒色便がある際にはドクターコールしましょう。出血が疑われる場合には、緊急で止血処置が必要になることもあるので、食事の可否については、医師に確認してからにしましょう。

●ERCP処置後は、患者さんからの強い症状の訴えに注意する

ERCPに伴う偶発症は、最善の処置を行っていても起こってしまうことがあります。後手にならないよう、迅速に判断・対処することが重要であり、処置後に強い症状の訴えがある場合には迷わず医師に報告しましょう。

引用・参考文献

1) 真口宏介ほか．"ERCP"．消化器内視鏡ハンドブック．第1版．東京，日本メディカルセンター，2012, 391-400.
2) 古田隆久ほか．消化器内視鏡関連の偶発症に関する第6回全国調査報告：2008年～2012年までの5年間．日本消化器内視鏡学会雑誌．58 (9), 2016, 1466-91.
3) Akashi, R. et al. Mechanism of pancreatitis caused by ERCP. Gastrointest. Endosc. 55 (1), 2002, 50-4.

（奥野のぞみ）

5章 内視鏡・その他の治療 15

⑦ 内視鏡的経鼻胆道ドレナージ術（ENBD）・内視鏡的胆道ステント留置術（EBS）

どんな手術？

がんによる狭窄や総胆管結石などにより、胆汁の十二指腸への流れが悪くなり、肝機能障害や黄疸、急性胆管炎をきたしている患者さんに対し、胆汁の流出路を確保する治療です。ドレナージ方法には、①外瘻となる内視鏡的経鼻胆道ドレナージ（endoscopic nasobiliary drainage；ENBD）と、②内瘻となる内視鏡的胆道ステント留置術（endoscopic biliary stenting；EBS）があります。患者さんの状態や治療方針によって、外瘻・内瘻のどちらにするかを決定します。

ENBD は、基本的には次の処置や手術までの一時的なドレナージです。EBS では、チューブは体の外に出ることはありません。口径 7Fr. 以上のステントを留置する際には、通常、5章-6 で述べた内視鏡的乳頭括約筋切開術（endoscopic sphincterotomy；EST）を行います。

ENBD

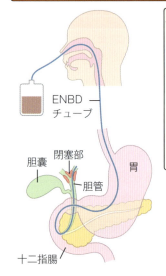

太さは 5〜7Fr. 程度で、2m ほどある長いプラスチックのチューブを、閉塞している胆管の上流まで挿入し、それを十二指腸〜胃〜食道を通過させて、鼻から出す治療です。

EBS

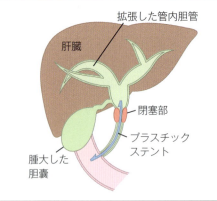

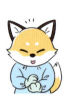

プラスチック製のステントや金属でできたメタリックステントを、閉塞している胆管の上流まで挿入し、十二指腸への胆汁の流れをよくする治療です。

手術の流れと、術後ケアにつながる手術操作

❶ 鎮静・スコープの挿入

ERCP の一連の処置として、胆道ドレナージを行います。前項（5 章 -6）を参照してください。

❷

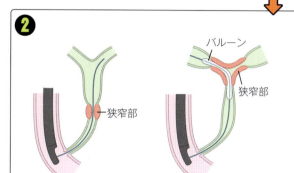

狭窄部位の突破

狭窄部位を越えて、上流側までガイドワイヤーを留置します。肝門部の狭窄の場合には、複数本のステント留置が必要なこともあり、ステント留置前に胆管のバルーン拡張を付加することがあります。

> ERCP に関連する手技は、どんな手技であっても ERCP 後膵炎を発症するリスクがあります。膵炎は死亡のリスクもあり、腹痛や嘔吐などの症状に注意が必要です。
> また、バルーン拡張時は疼痛を伴うことが多く、処置中に鎮静薬や鎮痛薬を追加することがあります。処置も長時間に及ぶことが多く、覚醒が不良な場合には、帰室後の経皮的動脈血酸素飽和度（SpO$_2$）や、転倒に注意しましょう。

❸

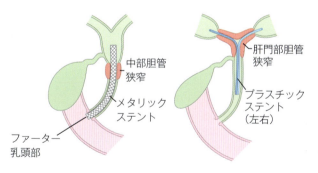

① EBS ステントの留置

ガイドワイヤーに沿って、ステントの留置を行います。ステントにはプラスチックステントとメタリックステントがあり、さらにメタリックステントには表面がカバーで覆われているものとないものがあります。ステントの本数やステントの種類は、患者さんの状態により判断します。

> ステント機能不全による急性胆管閉塞、急性膵炎、また胆囊内の胆汁排出が不良となると、急性胆囊炎を起こすことがあります。処置後の発熱や腹痛には十分に注意しましょう。急性膵炎の場合は心窩部を、胆囊炎の場合は右季肋部の痛みを訴えることが多いので、痛みの部位にも注意しましょう。

❹

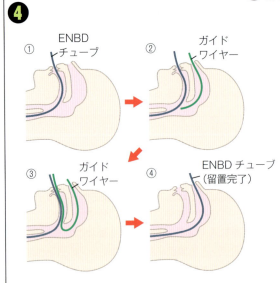

① ENBDチューブ
② ガイドワイヤー
③ ガイドワイヤー
④ ENBDチューブ（留置完了）

② ENBDチューブの留置

ENBDチューブの先端が目的とする部位に到達したら、チューブを留置したままスコープを抜去します。逸脱しないように透視で確認しながら行います。

スコープを抜去した後に、口から出たENBDチューブを鼻腔へと誘導し、鼻腔から出します。その際には、ネラトンチューブやガイドワイヤーを鼻腔から挿入し、その先端を口の外に出します。次に、口から出ているENBDチューブをネラトンチューブやガイドワイヤーを介して、鼻腔から外へと誘導します。

> 外瘻となるので、抜去や逸脱に注意が必要です。特に高齢の患者さんでは不穏やせん妄がみられることも少なくないため、チューブの自己抜去に注意しましょう。チューブを引っかけたり、点滴のルートと絡まないよう、よく説明することも必要です。処置後の鼻出血にも注意しましょう。
> また、排液量が多い場合には脱水や電解質異常をきたすことがあります。排液の量や性状もしっかり観察しましょう。

❺

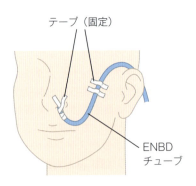

テープ（固定）
ENBDチューブ

ENBDチューブの固定

体外に出たチューブは抜けないように、主に鼻と頬で固定し、耳にかけることが多いです。その際に、たわみ（遊び）を作ることで、鼻腔の損傷と逸脱を予防することができます。

> 鼻腔粘膜や皮膚の損傷に注意しましょう。留置してある位置にあらかじめ印を付けておくと、逸脱してきていないか、一目で確認することができます。また、見た目に変化がなくても腸管内に逸脱していることがあります。排液の性状が変化するため、しっかり観察しましょう。

これだけ覚える！術後ケアの重要ポイント一覧表

	起こりうる合併症	・**内視鏡検査によるもの**：呼吸抑制、誤嚥性肺炎、薬剤アレルギー、消化管穿孔など ・**ERCPやESTによるもの**：ERCP後膵炎、出血、消化管穿孔、後腹膜穿孔など ・**ステント留置によるもの**：急性胆管炎・閉塞性黄疸（ステントの逸脱、迷入、閉塞など）、急性胆嚢炎、ERCP後膵炎 ・**ENBDチューブ留置によるもの**：鼻出血、電解質異常、脱水など
	注意すべき術後症状	・ENBDは、5章-6で解説したERCPの合併症に加えて、外瘻となることに注意が必要。特にチューブの自己抜去や自然逸脱の防止、排液の管理（性状や量）に注意する ・EBSでは、ステントは体内にあり、排液の性状や量の観察はできないため、バイタルサインの変動、腹痛・嘔吐などの消化器症状、発熱、黒色便などに注意が必要
	食事指導	・処置当日は禁食とし、輸液を行う ・筆者の施設では、処置翌日に血液検査を行い、偶発症の有無を確認し、問題がなければ翌日の昼食より食事を開始している（ENBDチューブを留置していても食事は可能）

なぜ重要？ とことん解説！

注意すべき合併症と、観察・対応

ERCPの偶発症には、急性膵炎、消化管穿孔、急性胆道炎、出血、誤嚥性肺炎などがあることを、ERCPの項（5章-6）で解説しました。それらに加え、ENBDやEBSなどを行った場合、チューブやステントを留置することによる合併症が生じることがあります。

●**外瘻であるENBDは、抜去や逸脱などのチューブトラブルに注意する**

ENBDチューブは、チューブとボトルが体表に出るので、自己抜去や逸脱に注意が必要です。抜去をしてしまうと再留置が必要になることもあります。

ENBDチューブは外瘻であることが特徴です。通常、1日量として500mL～1Lほどの排液がみられます。排液量が突然少なくなった場合や、全くなくなった場合は、チューブが逸脱したり折れ曲がって（キンク）閉塞している可能性がありますので、必ず医師に知らせましょう。

●**ENBDチューブからの排液量が多い場合、脱水や電解質常に注意する**

排液量が多いことで脱水や電解質常をきたすことがあります。元々、胆汁は腸内で吸収され、再利用される（腸肝循環▶用語解説）ので、より生理的な状態を保つために胆汁を飲んでもらう場合もありますが、患者さんによっては飲むことが難しい場合もあり、排液量によっては補液などを必要とする場合もあるので、医師と相談しましょう。

● ENBDチューブからの胆汁の性状や、固定部位の状態に注意する

　ENBDチューブは、排液の色や性状を目で確認することもできます。排液は、感染を伴う場合には白く色が薄い場合が多く、改善してくると緑色に変化してきます。また、腫瘍による狭窄の場合は、腫瘍からの出血により血性胆汁がみられる場合もあります。

　ENBDチューブは、手術や次の処置までの一時的な留置である場合が多いですが、留置期間が長くなると、固定のテープにより肌荒れが起こったり、鼻腔にびらんが生じることがあります。皮膚の状態も確認しましょう。

● 内瘻であるEBSは、見えないチューブトラブルによる症状に注意する

　EBSは、内瘻であることが特徴です（図1）。患者さんの苦痛が少なく、自己抜去のリスクがないことや、腸肝循環が保たれるため生理的であるなどの利点があります。一方で、排液を目で見て確認できないため、逸脱、迷入、閉塞などのチューブトラブルに気が付きにくい欠点があります。腹痛や発熱に加え、黄疸の再燃などがないかどうか注意しましょう。黄疸については、尿の色の変化を確認するのがよいでしょう。

● EBS後に発生した右季肋部痛や発熱は、急性胆嚢炎を疑う

　ステント留置後に急性胆嚢炎を発症することがあります（図2）。ステント留置後から新たに生じた右季肋部痛や、発熱などの症状に注意し、急性胆嚢炎が疑われる場合には医師に報告しましょう。胆嚢炎に対して追加で処置が必要となることもあります。

退院前の患者指導

　特に食事の注意などはありませんが、退院前には、患者さん自身でステントのトラブルに気が付くことができるよう、発熱、黄疸、腹痛などの症状がある場合には連絡するなどの適切なアドバイスをしておくことが重要です。

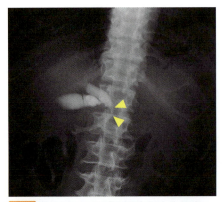

図1　膵がんによる胆管狭窄に対するEBS
狭窄に対しカバーステント（▷部）を留置した。

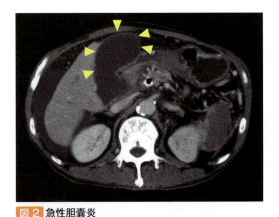

図2　急性胆嚢炎
退院数日後に腹痛・発熱で来院。急性胆嚢炎を発症しており、CT検査で胆嚢腫大と壁肥厚を認め（▷部）、急性胆嚢炎と診断した。

用語解説

【腸肝循環】
腸へ分泌された胆汁に含まれる胆汁酸などの生体物質や薬物が、小腸で吸収されて門脈に入り、再び肝臓へ戻るサイクルのこと。

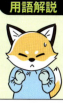

引用・参考文献
1) 高岡亮ほか. "胆道ドレナージ". 消化器内視鏡ハンドブック. 第1版. 東京, 日本メディカルセンター, 2012, 427-36.
2) 古田隆久ほか. 消化器内視鏡関連の偶発症に関する第6回全国調査報告：2008年～2012年までの5年間. 日本消化器内視鏡学会雑誌. 58 (9), 2016, 1466-91.
3) 後藤康彦ほか. "内視鏡的逆行性胆道ドレナージ". 技師＆ナースのための消化器内視鏡ガイド. 東京, 学研メディカル秀潤社, 2010, 218-26.

（奥野のぞみ）

5章 内視鏡・その他の治療 15

8 内視鏡的経鼻膵管ドレナージ術（ENPD）・内視鏡的膵管ステント留置術（EPS）

どんな手術？

両者ともに、膵管狭窄（慢性膵炎などの炎症やがん）、膵石、膵管損傷などが適応です。5章-6で解説したERCPに続いて行う手技です。

■内視鏡的経鼻膵管ドレナージ（endoscopic nasopancreatic drainage；ENPD）

膵管の狭窄による膵液のうっ滞や、膵管の破綻に伴う膵液漏などを解除するために、上流側までチューブを留置し、外瘻とする治療です。膵がんなどの診断のために、膵液の採取を目的に留置する場合もあります。

■内視鏡的膵管ステント留置術（endoscopic pancreatic stenting；EPS）

ENPDと同様、ドレナージの目的で施行するものですが、内瘻となるのが特徴です。膵石（p.230 図1）や膵管狭窄、術後の膵管-空腸吻合部狭窄（p.230 図2）などに対して行います。

ENPD

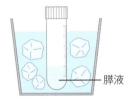

太さ5〜7Fr.程度、長さ2mほどある長いプラスチックのチューブを、狭い膵管の上流まで挿入し、それを十二指腸〜胃〜食道を通過させて鼻から出す治療です。膵がんの診断目的に行う場合もあります。

ENPDによる膵液採取

膵液は変性しやすいので、細胞診のために膵液を採取した場合、氷水で冷却する必要があります。

EPS

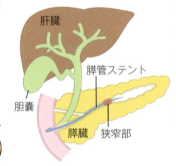

主としてプラスチック製のステントを、狭い膵管の上流まで挿入し、十二指腸への膵液の流れをよくする治療です。

手術の流れと、術後ケアにつながる手術操作

❶ 鎮静・スコープの挿入

ERCPの一連の処置として、胆道ドレナージを行います。前項（5章-6）を参照してください。

❷

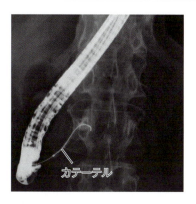
カテーテル

膵管挿管

カテーテルを膵管へ挿入し、膵管造影を行い、ガイドワイヤーを挿入します。

> 膵管は細く内圧が上昇しやすいため、特に膵炎に注意しなければなりません。ERCP後膵炎は死亡のリスクもあり、腹痛や嘔吐などの症状に注意が必要です。

❸

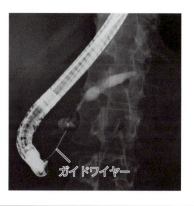
ガイドワイヤー

狭窄部位の突破

狭窄部位（病変部位）の上流側へガイドワイヤーを留置します。造影を行い、狭窄部位を同定します。

> 狭窄部位が硬く、デバイスの挿入が困難なときは、径の細いものから挿入していくことで徐々に拡張します。ときにバルーン拡張を行うこともあります。

❹

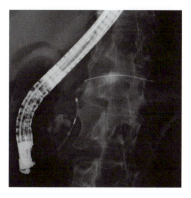

ブラッシング細胞診

狭窄部位のがんとの鑑別目的に、ときにブラッシング細胞診を施行することもあります。

> 出血や膵管損傷のリスクを伴うので、処置後の腹痛には注意が必要です。

①ステントの留置

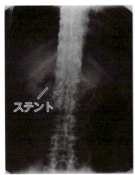
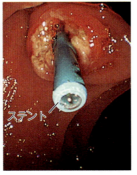

ガイドワイヤーに沿って、ステントの留置を行います。膵管ステントは主にプラスチックステントを用いることが多いです。

> ステント自体による膵管閉塞により急性膵炎をきたしたり、ステントの逸脱により症状の再燃をきたしたりすることがあります。処置後の発熱や腹痛には十分に注意しましょう。

 ② ENPD チューブの留置

ENPD チューブの場合は、5章-7 の ENBD チューブ同様に、先端が目的とする部位に到達したら、チューブを留置したままスコープを抜去します。逸脱しないように透視で確認しながら行います。

スコープを抜去した後に、口から出た ENPD チューブを鼻腔へと誘導し、鼻腔から出します。その際には、ネラトンチューブやガイドワイヤーを鼻腔から挿入し、その先端を口の外に出します。次に、口から出ている ENPD チューブを、ネラトンカテーテルやガイドワイヤーを介して鼻腔から外へと誘導します。

> 外瘻となるので、チューブの折れ曲がりや抜去、逸脱に注意が必要です。特に ENPD チューブは太さ 5〜7Fr. と、ENBD チューブよりも細いことが多いので、キンクによる折れ曲がりにより閉塞をきたしてしまうことがあります。排液量に十分注意し、排液量が突然少なくなったときには医師に連絡しましょう。

ENPD チューブの固定

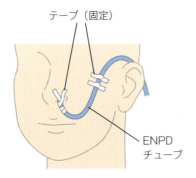

体外に出たチューブは抜けないように、主に鼻と頬で固定し、耳にかけることが多いです。その際に、たわみ（遊び）を作ることで、鼻腔の損傷と逸脱を予防することができます。

> 鼻腔粘膜や皮膚の損傷に注意しましょう。留置してある位置にあらかじめ印を付けておくと、逸脱してきていないか、一目で確認することができます。

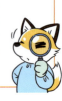

これだけ覚える！ 術後ケアの重要ポイント一覧表

起こりうる合併症	・**内視鏡検査によるもの**：呼吸抑制、誤嚥性肺炎、薬剤アレルギー、消化管穿孔など ・**ERCPやESTによるもの**：ERCP後膵炎、出血、消化管穿孔、後腹膜穿孔など ・**ステント留置によるもの**：閉塞性膵炎（ステントの迷入、閉塞など）、膵管損傷 ・**ENPDチューブ留置によるもの**：膵炎（ステントの閉塞、逸脱など）、鼻出血、電解質異常、脱水など
注意すべき術後症状	・ENPDは、5章-6で解説したERCPの合併症に加え、外瘻となることに注意が必要。特に、チューブの折れ曲がり・自己抜去・自然逸脱の防止、排液の管理（性状や量）に注意する ・ENPDチューブからの排液は通常1,000mL/日程度。正常な膵液は無色透明だが、感染した場合は乳白色であったり、処置直後は出血により少し赤みがかっていることがある。膵液の性状や量に注意する ・EPSでは、ステントは体内にあり、排液の性状や量の観察はできないため、バイタルサインの変動、腹痛・嘔吐などの消化器症状、発熱、黒色便などに注意する
食事指導	・処置当日は禁食とし、輸液を行う ・筆者の施設では、処置翌日に血液検査を行い、偶発症の有無を確認し、問題がなければ翌日の昼食より食事を開始している（ENPDチューブを留置していても食事は可能） ・アルコールによる慢性膵炎（図1）の場合は、飲酒の継続や喫煙が悪化の原因となるため、禁酒・禁煙を指導する

なぜ重要？ とことん解説！

注意すべき合併症と、観察・対応

　ERCPの偶発症には、急性膵炎、消化管穿孔、急性胆道炎、出血、誤嚥性肺炎などがあることを5章-6で解説しました。ENPDやEPSの場合には、特に膵管内圧の上昇や、膵管損傷などのリスクがあり、膵炎に注意が必要です。強い痛みの訴えがある場合には、必ず医師に相談しましょう。

●**外瘻であるENPDは、抜去や逸脱などのチューブトラブルに注意する**

　ENPDチューブは、チューブとボトルが体表に出るので、自己抜去や逸脱、折れ曲がりに注意が必要です。抜去をしてしまうと再留置が必要になることもあります。ENPDチューブは特に、細いチューブを使用することが多いため、折れ曲がって（キンク）閉塞するリスクが高くなります。そうなると、閉塞性膵炎をきたしてしまうことがあります。

　膵液は通常、1日量として1Lほどの排液がみられます。排液の量が突然少なくなった場合や、全くなくなった場合には、チューブが逸脱したり、折れ曲がって閉塞している可能性があるので、必ず医師に知らせましょう。

●ENPD チューブからの排液の色・性状に注意する

　ENPD チューブは、排液の色や性状も目で見て確認することができます。通常は無色透明ですが、感染を伴う場合には乳白色の場合が多く、また、逸脱してしまうと腸液の色である緑色に変化することがあります。色に変化があった場合にも注意しましょう。

●内瘻である EPS は、見えないチューブトラブルに注意する

　EPS は、内瘻であることが特徴です。患者さんの苦痛が少なく、自己抜去のリスクがないことや、生理的であるなどの利点があります。一方で、排液を目で見て確認できないため、逸脱、迷入、閉塞などのチューブトラブルに気付きにくい欠点があります。

退院前の患者指導

　慢性膵炎による膵石や膵管狭窄の場合には、繰り返しステントの留置が必要になることも多く、退院前には患者さん自身でステントのトラブルに気付くことができるよう、適切にアドバイスすることが重要です。また、アルコール性慢性膵炎の患者さんに対しては、禁酒や禁煙も指導します。

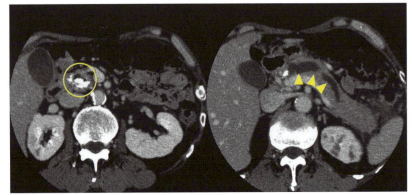

図1　アルコール性慢性膵炎
膵頭部の膵石（〇部）により上流側の主膵管は拡張（▷部）し、膵炎をきたしていた症例。ステント留置により症状は改善した。

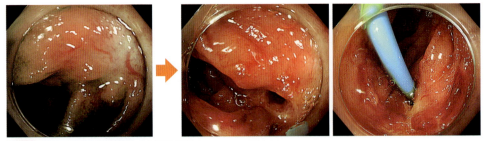

図2　膵管 - 空腸吻合部狭窄（内視鏡像）
膵頭十二指腸切除後の膵管 - 空腸吻合部狭窄により、腹痛などの症状がある症例には、膵管ステント留置が必要となることがある。この症例はバルーンで拡張後にステント留置を行った。

引用・参考文献
1）山口武人ほか．"膵管・仮性膵嚢胞ドレナージ"．消化器内視鏡ハンドブック．第1版．東京，日本メディカルセンター，2012，437-48．

（奥野のぞみ）

9 経皮経肝胆道ドレナージ（PTBD）・経皮経肝胆嚢ドレナージ（PTGBD）

5章 内視鏡・その他の治療 15

どんな手術？

経皮経肝胆道ドレナージ（percutaneous transheptic biliary drainage；PTBD）と、経皮経肝胆嚢ドレナージ（percutaneous transheptic gallbladder drainage；PTGBD）は、腫瘍や結石などによる閉塞性黄疸や、胆管炎・胆嚢炎に対し、体外から経皮的に胆管や胆嚢にチューブを留置し、うっ滞した胆汁や膿汁を体外に排出できるよう誘導（ドレナージ）し、治療する目的で行います。

手術の適応は、PTBDは腫瘍や結石による胆管閉塞や狭窄、閉塞性黄疸、急性胆管炎など、PTGBDは腫瘍や結石による急性胆嚢炎となります。

手術は仰臥位で行います。術後、チューブは心窩部や右肋間から挿入されるような形になります。

PTBD

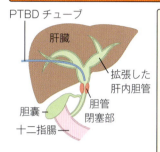

胆管閉塞による黄疸や急性胆管炎に対し、経皮的に、肝臓を介して胆管にチューブを挿入します。現在は内視鏡を用いた胆管ステント留置術が主流ですが、術後の再建腸管や十二指腸ステント留置例など、内視鏡治療が困難な場合に選択します。

PTGBD

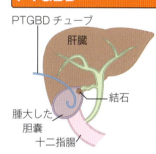

主には胆嚢結石の嵌頓による急性胆嚢炎に対し、緊急で行われることが多いです。経皮的に肝臓を介して胆嚢にチューブを挿入します。

術後ドレーン・チューブの位置

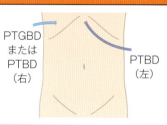

PTBDは、右の肝内胆管に挿入する場合には右肋間、左の肝内胆管に挿入する場合には心窩部からチューブが出ます。PTGBDは、右肋間からチューブが出ます。肋間からの挿入の場合、呼吸変動により肝表でたわむことがあるため注意が必要です。

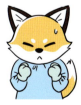

手術の流れと、術後ケアにつながる手術操作

❶ 治療前・前処置

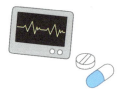

抗血小板薬や抗凝固薬の使用の有無を確認します。待機的に処置を行う場合、可能な場合は休薬します。急性胆管炎や急性胆嚢炎に対し、緊急で行わざるを得ない場合は、内服を継続したまま行います。血圧・脈拍（心拍）、経皮的動脈血酸素飽和度（SpO$_2$）をモニタリングしながら、鎮痛薬（オピオイドであるペチジンやペンタゾシンなど）を投与します。

> 鎮痛薬や鎮静薬の投与により、処置後も眠気が残る場合があります。チューブの自己抜去や、転倒に注意が必要です。

❷ 消毒・穿刺

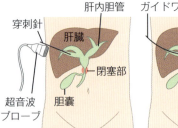

超音波で胆管や胆嚢を確認し、穿刺します。X線透視下に針からガイドワイヤーを最適な位置まで挿入し、穿刺ラインを拡張します。

> 処置中に胆汁が腹腔内へ漏れるため、処置直後に悪寒戦慄（シバリング）が発生し、高熱が出ることがあります。悪寒戦慄が出た際には体を温めてあげましょう。また、医師に血液培養の必要性などを確認しましょう。

❸ チューブの挿入

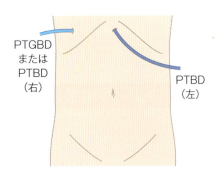

PTBDあるいはPTGBDチューブをガイドワイヤーに沿わせて挿入し、ガイドワイヤーを抜去します。チューブ挿入後に、皮膚に固定して、処置終了です。

> チューブ刺入部の皮膚の発赤や疼痛、胆汁の漏れなどがないか確認しましょう。

❹ ドレナージ

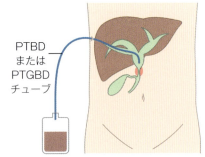

チューブ留置後は、胆管や胆嚢から胆汁や膿汁が排出され、ボトル内にたまります。

> ボトルは体より低い位置のほうがより排出が良好になります。位置が悪かったり、抜けていたりすると、排液が少なくなります。排液の性状や量をチェックしましょう。

これだけ覚える！術後ケアの重要ポイント一覧表

起こりうる合併症	出血、胆汁性腹膜炎、胸腔穿刺による胆汁性胸膜炎、チューブの逸脱・自己抜去の危険性など
注意すべきドレーン排液	血性胆汁、急激な排液量の減少、多量の排液 →血液が多量に排出される場合は、胆道出血のリスクもあるため、ドクターコールが必要
注意すべき術後症状	バイタルサインの変動、悪寒戦慄、腹痛、呼吸苦、チューブの自己抜去・逸脱 →悪寒戦慄後のバイタルサインの変動は、胆汁性腹膜炎による菌血症などのリスクがあるため、ドクターコールが必要 →チューブトラブルの際もドクターコールが必要
術式特有の創管理	・チューブを腹壁にしっかり固定する ・チューブからの脇漏れがないか、逸脱していないかチェックする
食事指導	合併症がないことを確認でき、ドレナージが良好であれば、食事再開となる
そのほか注意すべき事項	（チューブを留置したまま退院する場合） ・本人や家族にガーゼ交換の方法を指導する ・刺入部の痛みや排液量の変化があった場合は連絡するように指導する

なぜ重要？ とことん解説！

注意すべき合併症と、観察・対応

●処置後に腹痛や悪寒戦慄・高熱があれば、胆汁性腹膜炎や急性胆管炎を疑う

　PTBDやPTGBDでは、処置中に少なからず腹腔内に胆汁が漏れるため、腹痛が生じます。漏れたのが感染胆汁であった場合、胆汁性腹膜炎をきたしたり、処置の際の胆管造影による胆道内圧上昇により急性胆管炎をきたすこともあります。

　これらの場合、腹痛や悪寒戦慄・高熱が生じる場合があります。処置にあたって十分な補液と抗菌薬投与を処置前に行っている場合がほとんどですが、バイタルサインをチェックし敗血症性ショックになっていないかどうか確認しましょう。また、血液培養の必要性についても医師に確認しましょう。

●横隔膜を貫いてチューブを挿入した場合、呼吸苦やSpO₂低下に注意する

　また、右肋間からチューブを挿入している場合に、胸腔から横隔膜を貫いてチューブが挿入されている場合があります。呼吸苦やSpO₂の低下にも注意しましょう。

●胆汁排出量・性状や、チューブ逸脱による症状に注意する

　ドレナージ施行後は、ボトルの位置は低くし、良好な排液が得られるようにしましょう。胆汁の排出量が十分かどうか、性状も合わせてチェックが必要です。急に排液量が少なくなった場合には、

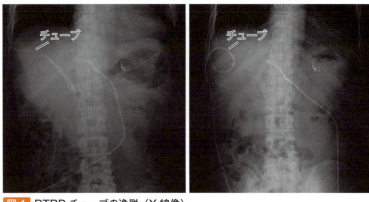

図1 PTBDチューブの逸脱（X線像）
右肋間からPTBDチューブが留置されている（左）。処置数日後、患者さんから痛みの訴えがあり、X線撮影をしたところ、チューブが逸脱し肝表でたわんでいた（右）。

体外に抜けていなくても、チューブがお腹の中の肝表部でたわんでいることがあります（図1）。そのようなときは、患者さんが急に痛みを訴えることがあるので、医師に報告しましょう。また、排液量が多い場合には脱水になることがあります。水分をしっかりとるように声かけをしてあげてください。

●排液が血性で多量の場合、出血を疑う

排液が血性の場合には、バイタルサインをチェックし、排液が多量の場合には、胆道出血が生じている可能性もあるので、ドクターコールをしましょう。

●チューブが抜けてしまった場合の対応

チューブが固定部分から飛び出してきた場合には、医師に報告しましょう。透視下でチューブの先端位置を確認し、修正が必要となることもあります。

処置後の食事と、退院前の患者指導

ドレナージが良好に得られ、合併症がなければ食事開始となります。その後、特に食事制限はありません。

チューブを留置したまま退院する場合もあるので、本人や家族へ排液の処理やガーゼ交換の方法を指導しましょう。また、排液量の変化があった場合には、閉塞による黄疸や再感染が起こっている可能性などもあるので、すぐに病院へ連絡するよう指導しましょう。

（奥野のぞみ）

10 内視鏡的胃瘻・腸瘻造設術

どんな手術？

内視鏡的胃瘻造設術（percutaneous endoscopic gastrostomy；PEG）は、内視鏡を用いて腹壁に穴を開け、胃に栄養を直接入れるためのチューブを留置する手術のことです。1979年にアメリカのGaudererとPonskyによって、経腸栄養が必要な小児に対する栄養瘻として初めて報告されました。

現在わが国では、経鼻胃管に代わる経腸栄養ルートとして広く普及しています。また、PEGでは投与不可および食道への逆流症状が強いような患者さんでは、チューブの先端を空腸に留置する経胃瘻的空腸瘻造設術（PEG-J）を行うこともあります。

■PEG/PEG-Jの目的

経口摂取が困難な患者さんに対し、腹壁から胃または空腸に直接栄養を供給するためのPEGカテーテル留置することで、苦痛を伴う経鼻胃管の使用を避けることができます。また、経腸栄養を長期的に管理できるため、QOL（quality of life：生活の質）の維持・向上や生存期間の延長が期待できます。

■PEG/PEG-Jの適応

摂食・嚥下障害、繰り返す誤嚥性肺炎、炎症性腸疾患、または減圧治療が必要な患者さんが主な適応となります。実際の診療においては、経口摂取が困難で、生命予後が1カ月以上見込まれ、PEG/PEG-Jに耐えられる全身状態であることが条件です。また、カテーテルを穿刺するルートに横行結腸や肝臓などが存在しないかどうかも重要な判断材料になります。

手術の適応

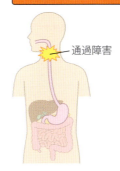

PEGは口から食事を摂ることができない患者さんや、食べてもむせ込んで肺炎などを起こしやすい患者さんに対して行います。

術後の状態

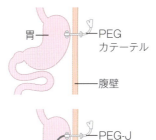

PEGでは腹壁に穴を開けて、胃に栄養を直接入れるためのカテーテルを留置します。
PEG-Jでは、胃に入れた栄養剤が食道に逆流することを予防するために、PEGより長いカテーテルを空腸に留置します。

手術の流れと、術後ケアにつながる手術操作

❶

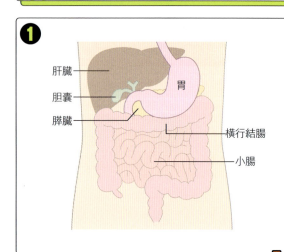

術前の確認

PEG/PEG-Jを実施する前には、手技に耐えられる全身状態であるかを評価するとともに、内視鏡検査およびCT検査を行い、胃の状態や位置が造設に適しているかを確認します。

> 具体的には、造設予定の位置に悪性腫瘍がないか、または腸や肝臓などの重要臓器が腹壁と胃の間を走行していないかを確認することが重要です。

❷

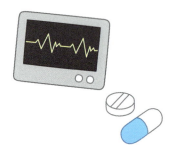

手術当日の準備

PEG/PEG-Jの造設は、内視鏡室、透視室、手術室などで行われます。手技に伴う苦痛を軽減するため、鎮静薬や鎮痛薬を使用することが一般的です。ただし、患者さんの多くは高齢であったり、身体機能が低下しているため、呼吸および循環状態の管理が重要です。

> 仰臥位で施行する場合には、誤嚥のリスクがあるため、術中および術後の呼吸状態（SpO_2のモニタリングなど）に十分な注意を払う必要があります。また、手技を短時間で安全に終えるため、事前に準備が十分整っていることを必ず確認しましょう。

❸

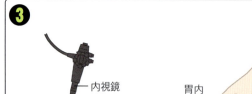

内視鏡挿入

口から内視鏡を挿入し、胃を空気で充満させて胃壁と腹壁を密着させます。内視鏡の光が腹壁から透けて見える場所を指で押さえ、PEGを造設する位置を内視鏡画面で確認します（イルミネーションサイン・指サイン）。

❹ 胃壁と腹壁の固定

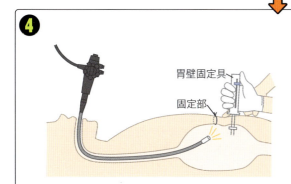

PEG造設予定部位に十分な局所麻酔を施した後、試験穿刺を行います。造設位置に問題がなければ、胃壁固定具を用いて腹壁と胃を3カ所以上固定します。

> この固定により、腹壁と胃の間から胃内容物が漏れることで発生する腹膜炎を予防することができます。

❺ ガイドワイヤー挿入

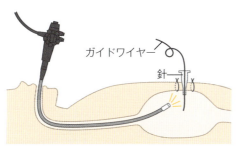

> 腹壁から胃内に向けて留置針を穿刺し、内筒を抜いた後、残した外筒を介してガイドワイヤーを胃内へ挿入します。
> ダイレーターや留置カテーテルがスムーズに挿入できるように、カテーテル刺入部の皮膚をあらかじめ切開しておくと、その後の操作をよりスムーズに行えます。

❻ PEGカテーテル挿入

PEGカテーテルの挿入法には主に以下の2つがありますが、感染リスクの低さから、Introducer法が一般的に採用されています。

① Introducer法

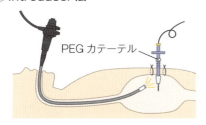

ガイドワイヤーに沿わせて、ダイレーター（挿入部を拡張する器具）を挿入し、カテーテル挿入部を徐々に広げます。その後、再度、ガイドワイヤーに沿わせてPEGカテーテルを挿入し、カテーテルの先端を胃内に留置します。これらの操作は内視鏡で安全性を確認しながら行います。

② Pull/Push法

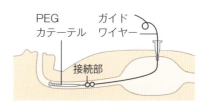

内視鏡で胃内に挿入したガイドワイヤーを口から体外に引き出し、PEGカテーテルと接続します。その後、腹壁側からガイドワイヤーを牽引し、PEGカテーテルを胃と腹壁の適切な位置に留置します。最後に内視鏡で胃内に留置されたカテーテルに問題がないことを確認し、ストッパーを装着します。

※ PEG-Jの場合：まずPEGを造設し、その後PEGカテーテルを抜去してPEG-Jカテーテルに入れ替えます。挿入したPEG-Jカテーテルの先端を内視鏡を用いて空腸に誘導します。

これだけ覚える！術後ケアの重要ポイント一覧表

	起こり得る偶発症	出血、創感染、PEG カテーテル逸脱、他臓器誤穿刺、腹膜炎、誤嚥性肺炎、腸閉塞
	注意すべきドレーン排液	術後、PEG 造設部位からの出血（カテーテル周囲に留置したガーゼの取り換えが必要になるほどのもの）や PEG カテーテルからの血性排液が続く場合は、PEG 造設部位からの出血の可能性があるため、すぐにドクターコールが必要
	注意すべき身体所見	【呼吸状態、発熱、血圧】 ・術後早期には、鎮静薬の影響で覚醒までに時間が掛かる場合があるため、厳重なモニタリングが必要 ・嚥下機能が低下している患者が多いため、呼吸状態、発熱の有無、喀痰の量を注意深く観察することが重要 ・痛みを訴えられない患者も少なくないため、腹膜炎などの早期発見には発熱が重要な指標となる
	胃瘻特有の創管理	・PEG/PEG-J 造設直後は、カテーテル挿入部位からの出血予防のため、カテーテルと腹壁の間に多めにガーゼを挿入し、圧迫止血を行う場合がある。術翌日は創部が腫脹し、圧迫が過剰になることもあるため、担当医と相談のうえガーゼ交換（ガーゼの枚数を減らし、圧迫止血の解除）を行う ・PEG 挿入部周囲の皮膚を 1 日 1 回、ぬるま湯で濡らしたガーゼで清拭して清潔に保つ。その際に皮膚を観察し、発赤・びらん・潰瘍などがないかを観察し、皮膚に異常がある場合はドクターコールを行う。腹壁と外部ストッパーの間が 1〜1.5cm 程度の余裕があるかどうかも同時に確認する

なぜ重要？とことん解説！

注意すべき偶発症と観察ポイント、対応方法

PEG/PEG-J の手技自体は低侵襲ですが、胃瘻造設を必要とする患者さんは全身状態が必ずしも良好ではないため、小さな偶発症であっても致命的なものにつながる可能性があります。そのため、偶発症の予防、早期発見、そして早期対応が非常に大切です。

●出血

術後出血には腹壁からの出血と胃内からの出血があります。実際の診療では、どこからの出血か、すぐに鑑別がつかない場合もありますので、必要に応じて、内視鏡検査や CT 検査を行います。

●腹壁からの出血

皮下組織からの出血であれば、電気メスによる止血凝固が有効です。電気メスが使用できない場合は、縫合による止血を行うこともあります。

筋層からの出血が疑われる場合は、カテーテルと腹壁の間に多めにガーゼを挿入し、圧迫止血を行います（図1）。しかし、長期間の圧迫は皮膚潰瘍、胃潰瘍、バンパー埋没症候群（▶用語解説）をきたすことがあるため、止血が得られた後は挟み込んだガーゼを取り除きます。

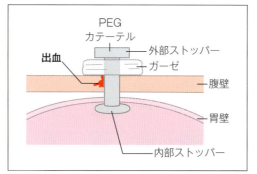

図1 PEG 術後の出血に対する処置
PEG カテーテルを引き上げて、内部ストッパーと外部ストッパーの間にガーゼを厚めに挟んで瘻孔を圧迫することにより止血できる。

●胃内からの出血

　胃内からの出血は内視鏡による処置が必要になります。早期発見と早期対応を行うため、PEG/PEG-J 造設後 24〜48 時間は、逆流防止弁のない排液バッグを接続し、胃からの排液の性状や量を観察します。血性排液が継続的に認められる場合は、活動性の出血が起こっている可能性があるため、すぐに医師へ連絡してください。

創感染

　PEG/PEG-J 造設術後の創感染には、早期の感染と慢性期の感染があります。

●早期の感染

　胃瘻造設の方法に関連していることが多く、特に前述した Pull 法でリスクが高くなると考えられています。Pull 法ではカテーテルが腹壁に留置される前に口腔内を通過するため、口腔内の細菌がカテーテルに付着し、PEG 造設部位である腹壁に定着する可能性があります。このリスクを軽減するため、造設前の咽頭培養検査（検査結果に応じた抗菌薬の使用）や入念な口腔内ケアを行うほか、造設時に咽頭にオーバーチューブを留置してカテーテルの細菌汚染を防ぐ方法があります。

●慢性期の感染

　瘻孔部からの消化液や栄養剤の漏れが原因となることが多く、PEG/PEG-J 造設周囲の皮膚びらんを引き起こすことがあります。早期発見と適切なスキンケアが重要であり、胃内容の漏れが続く場合には経管栄養の投与速度を調整したり、栄養剤を半固形化したりする対応が必要です。また、こより状にしたティッシュを腹壁と外部ストッパーのシャフト部分に巻き付ける「こより法」（図2）が有用な場合もありますが、これらの対応で改善が得られない場合はカテーテルの交換を検討します。

●感染の評価方法

　PEG/PEG-J の創感染や瘻孔感染を評価するための指標として、Jain の基準（表1）が用いられます。この基準では、①発赤、②滲出液、③硬結の程度を点数化し、合計が 8 点以上、または

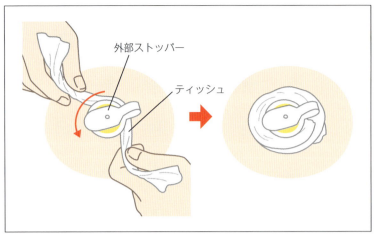

図2 こより法

瘻孔部からの漏れが多い場合は、ティッシュをこより状にし、腹壁と外部ストッパーの間のシャフトに巻き付ける。これにより瘻孔部からの漏れを抑えることができる。

表1 Jain の基準[1]

スコア	発赤	滲出液	硬結
0	発赤なし	滲出液なし	硬結なし
1	直径＜5mm	漿液	直径＜10 mm
2	直径 6〜10mm	漿液血液状	直径 11〜20 mm
3	直径 11〜15mm	血性	直径＞20 mm
4	直径＞15mm	膿性	

スコアの合計が 8 点以上、もしくは明らかな膿汁の流出がみられたときに「感染あり」とする。

明らかな膿汁の流出がある場合に「感染あり」と判定します。この基準に基づいて創部を観察することで、感染の早期発見が可能となるだけでなく、職種間での客観的な情報共有を行うことができます。

PEG カテーテル逸脱

PEG/PEG-J を造設する患者さんは、身体機能や認知機能が低下していることが多く、何らかの拍子でカテーテルが抜去され、そのまま放置される場合があります。瘻孔はカテーテルが抜去されると自然に閉鎖し、早ければ 24 時間以内に完全閉鎖することもあります。そのため、カテーテルの逸脱を発見した場合には、速やかに瘻孔の閉鎖を防ぐ対応が求められます。具体的には、元々挿入されていた PEG/PEG-J カテーテルと同程度の径のチューブを一旦瘻孔内に挿入し、数日以内に新しい PEG/PEG-J カテーテルに交換する必要があります。

他臓器誤穿刺、腹膜炎、出血

PEG 造設時には、横行結腸や肝臓を誤って穿刺するリスクがあります。これは、胃を穿刺する

際に、腹壁と胃の間に横行結腸や肝臓が介在してしまうことが原因で発生します。誤穿刺によって急性腹膜炎や腹腔内出血が起こる可能性があるため、術後の身体所見の観察が非常に重要です。

さらに、PEG造設後の瘻孔が完成するまでの間（一般的には3〜4週間で瘻孔となる）にカテーテルが抜去されると、胃内容液が腹腔内に漏れ出し、腹膜炎を引き起こす可能性があります。そのため、特に術後早期にはPEGの自己抜去が起こらないよう、十分な注意が必要です。

そのほか、腸閉塞や誤嚥性肺炎など、さまざまな偶発症が発生する可能性があります。PEG造設を受ける患者さんには、自身で症状を訴えられない場合が多いため、呼吸状態や血圧、体温といったバイタルサインを十分注意して観察することが重要です。異常を認めた場合は、速やかに血液検査や画像検査を行う対応が求められます。

まとめ

PEG/PEG-J造設術は、経口摂取ができない患者さんへの栄養投与や消化管狭窄に対する減圧を目的とした手技です。超高齢化社会においては、この手技に遭遇する機会はさらに増加することが予想されるため、手技の内容や偶発症について正しく理解することが重要です。本項の内容を今後の看護ケアに役に立てていただければ幸いです。

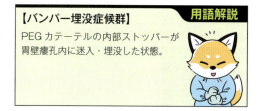

【バンパー埋没症候群】
PEGカテーテルの内部ストッパーが胃壁瘻孔内に迷入・埋没した状態。

引用・参考文献

1) 高橋美香子ほか. 第2回PEGコンセンサス・ミーティング報告「Complicationについて」. 在宅医療と内視鏡治療. 8 (1), 2004, 60-3.
2) 山下兼史ほか. 内視鏡的胃瘻・腸瘻造設術. 消化器外科NURSING 2018年秋季増刊. 馬場秀夫監. 大阪, メディカ出版, 2018, 200-5.

（佐藤誠也、塩飽晃生、塩飽洋生、長谷川傑）

5章 内視鏡・その他の治療 15

11 経皮的腹腔膿瘍ドレナージ術

どんな手術？

　腹腔内膿瘍は、腹腔内に細菌が繁殖して膿がたまる病気で、消化管穿孔、穿孔性虫垂炎のほかに、腹腔内臓器を扱うどの消化器手術の術後においても起こる可能性があります。特に感染を伴う手術（消化管穿孔、胆嚢炎、虫垂炎、膵炎など）の術後に起こり得ます。

　腹腔内膿瘍を認めると、細菌感染から炎症が起こり、発熱、腹痛などを認めます。炎症が腹膜全体に広がると汎発性腹膜炎を発症し、敗血症性ショックに陥る可能性があり、場合によっては致命的になることがあります。そのため、細菌を体外へドレナージする必要があります。

　ドレナージの目的としては一時的な排膿と効果的なドレーンの留置です。①超音波（CT）ガイド下穿刺ドレナージ法と、②手術的ドレナージ法とがあります。①は単発性で膿瘍隔壁により十分に隔離されており、膿瘍までの到達経路が直線的に確保でき、介在する臓器が存在しない場合に適応となります。②は、①が不可でありコントロール不良な膿瘍あるいは複数の存在、広範囲、形状が複雑な場合などに適応となります。

病変部位、切除範囲

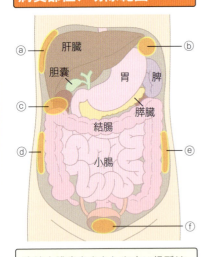

腹腔内膿瘍をきたしやすい場所は、左右横隔膜下（ⓐ・ⓑ）、モリソン窩（ⓒ）、左右傍結腸溝（ⓓ・ⓔ）、ダグラス窩（ⓕ）など体の中の比較的低く、液体が貯留しやすい場所です。

術中体位（超音波ガイド下穿刺ドレナージ法）

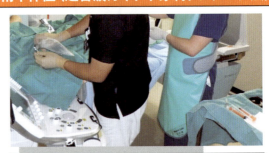

あらかじめ腹部超音波検査やCT検査で膿瘍の位置を確認します。仰臥位を基本としますが、背側に多い場合などは腹臥位、側臥位で施行する場合もあります。

術後ドレーン・チューブ、創の位置

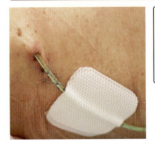

刺入部はガーゼまたはフィルムドレッシング材で保護し、チューブは腹壁に固定し、排液を回収します。

手術の流れと、術後ケアにつながる手術操作

❶ 準備（穿刺ドレナージの場合）

★準備するもの
消毒、局所麻酔、エコー、穿刺用アダプタ、清潔セット、穿刺針、ガイドワイヤー、ダイレーター、ドレーン、固定用の縫合セット、排液バッグ
（※手術的ドレナージの際には一般の開腹術あるいは腹腔鏡セットを使用するため、割愛します）

> 消毒前に穿刺位置を確認しマーキングを行ったのちに、消毒を行い、ドレープをかけて清潔操作を開始します。

❷ 穿刺

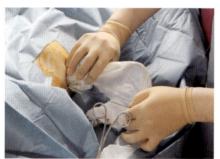

局所麻酔で疼痛コントロールをはかり、超音波所見像を見ながら経皮的に膿瘍腔に穿刺針を挿入します。その後、ガイドワイヤーを留置し、ドレナージチューブを膿瘍腔内に送り留置します。

> ドレーン先端の位置を確認するため、超音波透視下に行います。

❸ ドレーン固定、排液バッグの設置

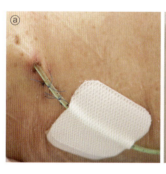
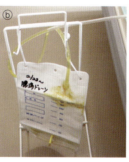

刺入部の皮膚とドレーンを糸で固定します（ⓐ）。ドレーンが抜けてこないかを確認するために、テープの固定部に油性ペンでマーキングをしておきます。排液バッグの位置は、常にドレーン刺入部よりも低くし、ドレナージ効果を高めるとともに、逆流しないようにします（ⓑ）。

> 多少強く引っ張っても抜けないようにしっかりと固定します。固定位置は、ベッド上での姿勢や歩行時に"患者さんがベッドのどちら側から降りるか"などを参考に決定します。
> また刺入部は、脇漏れが多い場合はガーゼで、少ない場合はフィルムドレッシング材で保護し、適宜交換します。

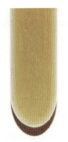

(文献1より転載)

ドレーン排液性状の観察

術後は、ドレーン排液の 色調 ・ 性状 ・ 量 ・ におい を観察します。腹腔内膿瘍の場合、写真のように白色腸で粘度の高い悪臭を伴う排液を認めます。炎症が軽快するとともに排液量は減少し、淡黄色調の漿液性排液へと変化していきます。

> ドレーンが閉塞していないか、排液性状が血性や便汁様になっていないか確認します。

これだけ覚える！術後ケアの重要ポイント一覧表

	起こり得る合併症	他臓器損傷、出血、腹膜炎
	注意すべきドレーン排液	【色調】 • **白色混濁**：ドレナージ良好 • **持続する血性**：他臓器（肝臓などの実質臓器）あるいは血管損傷の可能性 • **黄色調消化液**：他臓器損傷（腸管、胆道系など）の可能性 ※最初の排液との違いを要チェック 【性状】 • **粘度高**：ドレナージ良好 • **ドレナージ初期からの漿液性**：腸管損傷、逸脱による腹水の可能性 【量】 **極端に少ない場合あるいは明らかに量が減少した場合**：逸脱、屈曲、ねじれの可能性 【におい】 **悪臭が持続する場合**：腸管損傷あるいは耐性菌の出現を考慮
	注意すべき症状	• 血圧＜90mmHg • 腹痛の強さ、範囲が増悪する • 血性排液が100mL/時以上 • 排液の混濁が増し、便臭を伴う • 排液量が1,000mL/日を超える

なぜ重要？ とことん解説！

合併症のリスクと排液観察の必要性

　腹腔内膿瘍を認め、腹腔内で炎症を伴う場合、腸管は腸管麻痺をきたし、腸管が拡張していることがあります。また、骨盤腔など腹壁からより深部に膿瘍を認める場合では、穿刺ラインに腸管が重なることもあります。腹腔内膿瘍穿刺は安全面から超音波ガイド下に行うことが一般的ですが、超音波は空気を通さないので、腹腔内の空気が視野の妨げとなり、合併症に留意していても、ときとして腸管損傷や血管損傷が起こることがあります。また、膿瘍が横隔膜近くに位置する場合は、気胸をきたす可能性や、炎症が波及し胸水が貯留することもあります。

　そのため、穿刺後のドレーン排液については、血液が排出されていないか、腸液が排出されていないか、排液量が急激に増えていないかなど、十分に観察する必要があります（図1）。血管損傷の場合は血性排液を、腸管損傷の場合は混濁した黄色調消化液や便汁様の排液を認めます。チューブが膿瘍内に留置されている場合には、排液量は横ばいあるいは徐々に減少傾向となります。急激に増加する場合にはチューブの逸脱により腹腔内の腹水をドレナージしている可能性があります。また、ドレーンの閉塞からドレナージ不良となることがあります。極端に排液量が減少しているときにはミルキングを行ったり、チューブの屈曲がないか確認することも必要です。さらに、排液量のにおいにも注意が必要であり、便臭がする場合には腸管との交通の可能性を考慮したり、悪臭が強くなる場合には耐性菌の出現の可能性を考慮し、培養提出やチューブの交換を検討したりする必要があります。

　ドレーン排液が変化することは、状況により追加の処置を必要とする場合があるため、医師へ速やかに報告するようにしましょう。

患者さんの症状が軽快しない、炎症が軽快しないなどの場合

　経皮的腹腔内膿瘍ドレナージ術は、膿瘍が一部に限局している腹膜炎に対して、炎症のコントロール目的に行われる比較的侵襲の少ない治療です。一方、下部消化管穿孔のように便汁が腹腔内の広範囲に及んだ汎発性腹膜炎に対しては、手術治療を行い、穿孔部の切除や腹腔内を生理食塩水で洗浄する"洗浄ドレナージ"が必要となります。

　経皮的腹腔内膿瘍ドレナージ術を行っても患者さんの症状が軽快しない、バイタルサインが悪化

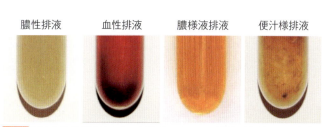

膿性排液　　血性排液　　膿様液排液　　便汁様排液

図1　経皮的腹腔膿瘍ドレナージ術後のドレーン排液（文献1より転載）

する、炎症が軽快しないといった場合は、手術治療に移行することがあります。そのため、ドレナージされた排液の観察以外にも、バイタルサインや腹痛、嘔気、腹部膨満などの腹部症状の経過を追うことが必要となります。

　腹膜炎の炎症コントロールがつかない場合は、血圧低下、脈拍増大、体温上昇などが起こり得ますし、腹痛も増悪します。腹膜炎により腸管麻痺をきたすこともあり、腸管蠕動が不良となり、腹部膨満、嘔気・嘔吐を認めます。また、不穏も病態悪化の徴候の一つです（想定外のドレーン抜去により、腹膜炎をきたす可能性があります）。

　特に穿刺直後は、まだ膿瘍腔内に膿性排液が残存している状態です。ドレーンを自己（事故）抜去してしまうと、残存した膿が腹腔内に漏れ出てしまうことになり、腹膜炎をきたし、病状が悪化する可能性があります。想定外のドレーン抜去が起こらないよう注意することも肝心です。ドレーン1本が患者さんのその後の経過を大きく左右することを認識し、管理しましょう。

引用・参考文献

1）滝沢一泰ほか. ドレーン排液まるわかりノート. 消化器外科 NURSING. 21（6）, 2016, 510-20.
2）関崇. 腹腔内膿瘍と混濁. 消化器外科 NURSING. 22（1）, 2017, 38-41.
3）上野昌樹. 腹腔穿刺術. 消化器外科 NURSING. 19（1）, 2014, 36-7.
4）田中敬太ほか. 経皮的腹腔内膿瘍ドレナージ術. 消化器外科 NURSING 2018 年秋季増刊. 馬場秀夫監. 大阪, メディカ出版, 2018, 227-30.

（佐藤誠也、塩飽晃生、塩飽洋生、長谷川傑）

5章 内視鏡・その他の治療 15

12 腹腔穿刺

どんな手術？

　腹腔内に穿刺針を刺入して、腹水を抜く検査および処置のことです。腹水貯留の原因を検索するための「①診断的穿刺」と、腹部膨満や疼痛等の症状緩和、腹膜炎による滲出液や膿を排除するための「②治療的穿刺」があります。

　腹水の原因としては、門脈圧亢進や血漿浸透圧の低下、腹膜の炎症や腫瘍によるものがあります。

　出血傾向（肝硬変患者などでの血小板減少や血液凝固障害、抗血小板薬や抗凝固薬の服用）、腸閉塞、広範な腹腔内癒着、腹部側副血行路の形成を伴う重度の門脈圧亢進症がある場合には、出血や腸管損傷のリスクが高いため、厳重な注意が必要です。

病変部位

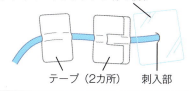

処置前には、腹部膨満感、疼痛の有無のチェックを行います。また、手術瘢痕部には癒着が予想されるため、穿刺は瘢痕を避けて行います。

術後ドレーンの固定

滅菌後、フィルムドレッシング材で覆う

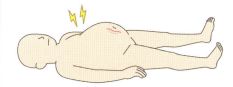

テープ（2カ所）　刺入部

固定を確実に行い、患者さんに引っ張らないように説明します。

術中体位

仰臥位
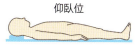

半坐位
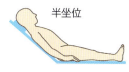

坐位

原則仰臥位で行いますが、穿刺部位によっては坐位や半坐位、側臥位で行うこともあるため、無理のない適切な体位の調整を行います。

手術の流れと、術後ケアにつながる手術操作

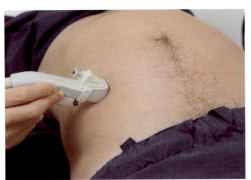

穿刺経路の選定

一般的に経腹超音波で病巣を捉え、穿刺経路に血管や腸管、肺などの組織が介在していないかを確認します。

> 腸管など他臓器の損傷に注意します。

消毒、準備

穿刺部位を中心に皮膚消毒後、清潔シーツで覆い、局所麻酔を行います。

> 腹腔内は本来無菌であり、汚染に注意します。

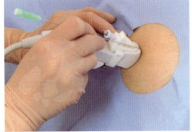 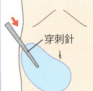

穿刺

穿刺部位は、臍と左上前腸骨棘を結ぶ線（モンロー・リヒター線）の外側3分の1、またはその反対側です。穿刺針を経皮的に病巣まで進め、穿刺針が達したら、内容物を吸引・採取し各種検査に提出します。必要に応じてチューブを留置する場合があります。

> 排液の性状やにおいに注意します。

これだけ覚える！術後ケアの重要ポイント一覧表

⚠️	注意すべき**合併症**	出血（腹壁の血管や腹腔内の血管を損傷した場合に起こる）、他臓器損傷（腸管損傷や気胸）、チューブの逸脱、逆行性感染
	注意すべき**ドレーン排液**	排液の「色」「性状」「量」「臭気」を経時的に評価する 変化をいち早く察知することが合併症の早期発見につながる 排液の性状によって、腹水の原因が予想される（表1） 体位により排液が止まることがあるため、体位を調整する際には排液の流出を確認する
	注意すべき**術後症状**	バイタルサインの変動、呼吸状態の変動、腹痛症状の出現の有無に注意して観察する
	術式特有の**創管理**	清潔な状態で刺入部をガーゼやドレープで覆う 刺入部からの漏れの有無を観察する チューブを留置している場合は、チューブの屈曲や閉塞がないかに注意する。また、チューブ固定がずれていないか、適切に行われているかを確認する

表1 腹水穿刺後のドレーン排液性状と原因疾患

排液の性状	排液のにおい	疾患
膿性	無臭	上部消化管穿孔
	便臭	下部消化管穿孔
胆汁様	―	十二指腸潰瘍穿孔、胆嚢穿孔
血性	―	急性膵炎、腸管膜血栓症、絞扼性腸閉塞、後腹膜出血、がん性腹膜炎
血液（濃い血性）	―	肝がん破裂、子宮外妊娠、卵巣出血、腹部大動脈瘤破裂、外傷性脾損傷・肝損傷、外傷性腸間膜破裂、血管損傷
チョコレート色・淡緑色	―	卵巣嚢腫破裂
淡黄色（漿液性）	―	肝硬変、がん性腹膜炎、単純性腸閉塞、急性腸炎

なぜ重要？ とことん解説！

注意すべき合併症と、観察・対応

●腹水の急激なドレナージによる血圧低下

　急激に多量の排液を行うと、循環血漿量低下により血圧低下を引き起こすことがあります。排液量と時間を医師に確認し、急激なドレナージを避けます。目安としては、1,000mL/時を超えないようにし、1回の排液量は1,000～3,000mLにとどめるようにします。ショックとなった場合は、まず排液を中止してショック体位とし、ドクターコールにて輸液開始や昇圧薬投与などの指示を仰いでください（図1）。

●腹水の抜きすぎによる低アルブミン血症に注意

　腹水を排出することによりアルブミンも排出され、膠質浸透圧が維持できず血圧低下の一因とな

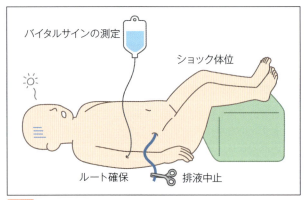

図1 急激な排液によるショック時の対応

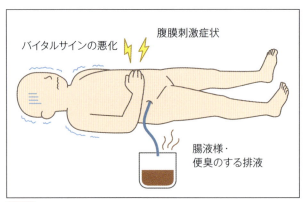

図2 腸管損傷による所見

ります。また、低アルブミン血症は腹水を引き起こし、腹水穿刺がさらなる腹水を招くといった悪循環となります。CART（腹水濾過濃縮再静注法）という、抜いた腹水中のアルブミンなどの有用なタンパク成分を濾過し、濃縮後に点滴で血管内に戻す方法もあり、肝性腹水やがん性腹水に対して行います。

●腸液様・便臭のする排液や、急激な腹痛の増悪は腸管損傷を疑う

穿刺針による腸管損傷により腹膜炎を引き起こす恐れがあるため、経時的に腹部所見をとり、排液の性状の変化に注意します。腸管損傷、特に下部消化管損傷は致命的となり得る合併症です。排液が腸液様であったり、便臭がした場合、急激な腹痛の増悪を認める場合は腸管損傷の可能性があり、ドクターコールを要します（図2）。

●血性排液は活動性出血の所見、腹壁か腹腔内からの出血を疑う

排液が血性の場合、どこからか出血が起こっている可能性があります。腹壁からのものであれば圧迫止血が有効なことがあり、穿刺部周囲の腫脹や血腫がないかを観察します（図3）。一方、腹腔内からのものはコントロールが難しく、手術による止血処置を要する場合もあります。ドレーンの周囲からの出血は腹壁からのことが多いですが、ドレーン自体が閉塞して、腹腔内の出血が出てくることもあるため、注意が必要です。

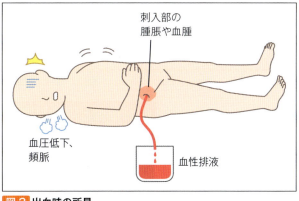

図3 出血時の所見

最後に

　腹水穿刺は外来や病棟のベッドサイドで頻繁に行われる手技です。比較的簡便に行える手技ではありますが、重篤な合併症につながる可能性のある手技でもあります。十分な準備および管理を心掛けることが肝要です。

引用・参考文献
1）松本芳子ほか. 腹腔穿刺. 消化器外科NURSING 2018年秋季増刊. 馬場秀夫監. 大阪, メディカ出版, 2018, 248-52.

（佐藤誠也、塩飽晃生、塩飽洋生、長谷川傑）

5章 内視鏡・その他の治療 15

13 経皮的ラジオ波焼灼療法、経皮的マイクロ波焼灼療法（経皮的エタノール注入療法を含む）

どんな手術？

肝がんに対する経皮的治療（焼灼療法または凝固療法）には、経皮的ラジオ波焼灼術（percutaneous radiofrequency ablation；PRFA［▶用語解説］）、経皮的マイクロ波焼灼療法（percutaneous microwave ablation；PMWA［▶用語解説］）、経皮的エタノール注入療法（percutaneous ethanol infection therapy；PEIT）などがあります[1]。PRFA や PMWA は比較的低侵襲で、広範な焼灼範囲が確実に得られるため、汎用されています[2]。PEIT の腫瘍壊死効果は弱いですが、疼痛が軽く隣接脈管の損傷が少ないため、高齢者や高リスク部位の症例を中心として、限定的に使用されています。

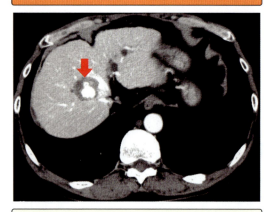

病変部位と治療範囲

腫瘍内圧が上昇するため、可能な限り周囲肝組織の焼灼を先行して行います。肝前区域に単結節周囲増殖型の腫瘍を認めます（➡）。後述する Lip（リピオドール）-TACE 後に PRFA を行いました。高吸収域に描出された腫瘍の周囲に全周性の焼灼域が形成されています。

■ 治療の目的

PRFA や PMWA では、ラジオ波やマイクロ波を用いて肝腫瘍と周囲肝組織を焼灼・壊死させます。PEIT では純エタノールを注入し、肝腫瘍を変性・壊死させます。

■ 治療適応

肝癌診療ガイドラインの治療アルゴリズムでは、Child-Pugh 分類 A・B で肝外転移や脈管侵襲のない、3cm、3 個以下の肝細胞がんがよい適応とされています[3]。ただし肝門部グリソン鞘や肝静脈根部に近接した症例は適応外とします。Child-Pugh 分類 A・B で、肝外転移や脈管侵襲のない症例が対象で、高度の出血傾向を認める例（血小板 3 万 /mm^3 以下、プロトロンビン時間 40％以下）は原則的に適応から除外します。

転移性肝がんや肝内胆管がんは治療部位再発が高率なため、これまで、RFA や MWA は第一選択ではありませんでした。近年、全身化学療法と併用することで転移性肝がんに対する RFA や MWA の適応が拡大されてきています[4]。

■術中体位

　超音波（以下、エコーという）での腫瘍の描出と穿刺が容易な体位をとります。仰臥位～側臥位が基本となります。必要に応じて頭高位とします。

■病変部位と治療範囲

　腫瘍の全周に5mm以上の焼灼マージンを確保した完全凝固を目指します。穿刺ルートからの出血の予防のために、穿刺ルートの焼灼止血を行います。腫瘍の描出や穿刺が難しい場合には、ソナゾイド®による造影エコー、フュージョンエコー、人工腹水・人工胸水などを活用します。人工腹水・人工胸水はエコー下に肝臓周囲の安全な部位を硬膜外麻酔用針で穿刺して、5%糖液を注入して作成します。

■創の位置

　創は肋間～前腹壁にできます。

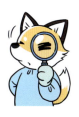

術中体位

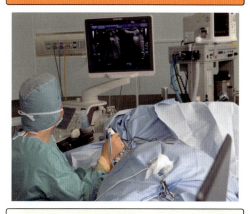

腫瘍の描出が良好な体位にして、PRFAやPMWAを行います。全身麻酔下の手技では、手術用体位固定マットや手術台のローテーションを活用します。

術後の状態（ドレーン、創の位置など）

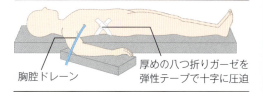

胸腔ドレーン　　厚めの八つ折りガーゼを弾性テープで十字に圧迫

皮膚の熱傷や創部出血に注意します。出血傾向があるときには厚めのガーゼと弾性テープで圧迫固定します。人工胸水を併用したときには治療後に胸水を穿刺で排液しますが、細径の胸腔ドレーンを術後1～2日間留置することがあります。

手術の流れと、術後ケアにつながる手術操作

鎮静を併用した局所麻酔下、あるいは全身麻酔下に手技を行います。息止めが容易で、不慮の体動や痛みによる患者さんへのストレスがない点では全身麻酔が望ましいと考えます。

❶ エコーによる腫瘍の同定

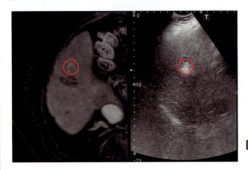

通常エコーに加えて、造影エコーやフュージョンエコーを活用します。

> 写真の症例ではMRI画像とのフュージョン画像ではじめて腫瘍を確認できました（◯）。穿刺ルートが点線で表示され、RFAによるバブル（水蒸気）が発生しています。

❷ 誘導針の穿刺とラジオ波電極（またはマイクロ波アンテナ）の刺入

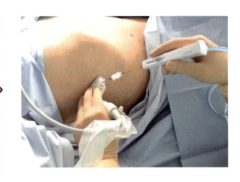

エコーガイド下にて腹壁や胸壁に誘導針を挿入し、ラジオ波電極（またはマイクロ波アンテナ）を刺入します。

❸ 可変型のRFA電極

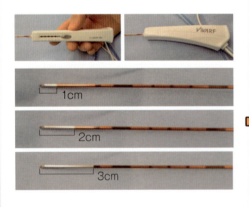

> 可変型のRFA電極を示します。上段から1cm、2cm、3cmで5mmごとの調節が可能です。

❹ 焼灼範囲の確認

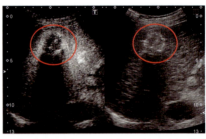

RFA波の焼灼によってバブル（水蒸気）が発生します。バブルによって腫瘍が十分に内包されていることを確認します。治療後にソナゾイド®造影エコーを行うと、焼灼範囲が分かり易くなります。左側がソナゾイド®造影エコー像です。

> 2回目以降の穿刺が不確実になりやすいため、大型腫瘍では複数本の穿刺針を前もって刺入する場合があります。肝穿刺部、横隔膜下、モリソン窩などに出血がないことを確認して、手技を終了します。

これだけ覚える！ 術後ケアの重要ポイント一覧表

	起こり得る合併症	出血（創部、腹腔内、胸腔内）、皮膚熱傷、肝機能障害・肝不全、肝膿瘍、胆汁漏、肝梗塞、無気肺、気胸、他臓器損傷（消化管、横隔膜、胆嚢、肺）、胸水・腹水の貯留、腫瘍細胞の播種、など
	注意すべき症状	突然の腹痛や腹痛の増強、頻拍・血圧低下、高度の発熱、発熱の持続、呼吸困難、腹部膨満など
	術式特有の創管理	出血傾向のある患者では、厚めの折りガーゼで創部を圧迫する。幅広の弾性テープが有用。
	術式特有の食事・栄養指導	・意識がはっきりすれば飲水が可能 ・翌朝の状態や検査データを確認して歩行を許可する ・翌日の昼食から常食を開始 ・肝硬変のある患者さんでは、術後早期から分岐鎖アミノ酸を経口投与する
	そのほか注意すべき事項	・術創は小さいが、肝硬変の患者さんや、複数個の腫瘍を治療した場合には、肝臓に対するダメージが大きいことに留意する ・術後経過については、クリニカルパスによる十分な術前説明が必要（起こり得る症状や合併症を事前に知らせることが、患者さんの安心につながる）

なぜ重要？ とことん解説！

なぜ合併症が起こるか？

合併症は①穿刺によるものと、②焼灼治療によるものに大別されます。出血は、穿刺ルートの全長の範囲で起こり得ます。出血の防止のために、肝内の穿刺ルートの焼灼や体表の穿刺部位の圧迫を行います。肋間動脈や横隔膜からの出血による血胸にも注意する必要があります。グリソン鞘に近接した病変では、焼灼時間の調整やPEITの併用による血管・胆管の損傷の予防が重要です。

他臓器に近接した腫瘍では、人工腹水や人工胸水を使用することで他臓器への熱の波及を予防します。表在性の腫瘍では、腫瘍細胞の播種の防止のために、後述する内視鏡下RFAやバイポーラRFAが推奨されます。

術後の症状・術後の創の観察がなぜ重要か？

術後の症状や創の綿密な観察によって、合併症の早期発見が可能となります。創の観察により、出血や血腫の診断が可能です。突然の腹痛や増強する腹痛、血圧低下などは、腹腔内出血、肝梗塞、胆汁漏、他臓器損傷などを疑います。突然の呼吸困難は気胸や血胸の、持続する呼吸困難は胸水貯留のサインです。高度の発熱や発熱の持続は、肝膿瘍などの感染性合併症を示唆します。腹部膨満は、腹水の貯留や麻痺性イレウスを疑います。

異常を発見したらどう行動すべきか？（ドクターコールの判断や処置方法）

術後早期（術当日〜翌日）のバイタルサインの急激な変化や、腹部・胸部症状の出現や悪化は、重篤な合併症の可能性があります。出血や腹膜炎を疑う場合には担当医への速やかな連絡が必須です。亜急性期の発熱の持続や、体重・腹囲の増幅なども評価項目になります。

食事や栄養指導がなぜ重要で、どう指導すべきか？

肝硬変の患者さんでは、治療に伴う肝機能の悪化により、胸水・腹水や浮腫をきたす場合があります。分岐鎖アミノ酸を中心とした栄養強化により、これらの症状を軽減し、肝再生を促進できる可能性があります[4]。肝細胞がんでは何度も治療を繰り返す場合が多ため、特に有用性が高いと考えます。

用語解説

【経皮的ラジオ波焼灼療法（PRFA）】
電極の周囲にラジオ波を発生させて、肝がんの熱凝固を行う治療法。針の長さは20cm程度で、出力部分は1〜5cm程度。電極の長さや出力や時間に応じて、2〜5cm程度の凝固巣が形成される。

【経皮的マイクロ波焼灼療法（PMWA）】
アンテナの周囲にマイクロ波を発生させて、周囲肝組織を含めた腫瘍壊死を目指す。マイクロ波は電子レンジと同じ原理で極性分子に誘電加熱を起こす。近年では先端クーリングが可能なアンテナが開発され、広範囲でほぼ球状の焼灼域が短時間で形成可能となった[6]。

引用・参考文献

1) Beppu, T. et al. Bright side and dark side of thermal ablation for hepatocellular carcinoma. J. Microwave. Surg. 30, 109-17.
2) 新田英利ほか. 肝細胞癌に対する局所治療（RFA）. コンセンサス癌治療. 12（2）, 2013, 77-82.
3) 日本肝臓学会編. 肝癌診療ガイドライン. 2021年版. 東京, 金原出版, 2021, 320p.
4) Beppu, T. et al. High-risk Patients With Colorectal Liver Metastases Assessed by the Beppu Score Can Have Excellent Survival Through Multidisciplinary Treatment Including Local Ablation. Anticancer. Res. 44, 2024, 1533-9.
5) Beppu, T. et al. Effect of branched-chain amino acid supplementation on functional liver regeneration in patients undergoing portal vein embolization and sequential hepatectomy: a randomized controlled trial. J. Gastroenterol. 50 (12), 2015, 1197-205.
6) Takahashi, H. et al. A comparison of microwave thermosphere versus radiofrequency thermal ablation in the treatment of colorectal liver metastases. HPB (Oxford). 20 (12), 2018, 1157-62.
7) 蔵元一崇ほか. 経皮的ラジオ波焼灼療法（経皮的エタノール注入療法を含む）. 消化器外科NURSING 2018年秋季増刊. 大阪, メディカ出版, 2018, 231-5.

（増田稔郎、別府 透、織田枝里、辛島龍一、石河隆敏）

14 手術的ラジオ波焼灼療法、手術的マイクロ波焼灼療法

どんな手術？

ラジオ波焼灼療法（radiofrequency ablation；RFA）やマイクロ波焼灼療法（microwave ablation；MWA）では、腫瘍の大きさや存在部位により、内視鏡下（腹腔鏡・胸腔鏡）や開腹・開胸アプローチを選択する場合があります[1〜3]。本項では内視鏡下の手技を中心に述べます。

■治療の目的

ラジオ波やマイクロ波を用いて、周囲肝組織を含めて肝腫瘍を熱凝固・壊死させます。

■治療の適応

経皮的RFAや経皮的MWAでは治療が不十分になる可能性が高い、あるいは合併症の危険性が高い肝細胞がんが対象です。表在型〜肝外発育型腫瘍や大型腫瘍が最もよい適応です。ただし肝門部グリソン鞘や肝静脈根部に近接した症例は適応外とします。Child-Pugh分類A・Bで肝外転移や脈管侵襲のない症例が対象で、高度の出血傾向を認める例（血小板3万/mm³以下、プロトロンビン時間40％以下）は原則的に適応から除外します。筆者の施設では、腫瘍径の適応は内視鏡下では表在性4cmまで、開腹・開胸では5cmまでを目安としています。個数は内視鏡下で3個まで、開腹・開胸では多数個の症例も治療可能と考えます。転移性肝がんや肝内胆管がんは手術的RFAや手術的MWAでも治療部位再発が高率なため、これまで第一選択とはされていませんでしたが、近年、全身化学療法を併用することで転移性肝がんに対するRFAやMWAの適応は拡大されてきています[4]。

■術中体位

腹腔鏡アプローチでは腫瘍が腹側に位置する体位とします。胸腔鏡アプローチでは、肝臓の頭背側の腫瘍では左側臥位、肝臓の腹側の腫瘍では仰臥位とします。

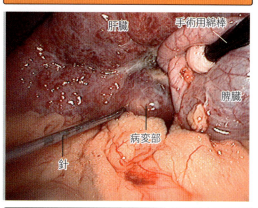

病変部位と焼灼範囲

内視鏡や内視鏡エコーで腫瘍の位置を確認します。表在型腫瘍では、肝臓表面にヘラ型の電気メスで腫瘍の辺縁から5mmのマーキングを行います。熱焼灼を行うと腫瘍内圧が上昇するため、可能な限り周囲肝組織の焼灼を先行します。腫瘍の全周に約1cm以上の凝固マージンを確保した完全焼灼を目指します。図では胆嚢の熱傷を予防するため、手術用綿棒で圧排しています。

■ トロッカーの挿入

　トロッカーは2～3本を基本とします。カメラ用トロッカーは、腹腔鏡では臍（門脈圧亢進症のために側副血行路が発達している場合は臍の右側）、胸腔鏡では第4～5肋間の中腋窩線上に小切開法で挿入します。前方視型の穿刺用・超音波（エコー）用のトロッカーは腫瘍の直上に、フリーハンド穿刺用・エコー用のトロッカーは腫瘍から離して挿入します。

■ 病変部位と焼灼範囲

　焼灼域をオーバーラップすることで腫瘍全体の計画的な焼灼を行い、腫瘍の全周に1cm以上のマージンを確保した完全焼灼を目指します。出血の予防のために、穿刺ルートの焼灼止血を行います。

■ 術後ドレーン・チューブ、創の位置

　腹腔鏡アプローチでは、必要に応じて焼灼部位近傍に閉鎖式ドレーンを挿入し、トロッカー孔を真皮縫合します。胸腔鏡アプローチでは横隔膜を縫合閉鎖し、胸腔内に20Fr程度の胸腔ドレーンを挿入します。

術中体位

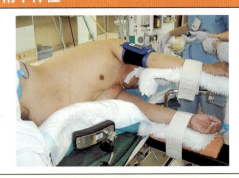

原則的に腫瘍が腹側になる体位とします。ローテーションを多用するため、側板でしっかり固定しておきます。

手術室の配置

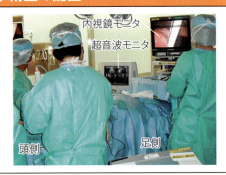

胸腔鏡下RFA時の手術室配置です。左側が頭側です。麻酔器と手術メンバーは頭側に位置し、モニターとエコーは足側に近接させて、同時に観察ができるようにします。

術後の状態（ドレーン・チューブ、創の位置）

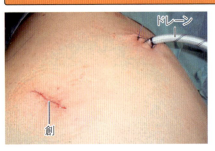

皮膚の熱傷や創部出血に注意します。出血傾向があるときには厚めのガーゼと弾性テープで創部を圧迫固定します。腹腔鏡症例では通常はドレーンを挿入しません。必要に応じて術後1～2日ほどドレーンを留置し、出血や胆汁漏のないことを確認してから抜去します。胸腔鏡症例では、エアリークがないことも確認します。

手術の流れと、術後ケアにつながる手術操作

全身麻酔下に手術を行います。胸腔鏡下の手技では左肺のみの分離肺換気とします。腹腔鏡アプローチでは、炭酸ガスによる気腹を行います。治療中のバッキングや体動は重要臓器への誤穿刺や熱傷につながるため、十分な麻酔深度を保つ必要があります。

❶ 腫瘍の同定

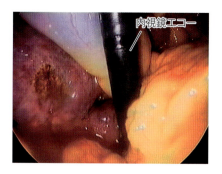

腹腔鏡や腹腔鏡エコーで腫瘍の位置を確認します。確認が難しい深在性腫瘍では、造影エコーやフュージョンエコーを活用します。画像の症例では、尾状突起部の腫瘍を水浸エコーで同定しています。

❷ ラジオ波電極またはマイクロ波アンテナの刺入

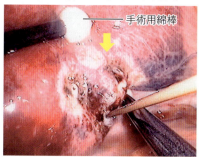

直視下あるいはエコーガイド下に腫瘍（⇨）の周囲からラジオ波電極またはマイクロ波アンテナを刺入します。他臓器損傷を防ぐために、手術用綿棒で肝臓を持ち上げながら熱焼灼を行っています。

❸ 前方視型の穿刺用エコー

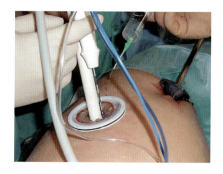

肝深在性腫瘍のフリーハンドでのエコー下穿刺は難易度が高いため、前方視型の穿刺用エコーが有用です。胸腔鏡下に前方視エコー下穿刺を行っています。エコーのスリットに沿った正確なエコー下穿刺が可能です。

❹ 内視鏡下RFAの実際と止血確認

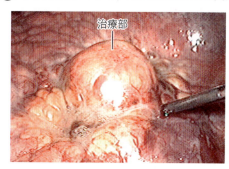

表在性腫瘍では、内視鏡下に腫瘍や周囲肝組織の焼灼範囲の確認がリアルタイムに可能です。深在性腫瘍では、バブルによって腫瘍が十分に内包されていることを確認します。

> 冷却した生理食塩水で治療部周囲の肝臓を十分にクーリングしながらRFAを行い、周囲臓器の熱損傷を防止します。肝穿刺部、腹腔・胸腔内、トロッカー孔などに出血がないことを確認して、手術を終了します。

これだけ覚える！ 術後ケアの重要ポイント一覧表

	起こり得る合併症	・出血（創部、腹腔・胸腔内）、皮膚熱傷、肝不全、肝膿瘍、胆汁漏、肝梗塞、無気肺、気胸、ポート孔ヘルニア、他臓器損傷（消化管、横隔膜、胆囊、肺）、胸水・腹水の貯留など ・直視下に治療できる内視鏡下RFAやMWAでは、肝表在性腫瘍からの腹腔内播種は低率
	注意すべきドレーン排液	・腹腔内ドレーンでは、出血や胆汁・消化液の混入に注意し、必要に応じてドレーン排液中のヘモグロビンやビリルビンの濃度の測定を行う ・胸腔内ドレーンでは、出血や空気の混入に留意する
	注意すべき術後症状	突然の腹痛や腹痛の増強、頻拍・血圧低下、高度の発熱、発熱の持続、呼吸困難、腹部膨満など
	術式特有の創管理	・出血傾向のある患者では、厚めの折りガーゼで適宜創部を圧迫固定する ・胸腔に連続する創は、空気の吸い込みがないようにドレッシング材で被覆する ・肝硬変症例で排液の性状に問題がなく、量が多い場合には、早めにドレーン孔の縫合閉鎖を行う
	術式特有の食事・栄養指導	・意識がはっきりすれば飲水が可能 ・翌朝の状態や検査データを確認して歩行を許可する ・翌日の昼食から常食を開始 ・肝硬変のある患者さんでは、術後早期から分岐鎖アミノ酸を経口投与する
	そのほか注意すべき事項	・術創は小さいが、肝硬変の患者さんや複数個の腫瘍を治療した場合には、肝臓に対するダメージが大きいことに留意する ・術後経過については、クリニカルパスによる十分な術前説明が必要（起こり得る症状や合併症を事前に知らせることが、患者さんの安心につながる） ・表在性と深在性の腫瘍が混在した症例に対して、内視鏡下RFAまたはMWAと、人工腹水を貯留したPRFAまたはPMWAを併用する、いわゆるhybrid ablation（ハイブリッド アブレーション）を行うこともある[5]。

なぜ重要？ とことん解説！

なぜ合併症が起こるか？

合併症は、①内視鏡手技によるもの、②穿刺によるもの、③焼灼治療によるものの3種類があります。

●①内視鏡手技によるもの

腹腔鏡下や胸腔鏡下の手術ではトロッカーの挿入が必須で、トロッカー孔からの出血や、同部のヘルニアが起こり得ます。再手術症例では、癒着剝離による出血や腸管損傷に注意する必要があります。

●②穿刺によるもの

PRFAやPMWAと同様に、出血は穿刺ルートの全長の範囲で起こり得ます。出血の防止のため

に、肝内の穿刺ルートの焼灼や、体表の穿刺部位やトロッカー孔の縫合・圧迫を行います。肋間動脈や横隔膜からの出血による血胸にも注意する必要があります。

●③焼灼治療によるもの

グリソン鞘に近接した病変では、血管や胆管の損傷の危険性があるため、焼灼時間を調整したり、PEIT（経皮的エタノール注入療法）を併用するなどして予防します。手術的RFAやMWAでは、経皮的手技と比較して穿刺ルートの幅広い選択が可能です。他臓器に近接した腫瘍でも、臓器の圧排や癒着剝離により安全な焼灼治療が可能となります。肝表在性の腫瘍では、直視下に治療できるため、腫瘍細胞の播種の防止に有効です。

術後の症状・術後の創の観察がなぜ重要か？

術後の症状や創の綿密な観察によって、合併症の早期発見が可能となります。突然の腹痛、増強する腹痛、血圧低下などは、腹腔内出血、肝梗塞、腹膜炎などを疑います。ドレーン排液への血液や胆汁の混入は、出血や胆汁漏を疑います。突然の呼吸困難は気胸や血胸の、持続する呼吸困難は胸水貯留のサインです。

胸腔鏡症例では、皮下気腫の発生にも留意します。高度の発熱や発熱の持続は、肝膿瘍などの感染性合併症の可能性を示唆します。腹部膨満は、腹水の貯留や麻痺性イレウスを疑います。肝硬変症例では、腹水貯留による創哆開（そうしかい）やヘルニアの発生に注意する必要があります。

異常を発見したらどう行動すべきか？（ドクターコールの判断や処置方法）

術後早期（術当日〜翌日）のバイタルサインの急激な変化や、腹部症状や胸部症状の出現・悪化は、重篤な合併症の可能性があります。ドレーン排液の性状の変化や量の増加にも留意します。出血や腹膜炎を疑う場合には、担当医への速やかな連絡が必須です。亜急性期の発熱の持続や体重・腹囲の増幅なども評価項目になります。

食事や栄養指導がなぜ重要で、どう指導すべきか？

肝硬変の患者さんでは、治療に伴う肝機能の悪化により、胸水・腹水や浮腫をきたす場合があります。分岐鎖アミノ酸を中心とした栄養強化により、これらの症状を軽減し、肝再生を促進できる可能性があります[6]。肝細胞がんでは、何度も治療を繰り返す場合が多く、特に有用性が高いと考えます。

用語解説

【手術的ラジオ波焼灼療法】
経皮的以外のアプローチによるRFAの総称。①内視鏡下（腹腔鏡・胸腔鏡）と②開腹・開胸アプローチに分類される。PRFAと比較してやや侵襲は大きいが、腫瘍径、腫瘍個数、腫瘍占拠部位などに影響を受けにくいことが特徴。

【手術的マイクロ波焼灼療法】
経皮的以外のアプローチによるMWAの総称。手術的ラジオ波焼灼療法と同様に胸腔鏡・腹腔鏡と開腹・開胸アプローチがある。

引用・参考文献

1) 別府透ほか. 肝腫瘍に対する手術的（開腹／鏡視下）ラジオ波焼灼療法：国内外の現況と治療成績. 医学のあゆみ. 231（3）, 2009, 209-13.

2) 今井克憲ほか. 肝癌に対する鏡視下手術 鏡視下局所凝固療法. 消化器外科. 36（5）. 2013, 804-12.

3) Doi, K. et al. Endoscopic radiofrequency ablation in elderly patients with hepatocellular carcinoma. Anticancer. Res. 35（5）, 2015, 3033-40.

4) Beppu, T. et al. High-risk Patients With Colorectal Liver Metastases Assessed by the Beppu Score Can Have Excellent Survival Through Multidisciplinary Treatment Including Local Ablation. Anticancer. Res. 2024, 44（4）. 1533-9.

5) Masuda, T. et al. Hybrid ablation using percutaneous and endoscopic approach for multi-nodular hepatocellular carcinomas. Hepato-Gastroenterol. 59（115）, 2012, 836-9.

6) Beppu, T. et al. Effect of branched-chain amino acid supplementation on functional liver regeneration in patients undergoing portal vein embolization and sequential hepatectomy: a randomized controlled trial. J. Gastroenterol. 50（12）, 2015, 1197-205.

7) 藏元一崇ほか. 手術的ラジオ波焼灼療法. 消化器外科 NURSING 2018 年秋季増刊. 大阪, メディカ出版, 2018, 236-41.

（増田稔郎、別府 透、織田枝里、辛島龍一、石河隆敏）

5章 内視鏡・その他の治療 15

15 肝動脈化学塞栓療法（TACE）、肝動注化学療法（TAI）

どんな手術？

■治療の目的

　肝動脈化学塞栓療法（transarterial chemoembolization；TACE［▶用語解説］）は、肝動脈内に挿入した血管カテーテルから、抗がん薬を含んだリピオドール®溶液を投与し、その後ゼラチンスポンジなどの塞栓物質を肝腫瘍に近い肝動脈に直接注入して、肝腫瘍を虚血・壊死に陥らせることを目的として行われます（Lip-TACE）[1,2]。最近ではDrug-eluting beads（DEB）-TACEと呼ばれる薬剤溶出性の球状塞栓物質による治療も選択されます[3]。

　肝動注化学療法（transhepatic arterial infusion：TAI）では塞栓は行わずに、抗がん薬や、抗がん薬を含有したリピオドール®溶液の肝動脈内注入のみを行い、腫瘍の縮小や壊死を目指します。

■治療の適応

　TACEの対象は、肝切除や局所焼灼療法の適応とならない多血性肝腫瘍です。肝癌診療ガイドラインの治療アルゴリズムではChild-Pugh分類A・Bで、肝外転移のない、4個以上、あるいは脈管侵襲を有する肝細胞がんが適応となります[3]。TAIは転移性肝がんを含めて、乏血性の腫瘍も適応となります。

病変部位と治療範囲

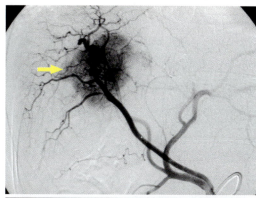

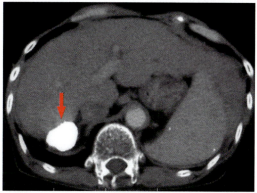

腫瘍血管を同定してTACEを行います。腫瘍血管は複数ある場合があるため注意します。塞栓後の造影で腫瘍濃染が消失したことを確認します。上段のDSA（血管造影画像）では、腫瘍は明瞭な腫瘍濃染を呈しています（⇨）。下段のCT検査画像では、腫瘍に一致してリピオドール®の集積による著明な高吸収域を認めます（➡）。

■薬剤の調整

抗血栓薬は原則的に中止せず治療を行います。抗潰瘍薬や膵炎治療薬を予防的に投与します。

■治療中体位、アプローチ

血管造影室で行います。仰臥位で、主に大腿動脈を穿刺して行いますが、上腕動脈から行う場合もあります。

■病変部位と治療範囲

肝内の進展に関しては、肝機能が保たれていれば大型腫瘍や多発腫瘍、広範囲の脈管内進展例も適応となります。門脈の左右一次分枝～本幹が閉塞している場合にはTACEは禁忌で、TAIの適応となります。

■穿刺部の止血

10～15分程度、用手的に圧迫して止血を行います。

中体位と手技

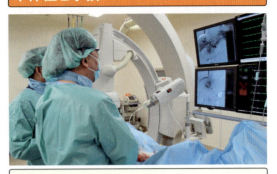

血管造影室で行います。仰臥位で、主に右大腿動脈を穿刺してセルジンガー法で行います。ロングタイプのカテーテルシース、血管造影カテーテル、細径のコアキシャルカテーテルを使用します。

術後創部

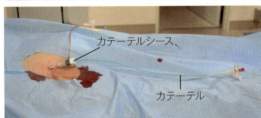

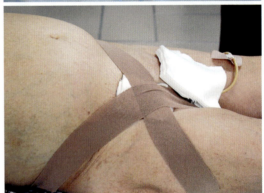

創はカテーテルシースを挿入した小切開創のみです。創部にはガーゼを厚めに貼付して、弾性テープで固定後に圧迫帯を着用します。

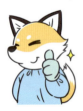

治療の流れと、術後ケアにつながる手術操作

❶ 使用物品の準備

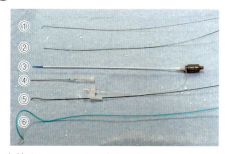

血管カテーテルと、さらに細径のコアキシャルカテーテルを用いて、薬剤と塞栓物質を肝腫瘍の栄養血管に超選択的に投与します。写真上段から、①コアキシャルガイドワイヤーと②コアキシャルカテーテル、③ロングタイプのカテーテルシース、④穿刺針、⑤血管造影ガイドワイヤーと血管造影用カテーテルです。

> いずれもヘパリン加生理食塩水でフラッシュしておきます。

❷ カテーテルの挿入

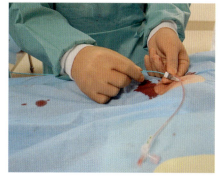

鎮静薬、鎮痛薬を使用します。局所麻酔を行い、大腿動脈からカテーテルシースを挿入します。

❸ TACEの実際

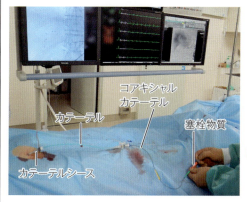

モニターを見ながら塞栓物質を投与します。腫瘍の大きさや塞栓の程度は発熱や痛み、腫瘍崩壊症候群などの発生と関連します。

> 肝機能障害は非腫瘍部の塞栓範囲や塞栓程度に関連して起こります。

❹ 圧迫止血と圧迫帯の装着

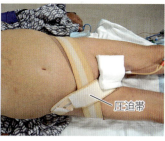

圧迫帯

止血確認後に、創部にはガーゼを厚めに貼付して、弾性テープでしっかりと固定後、写真のように圧迫帯を着用します（強く巻きすぎない）。圧迫帯の装着後に足背動脈の拍動を確認します。3～6時間で圧迫帯と仰臥位安静を解除します。

> 翌朝、弾性テープ固定を解除し、出血や血腫形成がないことや足背動脈の良好な触知を確認のうえ、歩行を許可します。

これだけ覚える！ 術後ケアの重要ポイント一覧表

起こりうる合併症	・一過性の発熱、腹痛、悪心・嘔吐、肝機能障害など ・穿刺部の出血や血腫形成に注意 ・胃・十二指腸潰瘍、急性膵炎、急性胆嚢炎など ・造影剤や抗がん薬による腎機能障害や骨髄抑制 ・肺梗塞、肝梗塞、肝不全、肝膿瘍、腫瘍崩壊症候群などは重篤となる可能性あり
注意すべき観察点	・バイタルサインや疼痛、悪心・嘔吐の時間的推移を注意深く観察する ・多量の造影剤やシスプラチンなどの腎毒性のある薬剤を使用した場合には、時間あたりの尿量が特に重要。尿カテーテルを留置して、尿量は体重×2mL/時間を目指し、体重×1mL/時間を確保する ・穿刺部出血の有無、術前と比較して足背動脈の触知に差がないか、下肢の冷感の有無のチェックなどが必要 ・アナフィラキシー様反応（呼吸困難や血圧低下）などの重い副作用を数時間後に認めることがあるため注意が必要
注意すべき症状	上腹部の痛みを訴える場合には、肝臓の血行障害のほか、胆嚢炎、膵炎、胃・十二指腸潰瘍などの鑑別が必要。歩行開始時の急な呼吸困難は肺梗塞を疑う
術式特有の創管理	TACE終了後、3～6時間で圧迫帯と仰臥位安静を解除する。穿刺部の出血や血腫の増大がある場合には、清潔手袋を着用して圧迫止血を行う。弾性テープによる圧迫とベッド上安静は継続して、翌朝に術創を確認のうえ歩行を許可する
術式特有の食事指導	悪心・嘔吐が強くなければ、覚醒後の飲水制限はなし。翌朝の血液検査で急性膵炎などの問題がないことを確認して、昼から普通食を摂取してもらう
術式特有の栄養指導	肝硬変のある患者では、術後早期から分岐鎖アミノ酸を経口投与する
そのほか注意すべき事項	・術前に足背動脈を触知し、必ず両側のマーキングを行っておく。多数回の治療既往例では、穿刺部位を変更する場合がある ・創は小さいが、肝がんを含む肝臓には塞栓による虚血域が広範囲に出現し、抗がん薬の副作用が上乗せされる ・術後経過については、術前にクリニカルパスによる十分な説明が必要（起こり得る症状や合併症を事前に知ることが安心につながる）

なぜ重要？ とことん解説！

なぜ合併症が起こるか？

●TACEによる塞栓術後症候群

　TACE術後には、一過性の発熱、腹痛、悪心・嘔吐、肝機能障害などが起こります。肝臓の虚血のほかに、塞栓物質の迷入による胃・十二指腸潰瘍、急性膵炎、急性胆囊炎などが関与している可能性があります。悪心・嘔吐を防ぐために、抗がん薬の催吐性の程度に応じて制吐薬の術前投与を行います。

●肝硬変症例や抗凝固療法での出血・血腫形成

　肝硬変症例や、抗血栓療法を継続している患者さんでは、穿刺部の出血、血腫形成に注意します。穿刺した血管の仮性動脈瘤を形成した場合は、拍動を有する血腫を触知するため、すぐにドップラー超音波にて鑑別を行う必要があります。穿刺部より末梢の動脈血栓症、大腿動脈と静脈の同時圧迫による下肢の深部静脈血栓症、歩行開始後の肺梗塞などに注意します。

●造影剤や抗がん薬による腎機能障害・骨髄抑制

　造影剤や抗がん薬による腎機能障害や骨髄抑制に留意します。広範囲な塞栓を行った場合には、肝梗塞、肝不全、肝膿瘍、腫瘍崩壊症候群などの発生に注意が必要です。TAIでは肝動脈塞栓術後症候群は起こりませんが、血管穿刺による合併症に加えて造影剤や抗がん薬による悪心・嘔吐、肝・腎機能障害、骨髄抑制、腫瘍崩壊症候群などは起こり得るので、注意が必要です。

術後の症状や創の観察がなぜ重要か？

　術後の症状や創の綿密な観察によって、合併症の早期発見が可能となります。圧迫強度の評価や動脈血栓の診断のために、足背動脈の触知や冷感の有無の確認が必要です。突然の腹痛、増強する腹痛、血圧低下などは、腫瘍出血や肝梗塞、造影剤アレルギーなどを疑います。腫瘍崩壊症候群を発症すると、乏尿をきたし腎不全傾向になります。立位後の呼吸困難は、肺梗塞のサインです。

異常を発見したらどう行動すべきか？（ドクターコールの判断や処置方法）

　術後早期（術当日〜翌日）のバイタルサインの変化や症状の出現・悪化は、重篤な合併症の可能性があります。担当医への速やかな連絡が必須です。穿刺部からの出血時は、清潔手袋で圧迫しながら応援を要請します。尿量、尿比重、尿性状も重要な観察事項です。亜急性期には発熱や疼痛の新たな出現や持続、体重や腹囲の増幅なども評価項目になります。

食事や栄養指導がなぜ重要で、どう指導すべきか？

　肝硬変患者さんでは、治療に伴う肝機能の悪化により、胸水・腹水や浮腫をきたす場合があります。分岐鎖アミノ酸を中心とした栄養強化により、これらの症状を軽減し、肝再生を促進できる可能性があります[4]。肝細胞がんでは治療を繰り返す場合が多いため、特に有用性が高いと考えます。

消化器ナーシング 2025 春季増刊　**267**

【肝動脈化学塞栓療法（TACE）】 用語解説

TACEは、血管カテーテルから抗がん薬を含んだリピオドール®溶液の投与後にゼラチンスポンジなどの塞栓物質を肝動脈内に注入して、肝腫瘍を虚血・壊死に陥らせることを目的として行われる（Lip-TACE）。最近では薬剤溶出性の球状塞栓物質による塞栓術（DEB-TACE）も導入されている。

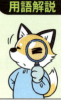

引用・参考文献
1) 別府透ほか. 肝癌に対する動脈塞栓・動注化学療法の現状と最近の進歩. 消化器外科. 26. 2003, 1847-58.
2) 別府透ほか. シスプラチン・リピオドール懸濁液の肝細胞癌への応用－基礎から臨床へ－. 日本インターベンショナルラジオロジー学会雑誌. 21 (1), 2006, 56-9.
3) 日本肝臓学会編. 肝癌診療ガイドライン. 2021年版. 東京, 金原出版, 2021, 320p.
4) 蔵元一崇ほか. 肝動脈化学塞栓療法（TACE）、肝動注化学療法（TAI）. 消化器外科 NURSING 2018年秋季増刊. 大阪, メディカ出版, 2018, 242-7.

（増田稔郎、別府 透、織田枝里、辛島龍一、石河隆敏）

索引

英文

ALTA療法 …………………… 103
ARDS …………………………… 18
Billroth-Ⅰ法 ………………… 24
Billroth-Ⅱ法 ………………… 24
blow-out ……………………… 38
Blumgart法 ………………… 149
B-RTO ……………………… 200
Calot三角 …………………… 138
CART ………………………… 250
CHDF ………………………… 82
covered stent ……………… 196
CP …………………………… 166
CPAP ………………………… 50
CRESCENT法 ……………… 154
Cチューブ …………………… 142
DGE ………………………… 152
DIC …………………………… 144
DP …………………………… 158
EBS ………………………… 220
EIS …………………………… 200
EMR ………………………… 204
ENBD ……………………… 220
ENPD ……………………… 226
EPS ………………………… 226
ERCP ………………… 142, 214
ESD ………………………… 44, 204
EST ………………………… 214
EVL ………………………… 200
Finney法 ……………………… 98
free air …………………… 208
GIST ………………………… 42
Heineke-Mikulicz法 ………… 98

IAA …………………………… 98
IACA ………………………… 98
interval appendectomy …… 96
IPMN
…… 147, 153, 159, 164
IVR ………………………… 157
LECS ………………………… 44
MCN ………………………… 153
MWA ………………………… 257
OPSI ………… 155, 169, 189
Oリング ……………………… 200
PD …………………………… 147
PEG ………………………… 235
PEG-J ……………………… 235
PEIT ………………………… 252
PMWA ……………………… 256
POPF ……………………… 152
PRFA ……………………… 256
PrPD ……………………… 147
PSH法 ……………………… 103
PTBD ……………………… 231
PTGBD ……………………… 231
RFA ………………………… 257
Roux-en-Y法 …… 24, 30, 129
SMT ………………………… 42
SPDP ……………………… 158
SPN ………………………… 164
SSPPD ……………………… 147
S状結腸がん ………………… 78
TAPP法 ……………………… 178
TEP法 ……………………… 178
TP …………………………… 163
Tチューブ …………………… 142

UEMR ……………………… 204
uncovered stent ………… 196

あ行

亜区域切除 ………………… 121
亜全胃温存膵頭十二指腸切除術
………………………… 147
アルコール性慢性膵炎 …… 230
胃管壊死 …………………… 17
胃縮小手術 …………………… 46
胃腎シャント ……………… 203
一時的ストーマ ……………… 89
遺伝性球状赤血球症 ……… 186
イレウス管 …………………… 62
インドシアニングリーン …… 80
ウインスロー孔ドレーン
………………… 26, 30, 129
永久ストーマ ………………… 89
永久的人工肛門 ……………… 73
易感染性 …………………… 128
壊死性胆嚢炎 ……………… 182
炎症性腸疾患 ………………… 97
オプティカル法 ……………… 48

か行

外痔核 ……………………… 102
回腸ストーマ ………………… 70
回腸導管 …………………… 84
回腸嚢 ……………………… 97
回腸嚢肛門管吻合 …………… 98
回腸嚢肛門吻合 ……………… 98
開放術 ……………………… 104
潰瘍性大腸炎 ………………… 97
括約筋温存手術 …………… 104

消化器ナーシング 2025 春季増刊　**269**

下部消化管狭窄 ……………… 196
下部食道がん ………………… 19
肝血管腫 ……………………… 114
間欠的空気圧迫法 …………… 50
肝硬変 ………………………… 167
肝細胞がん ………… 114，167
肝細胞腺腫 …………………… 114
肝腎症候群 …………………… 136
肝切離面ドレーン …………… 114
肝内胆管がん ………………… 114
観音開き法 …………………… 36
機械的止血法 ………………… 192
急性呼吸窮迫症候群 … 18，82
急性胆嚢炎 …………………… 137
凝固法 ………………………… 192
胸部食道がん ………………… 15
局注法 ………………………… 192
拒絶反応 ……………………… 172
区域切除 ……………………… 121
空腸間置法 …………………… 34
クリップ法 …………………… 192
クローン病 …………………… 97
経胃的空腸瘻造設術 ……… 235
経鼻胃管 ……………… 10，62
頸部食道がん ………………… 10
頸部ドレーン ………………… 10
劇症肝炎 ……………………… 167
結紮切除術 …………………… 103
結腸がん ……………………… 58
結腸前経路 …………………… 41
肛門病変 ……………………… 101
絞扼性腸閉塞 ………………… 182
コールドポリペクトミー … 204

姑息的手術 …………………… 29
骨盤内ドレーン ……………… 86

さ行

サラセミア …………………… 186
シートンドレナージ術 ……… 99
自己免疫性溶血性貧血 …… 186
持続的血液濾過透析法 ……… 82
縦隔炎 ………………………… 213
充実性偽乳頭状腫瘍 ……… 164
十二指腸乳頭部がん ……… 147
術後麻痺性イレウス ……… 185
腫瘍破裂 ……………………… 38
消化管間質腫瘍 ……………… 42
消化管ステント ……………… 196
上部消化管狭窄 ……………… 196
上部消化管穿孔 ……………… 182
食道胃接合部腺がん ………… 19
食道-残胃吻合法 …………… 34
自律神経温存術 ……………… 66
膵管-空腸吻合部狭窄 …… 230
膵管内乳頭粘液性腫瘍
　……………… 147，153，159
膵臓がん …………… 153，159
膵頭部がん …………………… 147
膵内分泌腫瘍 ………………… 153
ストーマ壊死 ………… 71，91
ストーマ合併症 ……………… 71
ストーマサイトマーキング
　……………………… 75，90
ストーマ創感染 ……………… 77
ストーマ装具 ………………… 90
ストーマ脱出 …… 72，77，91

ストーマ粘膜皮膚離開
　……………………… 71，77
ストーマ部感染 ……………… 72
スプリントチューブ ……… 169
スリーブ ……………………… 46
スリーブバイパス …………… 46
切開排膿ドレナージ術 …… 104
鼠経部切開法 ………………… 178
鼠経ヘルニア ………………… 178
組織接着剤 …………………… 120

た行

待機的虫垂切除術 …………… 96
大腸穿孔 ……………………… 78
ダグラス窩ドレーン ………… 78
ダブルトラクト法 …………… 34
胆管がん ……………………… 147
胆管狭窄 ……………………… 141
胆管結石除去術 ……………… 214
胆管減圧チューブ …………… 142
胆管チューブ ………………… 169
単孔式ストーマ ……………… 78
弾性ストッキング …………… 50
短腸症候群 …………………… 101
胆道鏡 ………………………… 146
胆道再建 ……………………… 131
胆嚢結石症 …………………… 137
胆嚢ポリープ ………………… 137
ダンピング症候群 …… 41，55
虫垂炎 ………………………… 93
虫垂腫瘍 ……………………… 93
虫垂穿孔 ……………………… 93

INDEX

超音波ガイド下穿刺ドレナージ法
…………………………… 242
超音波手術器 ……………… 120
腸管壊死 …………………… 77
直腸がん ………… 63，68，73
転移性肝がん ……………… 114
ドナー ……………………… 167
トライツ靱帯 ……………… 32

な行

内痔核 ……………………… 102
内視鏡的胃瘻造設術 ……… 235
内視鏡的逆行性膵胆管造影検査
…………………………… 214
内視鏡的硬化療法 ………… 200
内視鏡的静脈瘤結紮術 …… 200
内視鏡的乳頭括約筋切開術
…………………………… 214
内視鏡的粘膜下層剝離術
………………………… 44，204
内視鏡的粘膜切除術 ……… 204
内ヘルニア ………………… 60
難治性食道胃静脈瘤 ……… 186
尿路ストーマ ……………… 84
粘液性囊胞性腫瘍 ………… 153
粘膜下腫瘍 ………………… 42

は行

敗血症性ショック ………… 185
播種性血管内血液凝固症候群
…………………………… 144
羽ばたき振戦 ……………… 136
バルーン下逆行性経静脈的塞栓術
…………………………… 200

反回神経麻痺 ……………… 14
バンパー埋没症候群 ……… 241
汎発性腹膜炎 ………… 61，213
脾腫・脾機能亢進 ………… 190
脾腫瘍 ……………………… 186
脾臓摘出後症候群 ………… 155
左横隔膜下ドレーン ……… 78
脾摘術後重症感染症 ……… 189
肥満関連健康障害 ………… 46
フィブリン塊 ……………… 117
腹腔鏡・内視鏡合同手術 … 44
腹水濾過濃縮再静注法 …… 250
腹壁瘢痕ヘルニア ………… 62
腹膜刺激症状 ……………… 199
腹膜播種 …………………… 29
ブラウン吻合 ……………… 41
扁平上皮がん ……………… 19
傍ストーマヘルニア … 72，77
ポリペクトミー …………… 204

ま行

マイクロ波焼灼療法 ……… 257
マレコカテーテル ………… 97
右横隔膜下ドレーン
………………………… 78，121
ミルキング ………………… 145
モニター空腸 ……………… 10

や行

薬剤散布法 ………………… 192
幽門輪切除膵頭十二指腸切除術
…………………………… 147
遊離空腸再建 ……………… 14
遊離空腸グラフト ………… 12

輸入脚症候群 ……………… 41
陽圧持続呼吸療法 ………… 50

ら行

ラジオ波焼灼療法 ………… 257
レシピエント ……………… 167

このたびは本増刊をご購読いただき、誠にありがとうございました。編集部では、今後も皆様のお役に立てる増刊の刊行をめざしてまいります。読者の皆様のご要望、本書に関するご意見・ご感想など、編集部（e-mail：syokaki@medica.co.jp）までお寄せください。

本書は2018年小社刊行の消化器外科ナーシング2018年秋季増刊『消化器外科　50の術識別術後ケア イラストブック』を大幅に加筆・修正し、改訂したものです。

Syokaki Nursing
The Japanese Journal of Gastroenterology Nursing

消化器ナーシング2025年春季増刊（通巻394号）

消化器領域の手術56　術式別イラストブック
手術操作でわかるケアと退院指導の"なぜ"

2025年4月5日発行

監　修　　岩槻 政晃

発行人　　長谷川 翔

編集担当　上野峰史　西田麻奈美　富園千夏

発行所　　株式会社メディカ出版

〒532-8588　大阪市淀川区宮原3-4-30ニッセイ新大阪ビル16F
（編集）tel 06-6398-5048
（お客様センター）tel 0120-276-115
（広告窓口／総広告代理店）株式会社メディカ・アド　tel 03-5776-1853
URL　https://www.medica.co.jp/
e-mail：syokaki@medica.co.jp

組　版　　株式会社明昌堂

印刷製本　株式会社シナノ パブリッシング プレス

Printed and bound in Japan

● 無断転載を禁ず

● 乱丁・落丁がありましたらお取り替えいたします。

● 売上の一部は、各種団体への寄付を通じて、社会貢献活動に活用されています。

● 本誌に掲載する著作物の複製権・翻訳権・翻案権・上映権・譲渡権・公衆送信権（送信可能化権を含む）は株式会社メディカ出版が保有します。

● JCOPY 〈（社）出版者著作権管理機構 委託出版物〉　本書の無断複写は著作権法上での例外を除き禁じられています。複写される場合は、そのつど事前に、（社）出版者著作権管理機構（電話 03-5244-5088、FAX 03-5244-5089、e-mail：info@jcopy.or.jp）の許諾を得てください。

定価（本体4,000円＋税）
ISBN978-4-8404-8646-0